AF260421

LEÇONS

DE

MÉDECINE LÉGALE.

DE L'IMPRIMERIE DE RIGNOUX.

LEÇONS

FAISANT PARTIE DU COURS

DE MÉDECINE LÉGALE

DE

M. ORFILA,

Professeur de Médecine légale à la Faculté de Médecine de Paris, Président des Jurys médicaux, Médecin par quartier de S. M., Membre de l'Académie royale de Médecine, Correspondant de l'Institut, de l'Université de Dublin, de Philadelphie, des Académies de Madrid, de Barcelonne, de Murcie, des îles Baléares, de Livourne, etc.

OUVRAGE ORNÉ DE VINGT-DEUX PLANCHES, DONT SEPT COLORIÉES.

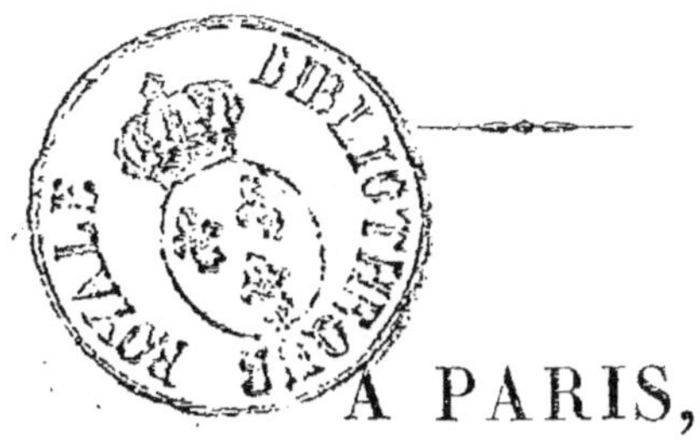

A PARIS,

Chez { BÉCHET jeune, Libraire, place de l'École de Médecine, n° 4;
{ L'AUTEUR, rue de Tournon, n° 33.

1821.

AVERTISSEMENT.

LE cours de médecine légale que je fais tous les ans à la Faculté de Paris se compose d'environ soixante - quinze leçons ; je me décide à en publier une partie, pour éviter aux personnes qui le suivent la peine de le rédiger. D'ailleurs, les objets dont je m'occupe dans ce volume présentent beaucoup de difficultés ; et leur exposition pour être faite avec succès, exige des démonstrations nombreuses et des expériences multipliées, qui attirent nécessairement l'attention des auditeurs et les mettent dans l'impossibilité de recueillir *exactement* tout ce qui fait la matière des leçons.

Peut-être me reprochera-t-on d'avoir été minutieux, et de traiter trop longuement les questions relatives à cette partie de mon cours : un pareil reproche ne pourra être fait que par les personnes qui n'ont jamais été appelées par les magistrats à prononcer sur un cas de médecine légale, ou qui n'ont pas réfléchi sur l'importance du devoir que le médecin remplit dans cette circonstance ; en effet, les questions sur lesquelles on peut être obligé de délibérer sont

a

tellement variées, que les moyens employés pour les résoudre ne se ressemblent pas.

J'ai cru devoir figurer les plantes et les animaux dont je donne la description dans mes leçons : l'exécution de cette tâche a été confiée à des artistes d'un mérite connu. M. Turpin a fait la plupart des dessins, et M. Plée père les a gravés. Les descriptions des végétaux dicotylédons qui ont été figurés font partie d'un ouvrage inédit que M. A. Richard fils se propose de publier incessamment. Il m'a semblé difficile de puiser à une meilleure source.

TABLE

DES ARTICLES.

—

FIN DE LA TABLE DES ARTICLES.

LEÇONS

DE

MÉDECINE LÉGALE.

PREMIÈRE LEÇON.

De l'empoisonnement considéré sous le point de vue médico-légal.

Le médecin, consulté par le magistrat sur un cas d'empoisonnement, doit toujours avoir présente à l'esprit cette sentence de Plenck : *Unicum signum certum dati veneni est notitia botanica inventi veneni vegetabilis, et analysis chemica inventi veneni mineralis.* (Elementa medicinæ et chirurgiæ forensis. *Viennæ,* 1781, pag. 36.) L'auteur dont il s'agit aurait dû ajouter : *seu notitia zoologica inventi veneni animalis.* Ainsi, pour *affirmer* qu'il y a eu empoisonnement, il faut démontrer la présence du poison, en faisant les expériences chimiques propres à mettre son existence dans tout son jour, s'il appartient au règne minéral; et en constatant ses caractères botaniques ou zoologiques, s'il fait partie du règne organique. De combien de difficultés la résolution de ce problème n'est-elle pas hérissée! d'une part, les substances vénéneuses parfaitement connues, sont en très-grand nombre; les

recherches qu'il faut faire, pour déterminer leur nature, sont souvent très-délicates, surtout lorsque ces
substances sont combinées avec des corps qui les masquent ou les décomposent : d'une autre part, l'empoisonnement peut être la suite de l'absorption de la matière vénéneuse, qui alors est souvent inaccessible à
nos moyens d'investigation ; quelquefois même, en supposant que le poison n'ait pas été absorbé, la quantité
sur laquelle on peut agir est extrêmement petite, ce
qui augmente la difficulté de l'opération : enfin, combien de fois des maladies simulant l'empoisonnement
par leurs symptômes, et par les altérations de tissu
qu'elles déterminent, ne viennent-elles pas compliquer
la solution de cette question importante !

Il nous semble que ce sujet, pour être traité convenablement, doit être divisé en trois sections. Dans la
première, on exposera les notions préliminaires sur
l'empoisonnement, considéré sous le point de vue médico-légal ; la seconde traitera des poisons en particulier ; enfin la troisième comprendra les généralités sur
l'empoisonnement, et les préceptes qui doivent servir
de base dans la rédaction des *rapports* sur cette branche
de la médecine légale.

Iʳᵉ SECTION.

*Notions préliminaires sur l'empoisonnement considéré
sous le point de vue médico-légal.*

On donne le nom d'*empoisonnement (veneficium ,
toxicatio)* à l'ensemble des effets produits par les poisons, appliqués sur une ou plusieurs parties du corps

des animaux. On emploie également ce mot pour désigner l'*action d'empoisonner*. Le mot *poison* (*toxicum, venenum, virus*) a été tour à tour défini *une cause de maladies; un agent capable d'occasioner une mort plus ou moins violente, lorsqu'il est introduit dans l'estomac; tout corps nuisible à la santé de l'homme, mais dont l'action n'est pas mécanique*, etc. La définition suivante, empruntée à Gmelin, nous paraît préférable. On doit considérer comme poison tout corps qui détruit la santé, ou anéantit entièrement la vie, lorsqu'il est pris intérieurement, ou appliqué de quelque manière que ce soit sur un corps vivant, et à très-petite dose. Les poisons sont tirés des trois règnes de la nature; c'est ce qui a suggéré l'idée de les ranger en trois classes, savoir : les *poisons minéraux*, les *poisons végétaux* et les *poisons animaux*. Nous croyons devoir adopter la classification suivante : 1° *poisons irritans*, 2° *poisons narcotiques*, 3° *poisons narcotico - âcres*, 4° *poisons septiques*. Certes, cette classification dont l'idée est empruntée à Vicat, est loin d'être exempte de reproches; mais, dans l'état actuel de la science, elle nous paraît devoir être préférée à toutes les autres. (*Voyez* pour les détails la page 9.)

A. Tous les poisons n'agissent pas avec la même énergie; il en est qui, étant administrés à très-petite dose, déterminent la mort de l'homme et des animaux les plus robustes presque instantanément (l'acide prussique pur, l'upas tieuté, la strychnine); d'autres, au contraire, ne manifestent leurs effets qu'au bout d'un certain temps, même lorsqu'ils sont employés à assez forte dose, et doivent être considérés comme peu actifs; tels sont le sulfate de zinc, le sédum âcre, etc.; il en est que l'on peut classer entre les deux extrêmes dont nous parlons, par rapport à leur intensité; tels sont le nitrate d'argent, la coloquinte, etc.

L'action des poisons varie suivant leur degré de division; en général, tout étant égal d'ailleurs, ils agissent d'autant plus qu'ils sont plus divisés; par conséquent, les effets, produits par une substance dissoute dans l'eau, doivent être plus marqués que ceux que détermine la même substance à l'état pulvérulent.

Si les poisons sont introduits dans le canal digestif, leur action sera d'autant plus grande, les autres circonstances étant les mêmes, que ce canal sera plus vide.

Les substances susceptibles d'empoisonner l'homme n'agissent pas de même sur toutes les espèces d'animaux; néanmoins, on peut établir, sans craindre de se tromper, que tout ce qui est vénéneux pour l'homme, l'est également pour les chiens; à la vérité, il faudra souvent administrer à ceux-ci une dose de poison plus forte ou plus faible pour déterminer un effet donné, que celle qu'il faut employer pour produire le même effet chez l'homme : les auteurs qui ont avancé contre cette proposition, que l'oxyde d'arsenic, dont l'action funeste à l'espèce humaine est si généralement connue, n'agissait sur les chiens que comme un hypercathartique, se sont évidemment trompés; d'où il résulte que l'étude de l'empoisonnement chez l'homme peut être singulièrement perfectionnée par les expériences faites sur cette espèce d'animaux. La partie médico-légale de l'empoisonnement est particulièrement redevable des progrès qu'elle a faits dans ces derniers temps, aux expériences chimiques auxquelles on a soumis les matières contenues dans le canal digestif des chiens empoisonnés.

Les poisons n'ont pas besoin, pour déterminer des accidens graves, d'être introduits dans l'estomac par la bouche. Injectés sous forme de lavement dans les gros intestins, plusieurs d'entre eux peuvent donner naissance aux symptômes de l'empoisonnement. Quelques-uns agissent avec énergie, lorsqu'on les applique sur la membrane muqueuse de la bouche, du nez, de l'œil, du vagin, et sur l'orifice de l'utérus. Il en est qu'il suffit de mettre en contact avec la peau, pour qu'ils déterminent l'inflammation, la suppuration, et par suite tous les symptômes qui caractérisent l'empoisonnement. On observe les mêmes phénomènes, lorsqu'on les applique sur le tissu lamineux sous-cutané. Quelquefois cet effet peut être le résultat de frictions prolongées, ou de l'application d'un emplâtre, ou de tout autre médicament externe, dans la composition duquel entre une substance vénéneuse. Mais c'est surtout lorsqu'on applique certains poisons sur les tissus séreux et veineux, que l'on remarque combien leur action est énergique.

L'action des poisons sur l'homme varie singulièrement, suivant leur nature. Il en est qui irritent, enflamment et détruisent les parties sur lesquelles ils ont été appliqués, puis déterminent des effets que l'on peut regarder comme sympathiques. D'autres agissent à peine, ou n'agissent pas du tout sur les tissus avec lesquels ils sont en contact, mais ils paraissent être absorbés ; ils sont portés dans le torrent de la circulation, et vont exercer leur influence délétère sur le système

nerveux et sur les organes de la circulation, de la respiration, de la digestion, etc.

B. L'absorption de certains poisons nous paraît dé-
montrée. En attendant que de nouvelles recherches
nous aient suffisamment éclairés sur cette fonction,
nous croyons pouvoir établir : 1° que les poisons susceptibles d'être absorbés le sont en général avec plus d'énergie lorsqu'ils sont dissous dans l'eau, que dans le cas où
ils sont pulvérulens ; 2° que l'insolubilité des substances
vénéneuses n'exclut pas toujours leur absorption ; 3° que
cette fonction ne s"exerce pas avec la même énergie
dans les différens tissus, qu'elle est plus grande dans
le tissu séreux que dans le muqueux, et à plus forte
raison que dans le tissu lamineux sous-cutané ; 4° que
si, en général, lorsqu'une substance vénéneuse est appliquée à l'extérieur du corps, son absorption est plus
marquée dans les parties qui contiennent un plus grand
nombre de vaisseaux lymphatiques et veineux, le contraire s'observe quelquefois ; 5° qu'il est permis de
croire que lorsqu'un poison du règne végétal, composé de plusieurs principes immédiats, est absorbé, il
ne l'est pas en entier ; mais qu'il s'opère une décomposition, tel principe immédiat étant absorbé, tandis
qu'un autre ne l'est pas (1).

---

(1) Quelques physiologistes élèvent des doutes sur l'absorption des substances vénéneuses. Il faudrait, disent-ils, pouvoir démontrer la présence du poison dans l'organe sur lequel
il a agi, pour être certain qu'il a été absorbé. Ils expliquent
les phénomènes que nous rapportons à l'absorption par l'action des nerfs.

Il n'est pas toujours aisé de juger si une substance vénéneuse a été absorbée. Il importe cependant, dans
certains cas de médecine légale, de pouvoir parvenir à
la solution de cette question.

Voici quelques préceptes à cet égard.

Si l'application d'un poison sur le tissu lamineux
sous-cutané ne donne lieu à aucun signe d'irritation locale, que l'individu succombe peu de temps après, et
qu'à l'ouverture du cadavre, on découvre des altérations
dans les poumons, dans le cœur, dans le canal digestif,
il nous paraît évident que le poison a été absorbé. Cette
conclusion acquiert beaucoup plus de valeur, si en
mettant successivement ce poison en contact avec divers tissus, on voit qu'il détermine constamment les
mêmes phénomènes, et que la mort est d'autant plus
prompte, que l'organe sur lequel on l'a appliqué est
doué d'une force absorbante supérieure.

Il est au contraire permis d'affirmer que l'absorption n'a pas eu lieu lorsqu'on ne remarque, après
l'application extérieure d'une substance vénéneuse et
irritante, que des phénomènes semblables à ceux que
produit une brûlure peu étendue.

C. Il existe des poisons solides, liquides et gazeux.
Ces derniers sont souvent l'écueil de l'expert chargé de
faire un rapport sur l'empoisonnement ; en effet, il est
possible que l'on ait fait inspirer à l'individu dont on a
détruit la vie, un gaz irritant ou septique dont il est
impossible de déterminer la présence après la mort.
Quelquefois cependant la nature de ce gaz peut être
rigoureusement appréciée, par exemple, lorsque l'individu a été asphyxié dans une atmosphère insalubre, et

que l'on peut soumettre à des expériences chimiques le gaz qui constitue cette atmosphère. En général, il est beaucoup plus facile de découvrir le poison s'il est solide ou liquide; la difficulté est encore moins grande si la substance vénéneuse appartient au règne minéral. Voici, relativement aux poisons inorganiques, des préceptes qu'il ne faut jamais perdre de vue : 1° les poisons solides ou liquides dont il s'agit, administrés sans mélange d'aucun autre corps, peuvent ne pas avoir été employés en entier : alors l'expert parviendra facilement à les reconnaître, en les soumettant aux expériences chimiques, que nous décrirons avec soin. 2° S'ils ont été mêlés avec d'autres poisons ou avec des substances alimentaires solides ou liquides, et qu'ils n'aient pas été employés en entier, le plus souvent on devra, pour les découvrir, avoir recours à des expériences chimiques d'un autre genre, que nous indiquerons par la suite : c'est parce que les auteurs de médecine légale n'ont pas eu connaissance de ce fait, qu'ils ont avancé tant d'erreurs graves dans leurs écrits. 3° S'il est impossible de se procurer les restes du poison, il faut nécessairement analiser les matières vomies ou rendues par les selles; et si l'individu a succombé, il faut, lorsqu'on n'a pas découvert le poison dans les matières contenues dans le canal digestif, soumettre les tissus de ce canal à des expériences particulières, dont l'objet principal est de détruire les membranes, et de mettre à nu le poison, s'il existe. 4° Les moyens chimiques que l'on met en usage, dans la solution qui nous occupe, sont assez énergiques pour qu'on puisse reconnaître les plus petites quantités des poisons minéraux.

Après avoir indiqué d'une manière succincte les notions préliminaires sur l'empoisonnement, nous allons énumérer les substances vénéneuses qui doivent nous occuper, et exposer le plan que nous nous proposons de suivre dans leur étude.

PREMIÈRE CLASSE.

Poisons irritans.

Phosphore, iode, acides concentrés minéraux et végétaux, chlore, eau de javelle, potasse, soude, chaux, sulfure de potasse, nitrate de potasse, sous-carbonate de potasse, baryte, sous-carbonate de baryte, hydrochlorate de baryte; ammoniaque liquide, sous-carbonate d'ammoniaque, hydrochlorate d'ammoniaque; préparations de mercure, d'étain, d'arsenic, de cuivre, d'argent, d'antimoine; émétine; préparations de bismuth, d'or, de zinc, de fer, et de plomb; la racine de bryone, l'élatérium, la coloquinte; la gomme-gutte, le garou, le ricin, le pignon d'Inde, l'euphorbe, la sabine, le staphysaigre, la gratiole, l'anémone pulsatile, le rhus radicans et toxicodendron, la chélidoine, le narcisse des prés, la renoncule des prés, les cantharides, certains poissons, etc.

DEUXIÈME CLASSE.

Poisons narcotiques.

L'opium, la morphine et le sel de Derosne, la jusquiame, l'acide hydrocyanique (prussique), le laurier-cerise, le pêcher, le merisier à grappes, la laitue vireuse, l'if, etc.

TROISIÈME CLASSE.

Poisons narcotico-âcres.

La scille, la scillitine, l'*œnanthe crocata*, l'aconit napel, l'ellébore noir, l'ellébore blanc, la vératrine, le colchique, la belladona, le datura stramonium, le tabac, la digitale pourprée, la grande et la petite ciguë, la ciguë aquatique, le laurier-rose, le seigle ergoté, la noix vomique, la fève de Saint-Ignace, l'upas-tieuté, la strychnine, la fausse angusture, la brucine, le ticunas, le woorara et le curare, le camphre, la coque du Levant, la picrotoxine, l'upas antiar, les champignons vénéneux, l'alcohol, l'éther, et en général les boissons spiritueuses.

QUATRIÈME CLASSE.

Poisons septiques ou putréfians.

Acide hydrosulfurique, animaux venimeux, comme la vipère, les serpens à sonnettes, le scorpion, etc., les matières putréfiées.

Indépendamment de ces poisons, nous traiterons, dans un article à part, des gaz qui exercent une action délétère lorsqu'ils sont introduits dans les voies aériennes : ces gaz sont l'acide carbonique, la vapeur du charbon, l'air non renouvelé, le gaz qui se dégage des fosses d'aisance, les gaz ammoniac, azote, chlore, hydrogène, hydrogène arsénié, carboné, acide nitreux, protoxyde d'azote, acide sulfureux.

Tels sont les objets que nous nous proposons de passer en revue dans la section suivante. Mais comme nous devons nous borner aux considérations qui sont du ressort de la médecine légale, nous ne nous occuperons, en faisant l'histoire particulière des poisons, que du problème suivant : *Comment peut-on reconnaître que l'empoisonnement a eu lieu par tel poison?* Pour résoudre cette question d'une manière convenable, nous indiquerons, 1° les caractères physiques de la substance vénéneuse ; 2° les expériences chimiques propres à démontrer sa présence, soit lorsqu'elle est pure, soit lorsqu'elle est mélangée ou combinée avec des matières qui la masquent ; 3° les symptômes et les altérations de tissu qu'elle détermine ; 4° enfin son mode d'action sur l'économie animale.

Si les divers poisons renfermés dans une classe donnaient lieu à des symptômes et à des lésions de tissu différens pour chacun d'eux ; si leur mode d'action n'était pas le même, nous serions obligés de faire autant de descriptions particulières qu'il y aurait de poisons ; mais il n'en est pas ainsi : plusieurs des substances vénéneuses comprises dans une classe exercent à peu près le même mode d'action ; en sorte que nous pouvons, pour éviter des répétitions, les distribuer en groupes, et nous borner à décrire les symptômes et les lésions de tissu déterminés par les poisons rangés dans chacune de ces subdivisions. Toutefois nous aurons soin d'indiquer, dans chaque description particulière, les phénomènes qui nous paraîtront appartenir spécialement à telle ou à telle autre espèce de poison, et que l'on chercherait en vain dans l'histoire générale des symptômes et des lésions dont nous aurons parlé.

DEUXIÈME LEÇON.

IIᵉ SECTION. — Des poisons en particulier.

PREMIÈRE CLASSE.

Poisons irritans.

On ne devrait donner le nom de *poisons irritans, corrosifs, escharotiques ou âcres*, qu'à ceux dont les effets sont le résultat de l'irritation et de l'inflammation qu'ils déterminent dans les parties du corps sur lesquelles on les applique, et qui peuvent ultérieurement donner lieu à l'ulcération, à la perforation, à des eschares; dans ce cas, plusieurs des poisons rangés dans la classe dont il s'agit devraient être placés ailleurs, puisqu'ils détruisent la vie dans un très-court espace de temps, en laissant à peine des traces de leur action locale.

Article 1ᵉʳ. — Des substances simples.

Du Phosphore.

Comment peut-on reconnaître que l'empoisonnement a eu lieu par le phosphore?

1. On reconnaîtra le phosphore dégagé de tout mélange aux caractères *physiques* et *chimiques* suivans. Il est solide à la température ordinaire; il est blanc, blanc-jaunâtre ou rouge, suivant qu'il a été conservé dans l'obscurité ou exposé à l'action de la lumière; il est demi-transparent ou opaque, flexible, assez mou pour qu'on puisse le couper avec un couteau; quelquefois

cependant il présente un assez grand degré de dureté, c'est lorsqu'il n'est pas récemment préparé ; enfin, il répand une odeur alliacée très-remarquable (1). Il a beaucoup d'affinité pour l'oxygène : aussi décompose-t-il l'air à toutes les températures. Si on le place sur un corps légèrement chauffé, il fond, brûle avec éclat, et forme de l'acide phosphorique qui se dégage dans l'atmosphère, sous la forme de vapeurs blanches épaisses, et de l'oxyde rouge de phosphore, qui reste attaché au vase sur lequel on avait placé le phosphore. Si au lieu d'agir ainsi on expose ce corps à l'action de l'air à la température ordinaire, il en absorbe également l'oxygène, passe à l'état d'acide phosphatique, et répand une légère fumée blanche ; il se produit pendant cette combustion une lumière verdâtre, qui n'est visible que dans l'obscurité.

Si le phosphore pulvérulent avait été mêlé à d'autres corps solides, on le reconnaîtrait, 1° à l'odeur alliacée du mélange ; 2° à la propriété qu'il a de fumer lorsqu'il est exposé à l'air ; 3° à la manière dont il se comporterait lorsqu'on le mettrait dans une peau de chamois : en faisant avec celle-ci un nouet bien solide, que l'on comprime au moyen de pinces, et que l'on tient dans

---

(1) Si nous avions voulu décrire le phosphore pur et récemment préparé, nous n'aurions pas indiqué les diverses nuances de couleur, de transparence, de consistance, etc. , parce qu'il se présente toujours de la même manière ; mais comme notre objet est de faire connaître ce corps dans tous les états, nous avons dû signaler les caractères variés qu'il offre. Nous croyons remplir mieux notre but en agissant ainsi pour tous les poisons.

l'eau bouillante, le phosphore fond, passe à travers la peau, et se fige à mesure que l'eau se refroidit.

2. *Alcohol phosphoré.* Si le phosphore a été dissous dans l'alcohol, on le reconnaîtra aux caractères suivans. L'odeur du liquide est à la fois alcoholique et alliacée; si on l'enflamme, il brûle à peu près comme si l'alcohol était seul, et il ne reste point d'oxyde rouge de phosphore dans la capsule. L'eau en précipite sur-le-champ une poudre blanche; si on verse une petite quantité de ce liquide dans un verre rempli d'eau froide et placé dans un lieu obscur, on aperçoit à la surface du liquide des ondes lumineuses et brillantes qui paraissent dues au gaz hydrogène phosphoré qui se dégage; l'eau devient laiteuse. Le nitrate d'argent est précipité en noir par l'alcohol phosphoré.

3. *Éther phosphoré.* L'éther, tenant du phosphore en dissolution, jouit des propriétés suivantes : il a une odeur à la fois éthérée et alliacée; si on l'enflamme, il brûle comme si l'éther était pur; mais vers la fin, lorsque presque tout l'éther est brûlé, il se produit des vapeurs blanches d'acide phosphorique et de l'oxyde rouge de phosphore qui reste dans la capsule. Lorsqu'on expose ce liquide à l'air, il répand des vapeurs blanches, lumineuses dans l'obscurité; l'éther ne tarde pas à se vaporiser en entier, et il reste une poudre blanche, qui est du phosphore divisé. En agitant l'éther phosphoré avec de l'eau, le phosphore se sépare sous forme de petites lames blanchâtres qui viennent à la surface du liquide; il y a dégagement de vapeurs blanches, lumineuses dans l'obscurité. L'éther phosphoré précipite le nitrate d'argent en noir.

(15)

Huile phosphorée. Elle conserve la plupart des propriétés physiques de l'huile ; mais elle rougit faiblement
la teinture de tournesol , avec laquelle on l'agite , et
précipite le nitrate d'argent en noir.

Lorsque le phosphore a été transformé dans l'estomac de l'homme en acides phosphorique ou phosphatique qui ont occasioné la mort de l'individu, on s'assurera de la présence de ces acides par les réactifs qui
seront indiqués § 14 et 15.

*Symptômes et lésions de tissu déterminés par le phos-
phore.* Les symptômes et les lésions de tissu déterminés
par le phosphore ont la plus grande analogie avec ceux
qui sont le résultat de l'introduction des acides dans
l'estomac (*voy.* § 5) ; en effet le phosphore se transforme, dans le canal digestif, en acide phosphorique
ou phosphatique, suivant qu'il absorbe plus ou moins
d'oxygène à l'air contenu dans ce canal. S'il est pulvérulent, ou mieux encore dissous dans l'éther, dans
l'huile, etc., il passe à l'état d'acide phosphorique, et
il agit comme un irritant énergique ; si au contraire
il a été introduit à l'état solide et sous forme de cylindres, il se transforme en acide phosphatique, beaucoup moins actif.

Action du phosphore sur l'économie animale (*voyez*
Action générale des acides , § 6 *bis.*)

De l'Iode.

Comment peut-on reconnaître que l'empoisonnement a eu lieu par l'iode?

4. Pour distinguer l'iode des autres corps, on aura
égard aux *caractères physiques* et *chimiques* suivans. Il

est solide, lamelleux, bleuâtre, brillant et d'une odeur forte; il jaunit sur-le-champ le papier blanc sur lequel on l'a placé. Mis sur une plaque de fer chauffé, il se volatilise, et répand des vapeurs d'un très-beau violet.

Symptômes déterminés par l'iode (*voyez* § 5, Symptômes de l'empoisonnement par les acides.)

Lésions de tissu produites par l'iode. Les altérations qui sont le résultat de l'introduction de l'iode dans le canal digestif présentent un caractère particulier : la membrane muqueuse de l'estomac offre plusieurs petits ulcères linéaires, bordés d'une auréole jaune : les portions ulcérées sont transparentes ; on voit çà et là, dans l'intérieur de cet organe, et principalement sur les plis qui avoisinent le pylore, quelques taches d'un jaune clair, tirant quelquefois sur le brun; la membrane muqueuse se détache aisément de ces parties tachées ; il suffit pour cela de les étendre ou de les frotter; on observe souvent près du pylore la membrane muqueuse, enflammée, rouge, et recouverte d'un enduit vert-foncé, qui empêche d'abord d'apercevoir la rougeur.

Action de l'iode sur l'économie animale. Elle paraît être la même que celle des autres irritans qui ne sont pas absorbés. (*Voyez* § 6 *bis*.) L'iode n'agit qu'après avoir été tranformé en acide hydriodique aux dépens de l'hydrogène de l'eau ou des tissus des animaux.

ARTICLE II. — DES ACIDES CONCENTRÉS MINÉRAUX ET VÉGÉTAUX.

Ces acides sont 1° sulfurique, le nitrique, le nitreux, l'hydrochlorique (muriatique), l'eau régale, le phos-

phorique, le phosphatique, l'oxalique, le tartarique
et le citrique.

Symptômes de l'empoisonnement par les acides. Aussitôt après avoir avalé un acide concentré, on éprouve
les effets suivans ; saveur acide brûlante très-désagréable; chaleur âcre au gosier et dans l'estomac; douleur aiguë à la gorge, qui ne tarde pas à se propager
jusqu'aux entrailles; fétidité insupportable de l'haleine; rapports fréquens; envies de vomir, vomissemens abondans, d'une couleur variable, quelquefois
mêlés de sang, produisant dans la bouche une sensation d'amertume, *bouillonnant assez souvent sur le carreau*, et rougissant la teinture de tournesol, comme
tous les acides; hoquet; constipation, mais le plus souvent selles copieuses, plus ou moins sanguinolentes;
coliques ou plutôt douleurs aiguës dans tout l'abdomen, qui s'étendent jusque dans la poitrine; difficulté de respirer; angoisses; pouls fréquent et irrégulier;
soif ardente : les boissons augmentent les douleurs, et
ne tardent pas à être vomies; frissons de temps à autre,
et presque toujours la peau, et surtout les membres
inférieurs, sont comme glacés ; sueurs froides et
gluantes; efforts répétés et infructueux pour uriner.
impossibilité de garder la même position; mouvemens
convulsifs des lèvres, de la face, des membres; un
grand état de prostration; physionomie peu altérée
d'abord : bientôt après le teint devient pâle ou plombé.
Les facultés intellectuelles conservent le plus souvent
leur intégrité. Il n'est pas rare de voir l'intérieur de la
bouche et des lèvres brûlé, épaissi, et rempli de plaques
blanches ou noires, qui, en se détachant, irritent le

2

malade, et provoquent une toux fatigante; alors la voix est altérée; il y a parfois une éruption doulou-reuse à la peau. On n'observe pas constamment l'en-semble des symptômes dont nous parlons chez le même individu.

6. *Lésions de tissu produites par les acides concentrés.* Parmi les altérations que les tissus éprouvent de la part des acides concentrés, il en est qui sont communes à tous, et d'autres qui sont le résultat de l'action parti-culière de quelques-uns d'entre eux. Les premières seules doivent nous occuper ici; les autres trouveront naturellement leur place dans l'histoire des acides qui les déterminent.

Altérations communes. Lorsque les acides concentrés sont introduits dans le canal digestif, ils enflamment toutes les parties qu'ils touchent; l'inflammation est en général légère là où le poison n'a fait que glisser; elle est plus ou moins intense dans les parties où l'acide a séjourné pendant quelque temps; ainsi, les diverses parties de la bouche, du pharynx et de l'œsophage sont ordinairement le siége d'une rougeur plus ou moins marquée; l'estomac et le canal intestinal présen-tent le plus souvent des traces d'un violent désordre. Tantôt la membrane muqueuse, qui tapisse ces organes, est d'un rouge vif, d'un rouge cerise ou d'un rouge brun dans toute son étendue; dans ce cas, les tuniques musculeuse et séreuse sous-jacentes peuvent partici-per à l'inflammation, quoiqu'à un degré moindre. Tan-tôt on observe, indépendamment de cette rougeur générale, des taches noirâtres disséminées çà et là sur la surface interne de l'estomac; ces taches, véritables ecchymoses, sont formées par du sang extravasé dans les aréoles du tissu lamineux sous-muqueux, et doivent être distinguées des taches gangréneuses. Quelquefois, on remarque de véritables eschares, des ulcères qui peuvent intéresser toutes les membranes; alors il y a perforation. Dans certaines circonstances, les tissus sont épaissis; dans d'autres, ils sont ramollis et comme dissous, en sorte que les membranes se détachent avec la plus grande facilité. Il est des cas où l'on trouve l'estomac et le rectum très-enflammés, tandis que la masse des intestins grêles est presque dans l'état naturel; cette particularité, qui a également lieu pour un très-grand nombre de substances vénéneuses, paraît dépendre de la rapidité avec laquelle une partie du poison traverse les intestins grêles, et du long séjour qu'elle fait dans l'estomac et dans le rectum.

Si, au lieu d'introduire l'acide concentré dans l'estomac, on l'applique à l'extérieur, il détermine tous les phénomènes de la brûlure.

6 bis. Action des acides sur l'économie animale. 1° Les acides concentrés agissent avec la plus grande énergie lorsqu'on les introduit dans le canal digestif; la mort qu'ils déterminent est le résultat de l'inflammation qu'ils développent dans les tissus de ce canal, et de l'irritation sympathique du cerveau et de tout le système nerveux. 2° Ils ne sont pas absorbés. 3° Injectés dans les veines, ils coagulent le sang et détruisent instantanément la vie. 4° Appliqués sur la peau, ils donnent lieu à tous les phénomènes de la brûlure, et ils n'occasionnent la mort qu'autant que celle-ci a été profonde ou très-étendue.

TROISIÈME LEÇON.

De l'Acide sulfurique.

Comment peut-on reconnaître que l'empoisonnement a eu lieu par l'acide sulfurique?

7. L'acide sulfurique *concentré* que l'on trouve dans le commerce offre les *caractères physiques et chimiques* suivans. Il est liquide, blanc, jaunâtre, brun ou noir, oléagineux, inodore, à moins qu'il ne contienne de l'acide sulfureux; car alors il a l'odeur de soufre qui brûle; il est beaucoup plus pesant que l'eau : sa saveur est des plus caustiques. Il suffit d'en instiller une goutte dans une grande quantité d'eau de tournesol pour la rougir. Il charbonne sur-le-champ le bois, les allumettes. Mêlé avec son volume d'eau, il s'échauffe considérablement, et répand des vapeurs; ce dégagement de calorique tient au rapprochement des molécules. Lorsqu'on le fait bouillir dans une fiole avec du charbon pulvérisé ou du mercure, il répand des vapeurs d'acide sulfureux ayant l'odeur de soufre qui brûle; dans cette expérience, le charbon et le mercure décomposent l'acide en totalité ou en partie, et absorbent une portion de son oxygène. Versé dans l'eau de baryte ou dans un sel barytique soluble, il produit un précipité blanc abondant de sulfate de baryte, qui ne peut être dissous ni par l'eau ni par l'acide nitrique.

Si l'acide sulfurique, au lieu d'être concentré, était *affaibli*, il n'offrirait pas toutes les propriétés dont nous venons de parler; mais il agirait de la même manière sur l'eau de tournesol (avec moins d'énergie), sur

l'eau et les sels de baryte, sur le charbon et sur le mercure. Il faudrait seulement le concentrer par une ébullition prolongée, pour qu'il fournît avec le charbon et
le mercure les résultats que nous avons indiqués.

Dans le cas où l'acide sulfurique concentré serait uni
à l'indigo, comme dans le *bleu de composition* employé
en teinture, on le reconnaîtrait aux caractères suivans.
Le liquide est épais et d'un bleu foncé ; il a une odeur
particulière qui n'est pas celle du soufre qui brûle ; mais
il répand cette odeur lorsqu'on le fait bouillir avec du
mercure (car il se produit alors du gaz acide sulfureux).
Il échauffe l'eau. Lorsqu'on le mêle avec du chlore concentré et liquide, il est décoloré sur-le-champ pourvu
qu'on emploie suffisamment de chlore : le liquide résultant est d'une couleur jaune ; il rougit fortement le
papier de tournesol, et donne avec le nitrate de baryte
un précipité blanc de sulfate de baryte, insoluble dans
l'eau et dans l'acide nitrique.

Le médecin, chargé de constater la nature de cette
liqueur, aurait recours au procédé suivant s'il ne
pouvait pas se procurer du chlore ; il la saturerait
par la potasse à l'alcohol (par conséquent privée de
sulfate) ; il ferait évaporer le mélange jusqu'à siccité
dans une capsule de porcelaine, puis il calcinerait le
produit dans un creuset pendant un quart d'heure ; par
ce moyen l'indigo serait détruit, et il ne resterait que
du sulfate de potasse et une portion de charbon prove-
vant de l'indigo. Alors on dissoudrait le sulfate de potasse dans l'eau distillée, on filtrerait, et on verserait
dans la liqueur une dissolution de baryte ; on obtiendrait sur-le-champ un précipité blanc de sulfate de ba-

ryte, insoluble dans l'eau et dans l'acide nitrique : or le sulfate de baryte suppose l'existence de l'acide sulfurique; celui-ci ne fait point partie de la potasse, de l'eau distillée ni de l'indigo : donc il existait dans le bleu de composition.

Si l'acide sulfurique était mêlé avec du vin ou avec du vinaigre, on le reconnaîtrait aux caractères qui seront exposés aux articles *Vin et vinaigre frelatés*.

Enfin, lorsque l'acide sulfurique fait partie des liquides vomis, ou de ceux que l'on trouve dans le canal digestif après la mort de l'individu, on doit saturer une partie de ces liquides par le sous-carbonate de chaux, débarrassé par l'ébullition des substances solubles qu'il peut contenir ; il se formera du sulfate de chaux qui ne tardera pas à se déposer au fond du vase, surtout si on chauffe un peu la liqueur; on ramassera sur un filtre le sulfate de chaux précipité ; on en traitera une partie par l'eau distillée bouillante, qui le dissoudra, et on versera dans la dissolution de l'hydrochlorate de baryte dissous; on obtiendra sur-le-champ un précipité blanc de sulfate de baryte, insoluble dans l'eau et dans l'acide nitrique; donc il y avait de l'acide sulfurique libre. L'autre portion de sulfate de chaux sera mêlée avec le quart de son poids de charbon pulvérisé, et calcinée pendant deux heures dans un creuset de terre; par ce moyen le sulfate se trouvera transformé en sulfure, que l'on reconnaîtra à l'odeur d'œufs pouris qu'il dégagera en le mettant dans l'eau aiguisée d'acide nitrique ou hydrochlorique : or l'existence d'un sulfure prouve, *dans ce cas*, celle d'un sulfate et de l'acide sulfurique.

Symptômes de l'empoisonnement par l'acide sulfu-
rique. Voyez § 5.

Lésions de tissu produites par l'acide sulfurique con-
centré. Indépendamment des altérations générales que
les acides déterminent, et dont nous avons parlé, on
observe que l'acide sulfurique concentré réduit souvent en une sorte de bouillie noire plusieurs des parties
qu'il touche.

Le bleu de composition agit de la même manière, si
ce n'est que l'on découvre çà et là, dans quelques parties du canal digestif, une teinte verdâtre ou jaunâtre.

Action de l'acide sulfurique sur l'économie animale.
(*Voyez § 6 bis.*)

8. *Action de l'acide sulfurique introduit dans le canal*
digestif après la mort de l'individu. Lorsqu'on injecte
dans l'intestin rectum d'un individu qui vient d'expirer cinq ou six gros d'acide sulfurique concentré,
qu'on laisse séjourner pendant vingt-quatre heures, on
remarque, en faisant l'ouverture du cadavre, que l'acide
n'a agi que sur la *portion d'intestin sur laquelle il a été*
appliqué, en sorte qu'il y a une ligne de démarcation
tranchée entre les parties qui ont été touchées par
l'acide, et celles qui ne l'ont pas été ; la membrane
muqueuse est jaunâtre, et se détache facilement sous
la forme de flocons ; la tunique musculeuse est blanche ;
il en est de même de la membrane séreuse, qui en
outre est épaissie et parsemée de vaisseaux injectés en
noir et durcis, comme si le sang qu'ils renferment eût
été charbonné par l'acide : *on ne découvre aucune trace*
de rougeur. Ces caractères sont plus que suffisans pour

distinguer si l'acide sulfurique a été introduit dans le canal digestif avant ou après la mort.

De l'Acide nitrique.

Comment peut-on reconnaître que l'empoisonnement a eu lieu par l'acide nitrique (eau-forte) ?

9. L'acide nitrique *concentré* que l'on trouve dans le commerce est liquide, blanc, jaunâtre ou jaune, doué d'une odeur particulière et d'une saveur caustique. Il agit avec beaucoup d'énergie sur l'eau de tournesol. Le cuivre, le fer, le zinc et le charbon pulvérisé le décomposent sur-le-champ en totalité ou en partie, s'emparent d'une portion de son oxygène, et le font passer à l'état de gaz deutoxyde d'azote, qui se dégage, s'unit à l'oxygène de l'air, et se transforme en *gaz acide nitreux orangé* ou *rouge* (vapeurs rutilantes) : cette expérience ne réussit bien avec le charbon qu'autant que l'on chauffe un peu le mélange. L'acide nitrique concentré jaunit la peau et toutes les substances animales, même à froid.

9 *bis*. Si l'acide nitrique, au lieu d'être concentré, était assez *affaibli* pour ne pas présenter les propriétés que nous venons d'énumérer, il faudrait le saturer avec de la potasse pure, et faire évaporer jusqu'à siccité. Si le produit était du nitrate de potasse, nul doute que l'acide dont on cherche à connaître la nature ne fût l'acide nitrique (*voyez* § 25 pour les caractères du nitrate de potasse.)

Dans le cas où l'acide nitrique aurait été uni au vin ou au vinaigre, on en démontrerait la présence par les réactifs qui seront indiqués aux articles *Vin et vinaigre frelatés.*

Si l'acide dont nous parlons faisait partie des matières vomies, ou de celles que l'on trouve dans le canal digestif après la mort des individus, on chercherait d'abord s'il n'existe point dans la portion liquide de ces matières : pour cela, on décanterait celles-ci, ou bien on exprimerait la masse dans un linge blanc, et on essayerait le liquide par l'eau de tournesol, la tournure de cuivre et la potasse caustique. En supposant que ces essais fussent infructueux pour découvrir l'acide nitrique, singulièrement affaibli par les liquides avec lesquels il serait mêlé, on le traiterait par la potasse, comme nous l'avons conseillé en parlant de l'acide nitrique faible. (*Voyez* § 9 *bis.*)

Enfin l'acide nitrique peut avoir été combiné avec les matières alimentaires solides et avec les tissus du canal digestif : or le produit résultant de cette action est le plus souvent insoluble dans l'eau; nous devons donc avoir recours à d'autres procédés pour mettre la présence de l'acide nitrique hors de doute. Il faut faire bouillir pendant trois quarts d'heure, dans une fiole à médecine, les matières suspectes préalablement mêlées avec une dissolution de *potasse à l'alcohol* parfaitement *pure,* filtrer le liquide, dont la couleur sera plus ou moins rouge, et l'évaporer dans une capsule de porcelaine; cette opération a pour objet de décomposer la matière animale, et de transformer la potasse en nitrate de potasse aux dépens de l'acide nitrique. On fait bouillir avec une suffisante quantité d'alcohol concentré la masse provenante du liquide évaporé; l'alcohol dissout les divers produits résultans de l'action de la potasse sur la matière animale, et n'agit point sur le nitrate de potasse ; celui-ci reste donc au fond de la fiole, et il est aisé de le reconnaître aux caractères que nous indiquerons § 25. Or le nitrate de potasse suppose la présence de l'acide nitrique.

Symptômes de l'empoisonnement par l'acide nitrique. Indépendamment des symptômes produits par les acides concentrés (*voyez* § 5), l'acide nitrique détermine souvent des taches jaunâtres, citrines ou orangées, sur le menton, les lèvres et les mains. Le sentiment de froid qu'il fait éprouver au malade est très-marqué, et persiste fort long-temps.

Lésions de tissu produites par l'acide nitrique concentré. Les altérations de tissu qui paraissent être spécialement déterminées par l'acide nitrique sont : 1° une teinte blanchâtre, et le plus souvent jaunâtre, de la membrane muqueuse qui tapisse la bouche et l'œsophage, et de la couronne des dents ; 2° une couche assez épaisse de matière d'un jaune verdâtre à la surface interne de l'estomac, du duodénum et du jéjunum ; néanmoins ce dernier caractère est loin d'être constant, car assez souvent la rougeur vive qui caractérise l'inflammation des membranes de l'estomac et des deux premiers intestins grêles a succédé à la nuance jaune que l'acide nitrique avait fait naître dans les premiers momens de son action ; d'ailleurs, d'autres acides que celui dont nous nous occupons, tels que l'acide sulfurique, l'acide hydrochlorique, etc., peuvent dans certaines circonstances teindre en jaune la membrane interne du duodénum : phénomène qui dépend de la

décomposition de la bile contenue dans cet intestin ,
et de l'application de la matière jaune qui fait partie
de cette humeur sur la surface interne du duodénum.
(*Voyez* pour les autres lésions le § 6.)

Action de l'acide nitrique sur l'économie animale.
(*Voyez* § 6 *bis*.)

10. *Action de l'acide nitrique introduit dans le canal
digestif après la mort de l'individu.* Si l'on injecte dans
l'intestin rectum d'un individu qui vient d'expirer
demi-once d'acide nitrique du commerce, et qu'on
ouvre le cadavre au bout de vingt-quatre heures, on
observe que toutes les tuniques de la portion de l'intestin qui a été en contact avec l'acide sont d'un beau
jaune ; la membrane muqueuse est quelquefois détruite, et transformée en flocons d'un jaune serin
qui ont l'aspect graisseux; du reste on ne remarque
aucune trace de rougeur ni d'inflammation. Si l'acide
séjourne plus long-temps dans le canal digestif, l'altération est portée beaucoup plus loin, car l'intestin se
réduit sous les doigts en une espèce de pâte grasse d'un
très-beau jaune. L'action de l'acide nitrique sur le canal
digestif après la mort est donc entièrement chimique,
et les altérations de tissu qu'il détermine ne sauraient
être confondues avec celles qui sont le résultat de l'ingestion de cet acide pendant la vie.

QUATRIÈME LEÇON.

De l'Acide nitreux.

Comment peut-on reconnaître que l'empoisonnement a eu lieu par l'acide nitreux?

11. On peut facilement reconnaître cet acide, qui
est toujours concentré (parce que l'eau le transforme
en acide nitrique), aux *caractères physiques et chimi-*
ques suivans. Il est liquide, bleu, vert, jaune-orangé-
clair, ou jaune-orangé-foncé. Il agit, comme le précédent, sur le tournesol, le cuivre, le zinc et le fer.
Lorsqu'on élève un tant soit peu sa température, il
répand des vapeurs jaune-orangées ou rouges très-
abondantes; mêlé avec l'eau, il fait effervescence, dégage des vapeurs de même couleur, et passe à l'état
d'acide nitrique blanc. (*Voyez* pour les *symptômes, les*
lésions de tissu et son action sur l'economie animale , ce
qui a été dit en parlant de l'acide nitrique.)

De l'Acide hydrochlorique (composé d'hydrogène et de chlore).

Comment peut-on reconnaître que l'empoisonnement a eu lieu par l'acide hydrochlorique (esprit
de sel, acide muriatique)?

12. L'acide hydrochlorique liquide peut être concentré ou affaibli. Le premier, tel qu'on le trouve dans
le commerce, jouit des *propriétés physiques* et *chimiques*
suivantes. Il est blanc, *jaunâtre, jaune* ou *rougeâtre;*
sa saveur est très-caustique : il agit avec la plus grande
énergie sur l'eau de tournesol. Il répand des vapeurs

blanches assez épaisses d'une odeur piquante , lorsqu'il est en contact avec l'air. Chauffé pendant quelques instans avec le péroxyde de manganèse, il fournit du chlore gazeux d'un jaune verdâtre : ce qui tient à la décomposition des deux corps employés ; l'oxygène du péroxyde forme de l'eau avec l'hydrogène de l'acide : le chlore appartenant à celui-ci est mis à nu. Versé dans du nitrate d'argent dissous , l'acide hydrochlorique fournit un précipité de chlorure d'argent blanc (mais qui noircit par son exposition à la lumière), caillebotté, lourd, soluble dans l'ammoniaque, et insoluble dans l'eau et dans l'*acide nitrique* : la formation de ce chlorure tient à la décomposition de l'acide hydrochlorique et de l'oxyde d'argent; tandis que l'hydrogène du premier s'unit à l'oxygène de l'oxyde, l'argent se combine avec le chlore de l'acide hydrochlorique pour former le chlorure.

Si au lieu d'être concentré l'acide dont il s'agit était *affaibli*, il se comporterait avec l'air et avec le péroxyde de manganèse autrement que l'acide concentré : mais il présenterait toutes les autres propriétés, et elles seraient plus que suffisantes pour le caractériser.

Lorsque l'acide hydrochlorique a été mêlé au vin ou au vinaigre, on le reconnaît aux caractères que nous exposerons en parlant des vins frelatés.

Symptômes de l'empoisonnement par l'acide hydrochlorique. Indépendamment de ceux qui ont été exposés § 5, et qui appartiennent à tous les acides, il paraît que celui-ci donne lieu, surtout peu de temps après l'accident, à un dégagement de fumées épaisses, blanches, d'une odeur piquante.

*Lésions de tissu et action sur l'économie animale.
(Voyez § 6 et 6 bis.)*

De l'Eau régale.

Comment peut-on reconnaître que l'empoisonnement a eu lieu par l'eau régale?

13. L'eau régale est formée d'acide nitreux, de chlore, d'eau, d'acide nitrique et d'acide hydrochlorique : elle est le résultat d'un mélange de ces deux derniers acides. On la reconnaîtra aux *propriétés physiques* et *chimiques* suivantes. Elle est liquide, jaune, rougeâtre ou rouge, d'une odeur désagréable et d'une saveur excessivement caustique ; elle rougit fortement l'eau de tournesol. Elle agit sur le nitrate d'argent dissous comme l'acide hydrochlorique. Le cuivre, le zinc et le fer, se comportent avec elle comme avec l'acide nitrique; le gaz nitreux (deutoxyde d'azote) provenant de la décomposition de l'acide nitrique, reste d'abord dissous dans la liqueur, et lui communique une couleur verdâtre ; bientôt après la température s'élève, le gaz se dégage avec effervescence, et répand des vapeurs d'un jaune orangé. L'eau régale dissout avec rapidité l'or divisé.

Symptômes, lésions de tissu et action sur l'économie animale. Les mêmes que ceux que l'on observe dans l'empoisonnement par les acides nitrique et hydrochlorique.

De l'Acide phosphorique.

Comment peut-on reconnaître que l'empoisonnement a eu lieu par l'acide phosphorique?

14. Voici les caractères *physiques* et *chimiques* de cet acide. Il est solide ou liquide ; dans ce dernier cas, il peut être visqueux, épais, ou coulant comme l'eau ; il est inodore et très-sapide ; son action sur l'eau de tournesol est des plus énergiques. Il se dissout très-bien dans l'eau. Le *solutum* précipite l'eau de chaux en blanc (phosphate de chaux) ; le précipité se dissout instantanément dans un excès d'acide phosphorique, ou dans l'acide *nitrique*. Uni à la soude, il précipite en jaune le nitrate d'argent (phosphate d'argent). Desséché (s'il n'est pas à l'état solide) et chauffé fortement dans un creuset avec du charbon pulvérisé, il est décomposé, le phosphore est mis à nu et vient s'enflammer : dans cette expérience le charbon s'empare de l'oxygène de l'acide.

Symptômes, lésions de tissu et action sur l'économie animale. (Voyez § 5, 6 et 6 *bis.)*

De l'*Acide phosphatique* (phosphoreux de quelques chimistes).

Comment peut-on reconnaître que l'empoisonnement a eu lieu par l'acide phosphatique ?

15. L'acide phosphatique est liquide, incolore, visqueux, doué d'une forte saveur et d'une odeur légèrement alliacée : il rougit l'eau de tournesol. Lorsqu'on le chauffe dans une petite fiole, il *s'enflamme, répand une odeur alliacée,* et se transforme en acide *phosphorique.* Versé dans du nitrate d'argent dissous ; il y occasionne un précipité blanc qui passe par diverses nuances et finit par noircir.

Symptômes, lésions de tissu et action sur l'économie animale. (Voy. § 5, 6 et 6 bis.)

Des Acides oxalique et tartarique.

Comment peut-on reconnaître que l'empoisonnement a eu lieu par ces acides ?

16. Les acides oxalique et tartarique sont des acides végétaux composés d'oxygène, d'hydrogène et de carbone ; ils jouissent des *propriétés physiques* et *chimiques* suivantes : ils sont solides, blancs, cristallisés ou pulvérulens, inodores et très-sapides ; ils agissent fortement sur l'eau de tournesol. Ils sont solubles dans l'eau : le solutum, versé dans la potasse, la soude et l'ammoniaque liquides, forme des sels d'autant moins solubles qu'ils contiennent plus d'acide ; aussi les oxalates ou les tartrates neutres de ces bases, qui sont solubles dans l'eau, mis en contact avec une plus grande quantité d'acide, sont transformés en sels acides qui se précipitent. La dissolution de ces acides, versée dans l'eau de chaux, y fait naître un précipité blanc : un excès d'acide tartarique dissout le précipité qu'il avait formé ; il n'en est pas de même pour l'acide oxalique (première différence). Lorsqu'on chauffe séparément dans deux fioles les acides oxalique et tartarique solides, on observe que le premier se sublime presqu'en entier, et laisse à peine du charbon ; l'acide tartarique, au contraire, se décompose en totalité, répand une fumée qui a l'odeur de caramel, et laisse un charbon volumineux (deuxième différence).

Symptômes, lésions de tissu, et action générale.
(Voy. § 5 , 6 et 6 *bis.)*

De l'Acide citrique.

Comment peut-on reconnaître que l'empoisonnement a eu lieu par l'acide citrique ?

17. L'acide citrique, composé d'oxygène, d'hydrogène et de carbone, jouit des propriétés *physiques* et *chimiques* suivantes : il est solide, cristallisé ou pulvérulent, blanc, inodore, rougissant l'eau de tournesol, et doué d'une saveur très-acide. Il est décomposé par le feu comme l'acide tartarique. Il se dissout dans l'eau : la dissolution ne présente pas avec la potasse, la soude et l'ammoniaque, les mêmes caractères que les acides oxalique et tartarique : versée dans l'eau de chaux, elle ne produit aucun précipité ; mais si on fait bouillir le mélange, le citrate de chaux se dépose.

Symptômes, lésions de tissu, action sur l'économie animale. (Voy. § 5, 6 et 6 *bis.)*

Du Chlore liquide.

Comment peut-on reconnaître que l'empoisonnement a eu lieu par le chlore ?

17 *bis. Caractères du chlore.* Le chlore dissous dans l'eau est d'un jaune verdâtre ; son odeur est piquante et suffocante ; sa saveur est désagréable ; il jaunit et détruit la teinture de tournesol. La lumière le décolore et le décompose. Si on le chauffe, il se dégage du chlore gazeux. Mis en contact avec le nitrate d'argent, il pro-

duit un précipité blanc, caillebotté de chlorure d'argent. (*Voyez* § 12.)

Caractères de l'eau de javelle (composée de chlore et de potasse.) Liquide doué de la même odeur que le chlore, détruisant la couleur du tournesol et du sirop de violette, qu'il jaunit, précipitant en blanc par le nitrate d'argent (chlorure d'argent, *voyez* § 12), et en jaune serin par l'hydrochlorate de platine. Ce dernier précipité est composé d'hydrochlorate de platine et de la potasse faisant partie de l'eau de javelle.

Symptômes et lésions de tissu déterminés par ces liquides. (*Voyez* § 5 et 6.)

Action de ces poisons sur l'économie animale. (*Voyez* § 6 *bis.*)

CINQUIÈME LEÇON.

Article III. — De la potasse, de la soude, de la chaux, des sulfurés et des sels contenant un de ces alcalis.

Les poisons compris dans cet article nous paraissent devoir être rapportés aux quatre paragraphes suivans :

La potasse, la soude et la chaux ;

Le sulfure, le sous-carbonate et le nitrate de potasse ;

La baryte, le sous-carbonate et l'hydrochlorate de baryte ;

L'ammoniaque, le sous-carbonate et l'hydrochlorate d'ammoniaque.

§ 1er. — *De la potasse, de la soude et de la chaux.*

*Symptômes de l'empoisonnement produit par la potasse,
la soude et la chaux.*

18. Les symptômes développés par les alcalis concentrés diffèrent à peine de ceux que déterminent les acides (*voy.* § 5); il faut seulement noter que la saveur de ces poisons est âcre, caustique et urineuse, et que la matière des vomissemens, loin d'être acide et de bouillonner sur le carreau, est alcaline et verdit le sirop de violettes.

Lésions de tissu produites par les alcalis concentrés; action de ces substances sur l'économie animale. (Voyez § 6 et 6 bis.)

De la Potasse caustique.

Comment peut-on reconnaître que l'empoisonnement a eu lieu par la potasse caustique?

Pour résoudre cette question il faut savoir que la potasse caustique se trouve dans le commerce sous deux états; 1° potasse à l'alcohol, pure; 2° potasse à la chaux (pierre à cautère), impure.

19. *Potasse à l'alcohol.* Les caractères *physiques* et *chimiques* de la potasse à l'alcohol sont les suivans : elle est solide, incolore et inodore; elle attire l'humidité de l'air et tombe en déliquium. Elle se dissout très-bien dans l'eau; le *solutum* verdit le sirop de violettes, et ramène au bleu la couleur de l'eau de tournesol rougie par un acide; il ne précipite point par l'acide

carbonique. Si cette dissolution a été faite avec *l'eau distillée;* elle précipite le nitrate d'argent en olive : l'oxyde déposé se dissout en entier dans l'acide nitrique *pur;* versée dans une dissolution concentrée d'hydro-chlorate de platine, elle y produit un précipité jaune-serin, formé de potasse d'oxyde de platine et d'acide hydrochlorique, qui peut se dissoudre dans l'eau.

Si, au lieu d'être concentrée, la dissolution de potasse à l'alcohol était *très-affaiblie,* elle offrirait encore les mêmes caractères, excepté qu'elle ne précipiterait plus le sel de platine; et comme il est indispensable de pouvoir constater cette propriété pour s'assurer de son existence, il faudrait évaporer la dissolution pour l'amener au degré de concentration convenable.

Si la potasse pure avait été mêlée au vin rouge, la couleur de celui-ci serait d'un *vert foncé;* tellement qu'il nous paraît impossible qu'on soit jamais obligé de s'occuper d'une pareille fraude.

Lorsque la potasse à l'alcohol fait partie des liquides vomis, ou de ceux que l'on trouve dans le canal di-gestif, elle cesse d'être pure, et se rapproche plus ou moins de la pierre à cautère : nous indiquerons tout à l'heure les moyens propres à mettre son existence hors de doute dans ce cas.

Potasse à la chaux (pierre à cautère.) On peut avoir une bonne idée de cette substance en la supposant for-mée de potasse pure, de sulfate et d'hydrochlorate de potasse, de silice et d'oxyde de fer. Voici quels sont ses *caractères physiques et chimiques.* Elle jouit de toutes les propriétés dont nous avons parlé en faisant l'histoire de la potasse à l'alcohol, excepté : 1º qu'elle est souvent colorée en brun, en jaune ou en rougeâtre; 2° qu'au lieu de précipiter du nitrate d'argent, l'oxyde olive, soluble dans l'acide nitrique pur, elle précipite, outre cet oxyde, du chlorure d'argent (parce qu'elle renferme un hydrochlorate, *voyez* Acide hydrochlorique, § 12); si on verse de l'acide nitrique pur sur ce précipité, l'acide dissout tout l'oxyde, et il reste un dépôt blanc caillebotté de chlorure d'argent; 3° qu'elle fournit, avec le nitrate de baryte, du sulfate de baryte blanc, insoluble dans l'eau et dans l'acide nitrique pur; ce qui tient à la présence du sulfate de potasse qui entre dans sa composition.

Si la pierre à cautère ou la potasse à l'alcohol faisaient partie des liquides vomis ou de ceux qui sont contenus dans le canal digestif après la mort, on les reconnaîtrait aux caractères suivans : le liquide filtré verdit le sirop de violettes; donc il contient un alcali : il n'a point d'odeur ammoniacale; donc il ne renferme pas d'alcali volatil : l'acide carbonique n'y occasionne point un précipité blanc; donc l'alcali qui s'y trouve n'est ni la chaux ni la baryte, ni la strontiane : il précipite en jaune serin par l'hydrochlorate de platine, soit dans l'état où il est, soit après l'avoir concentré par l'évaporation; donc il contient de la potasse (1).

---

(1) Nous faisons abstraction de la lithine, alcali excessivement rare; nous supposons également que l'alcali contenu dans la liqueur n'appartient pas au règne végétal. Ce que nous dirons en parlant des alcalis végétaux fera voir qu'il est impossible qu'ils ne se trouvent pas éliminés par l'ensemble des propriétés que nous avons énumérées.

Il importe peu de s'occuper de la recherche de la potasse qui serait intimement combinée avec les tissus animaux : ce cas est on ne peut plus rare, la potasse formant avec presque toutes les substances animales des composés ou des mélanges solubles.

Symptômes, lésions de tissu, action de la potasse sur l'économie animale. (*Voyez* § 18.)

De la Soude.

20. Comment peut-on reconnaître que l'empoisonnement a eu lieu par la soude?

Comme la potasse, cet alcali peut exister sous deux états : *pure*, et combinée avec du sulfate, de l'hydrochlorate de soude, etc. Dans l'un et dans l'autre cas, ses *caractères chimiques et physiques* sont absolument les mêmes que ceux qui ont été indiqués en parlant de la potasse, excepté : 1° qu'elle ne *fournit point de précipité avec l'hydrochlorate de platine;* 2° qu'elle attire l'humidité de l'air d'abord, et tombe en déliquium ; mais qu'après, elle absorbe l'acide carbonique de l'atmosphère, et forme du sous-carbonate de soude efflorescent.

Symptômes, lésions de tissu, action sur l'économie animale. (*Voyez* § 18.)

De la Chaux.

21. Comment peut-on reconnaître que l'empoisonnement a eu lieu par la chaux vive?

La chaux vive présente les propriétés suivantes :

elle est solide, en fragmens ou en poudre, d'un blanc
grisâtre ou blanche (dans ce dernier cas, elle a été
éteinte), et d'une saveur caustique. Mise en contact avec
l'eau, elle se dissout avec ou sans chaleur, suivant
qu'elle est desséchée, ou qu'elle contient de l'eau. Le
solutum est transparent; il verdit le sirop de violettes,
précipite en *blanc* par l'acide carbonique (sous-carbonate de chaux); *ne se trouble point* par l'acide sulfurique, et donne, avec l'acide oxalique, ou avec les oxalates solubles, un précipité blanc, insoluble dans l'eau
et dans un excès d'acide oxalique, soluble dans l'acide
nitrique.

Si la chaux faisait partie des matières vomies ou de
celles qui sont contenues dans le canal digestif, et que
les réactifs énoncés ne fussent point suffisans pour déterminer sa présence, il faudrait dessécher ces matières,
et les calciner jusqu'au rouge dans un creuset; par ce
moyen les substances végétales et animales seraient
détruites, et la chaux resterait au fond du creuset,
mêlée avec du charbon : on traiterait ce mélange par
l'eau distillée, qui ne dissoudrait que la chaux.

*Symptômes, lésions de tissu, action sur l'économie
animale. (Voyez § 18.)*

SIXIÈME LEÇON.

§ II. — *Du foie de soufre, du sous-carbonate et du nitrate de potasse.*

Symptômes de l'empoisonnement produit par ces substances.

22. Les symptômes déterminés par les préparations dont nous parlons ont la plus grande analogie avec ceux que développent les acides (*voy.* § 5); toutefois, nous devons observer : 1° que la matière des vomissemens ne bouillonne pas sur le carreau ; 2° que la saveur éprouvée par le malade, loin d'être acide, est âcre, caustique, amère ou salée et fraîche.

Lésions de tissu produites par ces substances. (*V.* § 6.)

Du Sulfure de potasse ou de potassium (foie de soufre) (1).

23. Comment peut-on reconnaître que l'empoisonnement a eu lieu par le foie de soufre ?

Caractères du foie de soufre. Le foie de soufre est toujours solide, d'une couleur jaune, verdâtre, bru-

---

(1) Les chimistes pensent aujourd'hui que la composition du foie de soufre varie suivant la température à laquelle il a été obtenu. Il est formé de *soufre* et de *potassium*, s'il a été préparé dans un creuset chauffé jusqu'au rouge ; tandis qu'il est composé de soufre et d'*oxyde de potassium* (potasse), si la chaleur, employée pour l'obtenir, a été beaucoup moins considérable.

nâtre ou rougeâtre; sa saveur est âcre, piquante et amère: il est inodore. Mis en contact avec l'eau, il se dissout, change de nature, et décompose le liquide avec lequel il a été mêlé : la liqueur renferme de l'hydrosulfate sulfuré de potasse; d'où il suit (en supposant que le foie de soufre ait été obtenu à une température élevée) que l'oxygène de l'eau s'est combiné avec le potassium pour former de la potasse, tandis que l'hydrogène du même liquide s'est porté sur le soufre pour donner naissance à de l'acide hydrosulfurique : celui-ci s'est uni à la potasse, et l'hydrosulfate produit a dissous l'excès de soufre pour former l'hydrosulfate de potasse sulfuré dont nous avons parlé.

Caractères du liquide résultant de l'action de l'eau sur le foie de soufre. Il est transparent, d'une couleur jaune ou rouge, et sans odeur. Lorsqu'on le met en contact avec un acide fort, celui-ci s'empare de la potasse, il se dégage du gaz acide hydrosulfurique, reconnaissable à l'odeur d'œufs pouris qu'il exhale, et il se dépose du soufre. Il précipite en noir ou en rouge brun-foncé les dissolutions de plomb, de mercure, de bismuth et de cuivre, pourvu qu'on l'emploie en quantité suffisante : le précipité est composé de soufre et de l'un de ces métaux. Les dissolutions de tartre émétique et d'hydrochlorate d'antimoine, mêlées avec ce liquide, fournissent un précipité jaune-orangé, composé d'acide hydrosulfurique et de protoxyde d'antimoine.

Caractères du même liquide très-étendu d'eau. A peine ce liquide est-il en contact avec l'air, qu'il se trouble, et il suffit d'ajouter la plus petite quantité d'un acide fort pour y faire naître un précipité blanc, ou pour le rendre laiteux ; l'acétate de plomb le précipite en orangé clair ; le sulfate de cuivre y fait naître au bout de quelques minutes un précipité rougeâtre.

Symptômes déterminés par le foie de soufre. Dans la plupart des cas le foie de soufre donne lieu à des accidens semblables à ceux que produisent les irritans dont nous avons parlé § 22. Dans quelques circonstances, au contraire, il agit particulièrement par l'acide hydrosulfurique qu'il laisse dégager dans l'estomac, et alors il développe des symptômes analogues à ceux qui seront décrits par la suite.

Lésions de tissu produites par le foie de soufre. Lorsqu'on a introduit dans l'estomac une assez forte dose de foie de soufre pour déterminer la mort, on remarque des lésions différentes dans le canal digestif, suivant la durée et l'intensité de l'empoisonnement ; 1° tantôt la membrane interne, d'un rouge vif dans toute son étendue, ou dans plusieurs de ses points, est tapissée par une couche de soufre, d'un jaune verdâtre, épaisse et facile à détacher ; la rougeur et l'enduit dont nous parlons se remarquent quelquefois dans les intestins ; 2° tantôt l'intérieur de l'estomac est rugueux, d'un vert foncé et parsemé de taches d'un blanc jaunâtre, dans lesquelles on peut distinguer des points noirs ; la membrane interne du viscère qui est le siége de ces altérations, est recouverte de soufre ; la tunique musculeuse d'un rouge brun dans sa partie interne, est verte dans la face qui est immédiatement en contact, avec la membrane séreuse ; des ecchymoses d'un volume plus ou moins considérable se remarquent entre les tuniques muqueuse et musculeuse, et répondent exactement aux taches d'un blanc jaunâtre dont nous venons de parler; les intestins grêles sont le siége d'une inflammation plus ou moins intense; 3° tantôt, enfin, *il est impossible de découvrir la moindre couche de soufre* dans l'intérieur du canal digestif; la membrane muqueuse de l'estomac, d'un rouge vif, présente plusieurs ulcères larges et circulaires, entre lesquels on voit des ecchymoses de différente grandeur. Les poumons, ordinairement peu crépitans, sont quelquefois mollasses et gorgés d'un sang noir, livide, extrêmement fluide; d'autres fois ils sont durs et contiennent peu d'air. Le ventricule gauche du cœur, examiné immédiatement après la mort, renferme dans certaines circonstances du sang noirâtre.

Action du foie de soufre sur l'économie animale. 1° Le foie de soufre, introduit dans l'estomac de l'homme et des chiens, agit à la manière des poisons *irritans* (*voy.* § 6 *bis*), et peut déterminer la mort dans l'espace de quelques heures, s'il a été administré à la dose de quelques gros, à l'état solide, ou en dissolution concentrée, et qu'il n'ait pas été rejeté par le vomissement, peu de temps après son ingestion; 2° il est décomposé, si l'estomac dans lequel il est introduit contient une *grande quantité d'acide libre*, comme cela arrive quelquefois, et alors la mort peut être le résultat de l'action du gaz acide hydrosulfurique (hydrogène sulfuré) qui a été mis à nu; dans ce cas, l'intérieur de l'estomac est tapissé d'une couche de soufre, et l'on découvre dans les divers organes et dans le sang les altérations dont nous parlerons en faisant l'histoire de l'acide hydrosulfurique ; 3° si au contraire la quantité d'acide libre, contenue dans ce viscère, est peu considérable, *ce qui arrive le plus souvent*, les effets délétères de cette préparation ne peuvent pas être attribués au gaz hydrogène sulfuré qui se dégage, la quantité de ce gaz étant au-dessous de celle que l'homme supporte tous les jours impunément ; aussi la mort n'arrive-t-elle qu'au bout de vingt-quatre ou trente-six heures (si on a employé un ou deux gros de foie de soufre), et les altérations des organes et des liquides, loin d'être les mêmes que celles que détermine l'acide hydrosulfurique, ressemblent entièrement à celles que produisent les irritans ; 4° on se tromperait si on croyait pouvoir conclure par cela seul que la mort arrive quelques minutes après l'ingestion d'une forte dose de foie de soufre, qu'elle doit être le résultat de l'asphyxie produite par le gaz hydrogène sulfuré ; car plusieurs des poisons de la classe des irritans, dans lesquels on ne trouve ni de l'hydrogène sulfuré, ni les élémens propres à le former, agissent de la même manière que le foie de soufre, lorsqu'ils sont administrés à forte dose.

Du sous-carbonate de potasse (sel de tartre).

Comment peut-on reconnaître que l'empoisonnement a eu lieu par le sous-carbonate de potasse.

24. Le sous-carbonate de potasse *pur* est sous la forme de masses d'une couleur blanche, douées d'une saveur acre, caustique. Il attire fortement l'humidité de l'air,

et tombe en déliquium; il est très-soluble dans l'eau : la dissolution agit sur le sirop de violettes et sur l'hydrochlorate de platine, comme la potasse pure (*Voyez* § 19). Il est décomposé avec effervescence par les acides sulfurique, nitrique, hydrochlorique, etc., qui s'emparent de la potasse pour former des sels solubles, et dégagent l'acide carbonique à l'état de gaz. Lorsqu'on mêle la dissolution de sous-carbonate de potasse pur, avec celle d'hydrochlorate ou de nitrate de baryte; il y a double décomposition, formation d'hydrochlorate ou de nitrate de potasse solubles, et de sous-carbonate de baryte insoluble blanc; celui-ci se précipite et peut être *entièrement dissous* par l'addition de quelques gouttes d'acide nitrique pur.

Le sous-carbonate de potasse du *commerce* contient toujours du sulfate et de l'hydrochlorate de potasse, de la silice, des oxydes de fer et de manganèse. Il jouit des propriétés que nous venons d'indiquer en parlant du sous-carbonate pur, excepté, 1° qu'il est sous la forme de masses d'un blanc tirant légèrement sur le jaune; 2° qu'il fournit, avec la dissolution d'hydrochlorate ou de nitrate de baryte, un précipité blanc composé de sous-carbonate et de sulfate de baryte : aussi l'acide nitrique pur qui n'agit point sur le sulfate de baryte, mis en contact avec ce précipité, dissout-il le sous-carbonate de baryte, et *laisse le sulfate sous la forme d'une poudre blanche.*

L'eau sucrée, le vin, le thé, l'albumine, la gélatine, le lait, la bile, etc., se comportant avec la dissolution de sous-carbonate de potasse, comme avec la potasse pure, il est évident que l'on devrait employer les moyens indiqués à l'article *Potasse* pour démontrer la présence de ce sel dans les liquides vomis, ou dans ceux qui se trouveraient dans le canal digestif après la mort de l'individu.

Symptômes, lésions de tissu, action sur l'économie animale. (*Voyez* § 22.)

Du Nitrate de potasse (nitre-salpêtre).

Comment peut-on reconnaître que l'empoisonnement a eu lieu par le nitrate de potasse ?

25. Le nitrate de potasse se présente dans le commerce sous la forme d'une poudre blanche, ou de cristaux prismatiques, demi-transparens, quelquefois cannelés; il est inodore, et doué d'une saveur fraîche et piquante; il est sans action sur la teinture de tournesol, et sur le sirop de violettes; mis sur les charbons ardens, il se décompose; l'oxygène de l'acide nitrique se porte sur le charbon, qu'il fait brûler avec beaucoup plus d'éclat; il se dégage beaucoup de lumière et de calorique, et l'on entend plus ou moins de bruit. Si on verse de l'acide sulfurique concentré sur du nitrate de potasse pulvérisé, il se forme du sulfate de potasse, et l'acide nitrique se dégage sous la forme de vapeurs blanches peu épaisses si le nitrate est pur, tandis qu'elles sont assez denses si le nitrate contient du sel commun, comme cela arrive fréquemment. Il se dissout très-bien dans l'eau; cette dissolution *concentrée* est précipitée en jaune serin par l'hydrochlorate de platine (*voyez* § 19); elle n'est point troublée par les hydrosulfates solubles; lorsqu'on l'agite

avec de la chaux vive, il ne se dégage point d'ammoniaque comme cela arrive avec l'hydrochlorate d'ammoniaque. On peut aisément distinguer, à l'aide de ces caractères, le nitrate de potasse du sulfate de soude, avec lequel il a été quelquefois confondu : en effet, ce dernier n'anime point la combustion du charbon ; au contraire, il se boursoufle et fond dans son eau de cristallisation ; il ne subit aucune altération de la part de l'acide sulfurique : enfin sa dissolution aqueuse n'est point précipitée par l'hydro-chlorate de platine.

Si la dissolution du nitrate de potasse *était très-étendue*, il faudrait l'évaporer jusqu'à siccité, pour pouvoir faire les essais dont nous venons de parler.

Si elle avait été mêlée à du vin ou à du café, on verserait dans le mélange assez de *chlore* liquide et concentré pour le décolorer ; il se formerait un précipité jaune-rougeâtre, qu'on séparerait du liquide par le filtre ; la dissolution filtrée d'une couleur jaune serait évaporée jusqu'à siccité (1), et on pourrait constater sur le produit de l'évaporation les caractères que nous avons assignés au nitrate de potasse solide.

Symptômes et lésions de tissu, déterminés par le nitrate de potasse. (Voy. § 22.)

Action du nitrate de potasse sur l'économie animale. Il résulte d'un très-grand nombre d'expériences faites sur les chiens, et de plusieurs observations recueillies

---

(1) On filtrerait de nouveau, si, pendant l'opération, on s'apercevait qu'elle déposait des flocons d'un jaune rougeâtre.

chez l'homme, 1º que le nitrate de potasse introduit dans l'estomac de ces animaux est vénéneux, et susceptible d'occasioner la mort dans l'espace de quelques heures *lorsqu'il n'est pas vomi*, et *qu'il a été administré à la dose de quelques gros*, en *poudre ou en dissolution concentrée* ; 2º qu'il détermine une inflammation ordinairement très-intense des tissus du canal digestif, suivie de symptômes nerveux, ayant le plus grand rapport avec ceux que produisent les poisons stupéfians ; 3º qu'il n'est pas absorbé lorsqu'on l'applique sur le tissu lamineux sous-cutané, et par conséquent, qu'il se borne dans ce cas à produire des effets locaux ; 4º que son action diffère de celle des sels neutres employés comme purgatifs, malgré l'assertion de M. Tourtelle, médecin à Besançon.

SEPTIÈME LEÇON.

ARTICLE IV. — DE LA BARYTE, DU SOUS-CARBONATE ET DE L'HYDROCHLORATE DE BARYTE.

Action de ces substances sur l'économie animale. Symptômes de l'empoisonnement qu'elles déterminent. Lésions de tissu qui sont le résultat de leur action.

26. Les poisons dont nous avons parlé jusqu'à présent agissent comme des irritans énergiques : on peut rapporter exclusivement les symptômes qu'ils développent à ceux qui caractérisent l'inflammation la plus intense, ou la brûlure de la partie qu'ils ont touchée ; aucun d'eux n'est absorbé. Il n'en est pas de même des pré-

parations qui font l'objet de cet article : douées des propriétés vénéneuses les plus marquées, elles sont rapidement absorbées et portées dans le torrent de la circulation, soit qu'elles aient été introduites dans l'estomac, dans le rectum ou dans les cavités séreuses,
soit qu'on les ait appliquées sur le tissu lamineux sous-
cutané ou sur des plaies. Les accidens qu'elles déterminent sont évidemment le résultat de leur absorption
et de leur action sur le système nerveux. Il est vrai
qu'elles agissent également en irritant les tissus avec
lesquels on les met en contact; mais il est impossible
d'attribuer a cette irritation la mort prompte qu'elles
occasionnent : en effet, appliquez sur une plaie quinze
ou vingt grains de baryte, de sous-carbonate ou d'hydrochlorate de baryte, délayés ou dissous dans l'eau;
l'animal ne tardera pas à périr, tandis qu'une dose
sextuple d'un acide ou d'un alcali concentré (substances beaucoup plus irritantes que celles dont nous
parlons) se bornera à produire une brûlure qui ne
sera point suivie de la mort.

27. Les *symptômes* que l'on observe dans cet empoisonnement peuvent être réduits aux suivans : saveur âcre
caustique (pour la baryte); âcre très-piquante (pour
l'hydrochlorate de baryte); sentiment de brûlure à la
bouche, au pharynx et à l'épigastre; douleurs atroces
à la région épigastrique : nausées, vomissemens de
matières muqueuses ou sanguinolentes, verdissant
quelquefois le sirop de violettes (par exemple, lorsque
l'empoisonnement est déterminé par la baryte, et que
celle-ci se trouve en assez grande quantité dans le
liquide vomi); déjections alvines, hoquet, mouve-

4

mens convulsifs des muscles de la face, du tronc ou des membres ; souvent ces mouvemens déterminent des secousses tellement fortes que le malade est soulevé et renversé malgré lui ; la bouche est quelquefois remplie d'écume ; l'individu ne peut pas se soutenir sur ses membres, il tombe aussitôt qu'on essaye de le soulever ; la céphalalgie, et quelquefois la surdité, ne tardent pas à se déclarer ; les facultés intellectuelles sont perverties : à ces symptômes succède le plus ordinairement un abattement considérable ; alors les traits de la face sont décomposés, et la mort est très-prochaine. A l'ouverture des cadavres on découvre des *lésions* semblables à celles dont nous avons fait mention au § 6.

De la Baryte.

Comment peut - on reconnaître que l'empoisonne a eu lieu avec la baryte?

28. La baryte (protoxyde de baryum) est solide, en fragmens ou en poudre d'un gris verdâtre, ou d'une belle couleur blanche (dans ce dernier cas elle a été éteinte), et d'une saveur âcre caustique. Lorsqu'on la traite par l'eau, elle se dissout avec ou sans chaleur, suivant qu'elle est desséchée ou qu'elle contient de l'eau ; la dissolution est transparente, verdit le sirop de violettes et donne avec l'acide carbonique du sous - carbonate de baryte blanc insoluble dans l'eau, et soluble dans l'acide nitrique pur ; tandis que l'acide sulfurique y fait naître un précipité de sulfate de baryte *insoluble* dans l'eau et dans *l'acide nitrique pur*. Les divers sulfates solubles agissent sur

l'eau de baryte comme l'acide sulfurique; et il suffit, qu'il y en ait un atome dans une dissolution, pour qu'elle soit précipitée par l'acide sulfurique et par les sulfates.

S'il fallait démontrer la présence de cet alcali dans la matière des vomissemens, ou dans un liquide quelconque, et que les réactifs indiqués fussent insuffisans pour remplir ce but, on verserait un excès de dissolution de sous - carbonate d'ammoniaque dans le liquide suspect : on obtiendrait alors du sous-carbonate de baryte insoluble, que l'on séparerait par le filtre ; on le dessécherait, on le mêlerait avec du charbon pulvérisé, et on ferait rougir le mélange dans un creuset : au bout d'une demi-heure d'une chaleur rouge, on obtiendrait au fond du creuset la *baryte* caustique, dont on pourrait constater les propriétés. (*Voyez* § 28.)

Si les expériences dont nous parlons n'étaient point propres à démontrer l'existence de la baryte dans le liquide, il faudrait rechercher cet alcali dans les matières solides. Or voici les cas qui peuvent se présenter. *A.* La baryte a été transformée en *sulfate insoluble*, au moyen des sulfates contenus dans le liquide, ou de ceux que l'on a fait prendre au malade pour s'opposer aux progrès de l'empoisonnement. *B.* Elle a été précipitée à l'état de *sous-carbonate*, soit par les sous-carbonates solubles qui entraient dans la composition du liquide, soit parce qu'ayant été exposée long-temps à l'air, elle en a attiré l'acide carbonique. *C.* La baryte s'est combinée avec les matières solides, limentaires, ou avec les tissus du canal digestif.

Pour démontrer la présence de la baryte dans les cas dont nous parlons, il faut dessécher les matières solides suspectes, les mêler avec du charbon pulvérisé, et calciner le mélange dans un creuset : au bout d'une heure d'une chaleur rouge, on obtiendra de la *baryte pure* facile à reconnaître (*voy*. § 28), ou du sulfure de baryte, provenant de la décomposition du sulfate de baryte par le charbon. On distinguera ce sulfure, 1° à l'odeur d'œufs pouris, ou de gaz acide hydrosulfurique qu'il dégagera lorsqu'on le mêlera avec de l'acide nitrique pur, étendu d'eau ; 2° à la précipitation de soufre qui aura lieu ; 3° à ce que la liqueur qui résultera de l'action de l'acide nitrique sur le sulfure, après avoir été filtrée, précipitera en blanc par l'acide sulfurique (quelque étendue qu'elle soit), et que le précipité sera insoluble dans l'eau et dans l'acide nitrique ; 4° enfin, à la possibilité d'obtenir la *baryte pure* en faisant évaporer le nitrate de baryte jusqu'à siccité, et en le calcinant dans un creuset.

Du sous-Carbonate de baryte.

Comment peut-on reconnaître que l'empoisonnement a eu lieu par le sous-carbonate de baryte?

29. Le sous-carbonate de baryte est solide, blanc, insipide, sans action sur le sirop de violettes, insoluble dans l'eau, et soluble dans l'acide nitrique *pur*, avec effervescence (due au dégagement du gaz acide carbonique). Il suffit de le mêler avec du charbon pulvérisé, et de faire rougir le mélange pendant une demi-heure dans un creuset pour le décomposer en gaz

oxyde de carbone qui se dégage, et en baryte qui reste au fond du creuset : on traite le résidu par l'eau bouillante qui dissout la baryte, et on filtre pour séparer l'excès de charbon. (*Voyez* les propriétés de la baryte § 28.)

De l'Hydrochlorate de baryte.

Comment peut-on reconnaître que l'empoisonnement a eu lieu par l'hydrochlorate de baryte ?

3o. L'hydrochlorate de baryte est solide, pulvérulent, ou cristallisé en lames carrées, d'une saveur âcre très-piquante ; il ne change point la couleur du tournesol, ni celle du sirop de violettes. Il se dissout dans l'eau ; il n'est point soluble dans l'alcohol concentré. Les sous-carbonates d'ammoniaque et de soude décomposent la dissolution aqueuse d'hydrochlorate de baryte, et y font naître un précipité blanc de sous-carbonate de baryte insoluble dans l'eau, et *soluble dans l'acide nitrique pur*. L'acide sulfurique et les sulfates, la précipitent également *lors même qu'elle est très-étendue;* le sulfate de baryte déposé est blanc, *insoluble* dans l'eau et dans l'acide *nitrique pur*. Elle n'est troublée, ni par les hydrosulfates, ni par l'ammoniaque pure. Le *nitrate d'argent* y forme un précipité caillebotté de chlorure d'argent, insoluble dans l'eau et dans l'acide nitrique pur, soluble dans l'ammoniaque: il suffit de ce fait pour prouver l'existence de l'acide hydrochlorique dans la dissolution. (*Voyez* acide hydrochlorique § 12). S'il fallait démontrer la présence de l'hydrochlorate de baryte dans les liquides vomis, etc., on se comporterait comme nous l'avons dit en parlant de la baryte. (*Voyez* pag. 51.)

ARTICLE V. — DE L'AMMONIAQUE LIQUIDE (ALCALI VOLATIL FLUOR), DU SOUS-CARBONATE D'AMMONIAQUE ET DE L'HYDROCHLORATE D'AMMONIAQUE.

Comment peut-on reconnaître que l'empoisonnement a eu lieu par l'ammoniaque liquide?

31. L'ammoniaque liquide concentrée est incolore, douée d'une odeur vive piquante *qui la caractérise*, et d'une saveur excessivement caustique : elle *verdit le sirop de violettes*, et rétablit la couleur bleue du papier de tournesol rougi par un acide. Si on la chauffe, elle laisse dégager du gaz ammoniac, reconnaissable à son odeur, et s'affaiblit; il en est de même, quoique d'une manière beaucoup moins sensible lorsqu'on l'expose à l'air, à la température ordinaire. L'ammoniaque liquide n'est point précipitée par l'acide carbonique. L'hydrochlorate de platine (muriate) se combine avec elle, et forme un sel double jaune-serin, peu soluble dans l'eau qui se précipite, si les dissolutions ne sont pas très-étendues.

S'il s'agissait de déterminer la présence de l'ammoniaque qui aurait été mêlée à d'autres liquides, on chaufferait ceux-ci dans un appareil, composé d'une cornue, et d'un récipient dans l'intérieur duquel on aurait introduit une petite quantité d'eau, et collé quelques morceaux de papier de tournesol rougi par un acide, l'ammoniaque se transformerait en gaz, et viendrait se dissoudre dans l'eau du récipient, tout en rétablissant la couleur bleue du papier de tournesol.

32. *Sous-carbonate d'ammoniaque en poudre.* Il est blanc, doué d'une odeur et d'une saveur semblables à celles de l'ammoniaque ; il verdit le sirop de violettes. Exposé à l'air, il perd une portion d'ammoniaque, et alors il agit avec beaucoup moins d'énergie sur l'économie animale. Mis en contact avec les acides sulfurique, nitrique, hydrochlorique, etc., il est décomposé, il se produit du sulfate, du nitrate ou de l'hydrochlorate d'ammoniaque solubles, et l'acide carbonique se dégage à l'état de gaz, en produisant une vive effervescence. Il est très-soluble dans l'eau.

Sous-carbonate d'ammoniaque dissous dans l'eau. Il est liquide, transparent, incolore, doué de la même odeur et de la même saveur que le précédent ; il verdit le sirop de violettes. Les acides forts agissent sur lui, comme s'il était à l'état solide. Il transforme en sous-carbonates *blancs* et *insolubles* les hydrochlorates et les nitrates de chaux, de baryte et de strontiane, tandis que l'ammoniaque liquide pure n'agit point sur eux. Il précipite l'hydrochlorate de platine en jaune serin ; trituré avec la chaux vive, il est décomposé, la chaux s'empare de l'acide carbonique et l'ammoniaque se dégage. Si le sous-carbonate d'ammoniaque était mêlé a d'autres liquides, on le découvrirait comme nous l'avons indiqué § 31, en parlant de l'ammoniaque pure.

33. *Symptômes, lésions de tissu déterminés par ces poisons, action sur l'économie animale.* Ils agissent sur l'économie animale comme la potasse et la soude, mais avec plus d'énergie ; ils tardent beaucoup moins à dé-

terminer des convulsions horribles. L'expérience prouve
qu'il est très-dangereux de faire respirer l'alcali volatil
concentré pendant long-temps aux personnes évanouies,
que l'on cherche à ranimer; en effet, le gaz ammoniac,
qui se dégage continuellement de ce liquide, enflamme
la membrane muqueuse du pharynx et des voies aériennes, et peut occasioner la mort, comme l'a observe
Nysten.

De l'Hydrochlorate d'ammoniaque (sel ammoniac).

Comment peut-on reconnaître que l'empoisonnement a eu lieu avec l'hydrochlorate d'ammoniaque?

34. L'hydrochlorate d'ammoniaque *solide* est blanc,
inodore, légèrement élastique et ductile; il ne verdit
point le sirop de violettes. Mis sur les charbons ardens,
il se volatilise et répand une fumée épaisse douée
d'une odeur piquante. Il suffit de le triturer pendant
quelques secondes avec de la chaux vive ou de la potasse pour le décomposer; alors il se forme de l'hydrochlorate de potasse ou de chaux, et l'ammoniaque se
dégage à l'état de gaz, que l'on peut facilement reconnaître à son odeur. Il est soluble dans l'eau; le *solutum* contenant de l'acide hydrochlorique fournit, avec
le nitrate d'argent, le précipité de chlorure d'argent
dont nous avons parlé § 12.

L'hydrochlorate d'ammoniaque, *dissous dans l'eau*,
présente les caractères suivans : il est liquide, transparent, inodore, sans action sur le sirop de violettes, et
doué de la même saveur que l'hydrochlorate solide. Il
précipite l'hydrochlorate de platine en jaune serin,
comme l'ammoniaque pure, pourvu qu'il soit assez con-

centré. (*Voy.* § 31.) Il n'est point troublé par les sous-carbonates de soude, de potasse et d'ammoniaque, ni par les hydrosulfates, ni par le prussiate de potasse (hydrocyanate). Il agit sur la chaux vive et sur le nitrate d'argent, comme nous venons de le dire § 34.

Symptômes et lésions de tissu déterminés par l'hydrochlorate d'ammoniaque, action sur l'économie animale. L'hydrochlorate d'ammoniaque est très-vénéneux pour les chiens ; il irrite et enflamme les parties qu'il touche, et occasionne des symptômes analogues à ceux que déterminent les acides. (*Voyez* § 5.) Indépendamment des effets locaux dont nous parlons, il est absorbé, transporté dans le torrent de la circulation, et porte son action meurtrière sur le système nerveux et sur l'estomac ; en effet, ce dernier organe est constamment le siége d'une inflammation plus ou moins intense, lorsque l'hydrochlorate d'ammoniaque a été appliqué sur le tissu lamineux sous-cutané, et que la mort n'a eu lieu qu'au bout de plusieurs heures.

HUITIÈME LEÇON.

ARTICLE VI. — DES SELS ET AUTRES COMPOSÉS DE MERCURE, D'ÉTAIN, D'ARSENIC, DE CUIVRE, D'ANTIMOINE, D'ARGENT, DE BISMUTH, D'OR ET DE ZINC.

35. *Symptômes de l'empoisonnement déterminés par ces produits.* Saveur âcre métallique, plus ou moins analogue à celle de l'encre, moins caustique que celle des acides et des alcalis concentrés ; sentiment de constriction a la gorge ; douleurs dans la bouche, le pha-

rynx, l'estomac et les intestins ; elles sont d'abord légères, puis deviennent insupportables : nausées, vomissemens fréquens de matières de couleur variable,
souvent mêlées de sang, ne faisant point effervescence
sur le carreau, ne verdissant jamais le sirop de violettes, pouvant rougir l'eau de tournesol; mais à un
degré très-faible ; constipation ou diarrhée; la matière des déjections alvines est quelquefois sanguinolente; rapports fréquens et souvent fétides, hoquet,
difficulté de respirer, menace de suffocation; le pouls
ordinairement accéléré, petit, serré, est quelquefois
inégal, intermittent; soif intolérable, difficulté d'uriner, crampes, froid glacial des extrémités; mouvemens
convulsifs, partiels ou généraux; assez souvent prostration des forces, décomposition des traits de la face;
délire ou libre exercice des facultés intellectuelles;
mort.

36. *Lesions de tissu produites par ces poisons.* La
plupart des substances vénéneuses rangées dans cet
article déterminent des altérations de tissu semblables
à celles que nous avons décrites en parlant des acides
(*voyez* § 6) : aussi nous dispenserons-nous de les faire
connaître en détail; nous observerons seulement qu'en
général elles sont moins intenses.

Action de ces poisons sur l'économie animale. (*Voyez*
l'histoire de chacun d'eux.)

§ 1er. — *Des sels et autres composés de mercure.*

Les poisons mercuriels dont il nous importe de
faire l'histoire sont le *deuto-chlorure de mercure* (su-

blimé corrosif); le deutoxyde de mercure (précipité rouge, précipité *per se*); le protoxyde de mercure, le sulfure de mercure (cinnabre), les divers sulfates et nitrates de ce métal.

Du Deutochlorure de mercure (sublimé corrosif.)

37. Comment peut-on reconnaître que l'empoisonnement a eu lieu par le sublimé corrosif?

Pour résoudre cette question d'une manière satisfaisante, nous allons indiquer les moyens de reconnaître le sublimé corrosif, 1° à l'état solide; 2° dissous dans une quantité d'eau, d'alcohol ou d'éther plus ou moins considérable; 3° mêlé avec d'autres liquides qui ne l'ont point décomposé, ou qui ne l'ont décomposé qu'en partie ; 4° uni à diverses substances médicamenteuses, solides; 5° combiné avec des alimens liquides ou solides, qui en ont opéré la décomposition ; 6° décomposé par nos organes, et intimement combiné avec les tissus du canal digestif.

1° *Sublimé corrosif pulvérulent ou cristallisé.* Il est sous forme de poudre, ou de masses blanches compactes, demi-transparentes sur leurs bords, hémisphériques et concaves, dont la paroi externe est polie et luisante, et dont l'interne est inégale, hérissée de petits cristaux brillans, tellement comprimés, qu'on ne peut en distinguer les faces; quelquefois il se présente sous forme de faisceaux aiguillés, que l'on a comparés à des poignards, ou sous forme de cubes ou de prismes quadrangulaires ou hexaèdres. La saveur du sublimé corrosif est excessivement âcre et caustique ; elle est accompagnée d'un sentiment de stypticité métallique très-forte, et suivie d'un reserrement à la gorge, qui persiste pendant quelque temps : sa pesanteur spécifique est de 5,1398.

Mis sur les charbons ardens, le sublimé corrosif pulvérisé se sublime, et répand une fumée épaisse, d'une odeur piquante, rougissant le papier de tournesol, et ternissant une lame de cuivre parfaitement décapée : lorsqu'on frotte la partie ternie, elle acquiert la couleur blanche, brillante, argentine, qui caractérise le mercure. Si l'on chauffe graduellement et pendant cinq ou six minutes dans un tube de verre étroit, et long de vingt-cinq à vingt-huit centimètres, un mélange pulvérulent de sublimé corrosif, et de potasse à l'alcohol ou de pierre à cautère ou de souscarbonate de potasse, on obtient du mercure métallique qui se volatilise, et vient se condenser sur les parois de la partie moyenne du tube, du gaz oxygène qui se dégage, et du chlorure de potassium qui reste au fond de cet instrument (ce chlorure est pur, si l'expérience a été faite avec de la potasse à l'alcohol) ; ce qui prouve que le chlore du sublimé corrosif s'est combiné avec le potassium de la potasse, tandis que l'oxygène et le mercure ont été volatilisés, le premier à l'état de gaz, le mercure à l'état de vapeur.

Le sublimé corrosif se dissout dans onze fois son poids d'eau froide, et dans une plus petite quantité d'alcohol et d'éther : nous allons faire connaître les caractères de ces dissolutions.

37 bis. 2° Sublimé corrosif dissous dans une quantité plus ou moins considérable d'eau ou d'alcohol.

A. *Dissolution aqueuse concentrée.* L'hydrochlorate de deutoxyde de mercure qui résulte de la dissolution du sublimé corrosif dans l'eau (1) est liquide, transparent, incolore, inodore, et doué de la même saveur que le deutochlorure; il rougit l'eau de tournesol et verdit le sirop de violettes. La *potasse caustique* à l'alcohol, et l'*eau de chaux* versées en petite quantité dans ce liquide, y déterminent un précipité jaune-rougeâtre, qui devient rouge par l'addition d'une nouvelle quantité d'alcali, et qui finit par être d'un beau jaune serin, si l'on emploie encore plus de potasse ou d'eau de chaux : dans ce dernier cas, le précipité est du deutoxyde de mercure, ce qui prouve que les alcalis se sont emparés de la totalité de l'acide hydrochlorique. *L'ammoniaque* liquide fait naître dans la dissolution du sublimé corrosif un précipité blanc qui est un véritable sel double, et qui ne change point de couleur, comme on l'a annoncé mal à propos, même lorsqu'il a été lavé et desséché à la tempéra-

---

(1) Plusieurs chimistes regardent le sublimé corrosif dissous dans l'eau comme un deutochlorure; il en est d'autres qui pensent qu'il a été transformé en hydrochlorate, comme le sont la plupart des chlorures dissous dans l'eau : nous admettons cette dernière hypothèse, et voici comment nous expliquons la transformation du chlorure en hydrochlorate : l'eau est décomposée; son oxygène se combine avec le mercure du chlorure pour former du deutoxyde de mercure, tandis que l'hydrogène s'unit avec le chlore, forme de l'acide hydrochlorique qui change le deutoxyde en hydrochlorate de mercure.

ture ordinaire. Le *sous-carbonate de potasse*, y fait naître un précipité brique-clair. L'hydrocyanate de potasse et de fer (prussiate de potasse), versé dans cette dissolution, la précipite en blanc; mais le dépôt ne tarde pas à passer au jaune, et au bout d'un certain temps au bleu plus ou moins foncé (1). Les divers précipités dont nous venons de parler fournissent du mercure métallique, lorsque après les avoir lavés et desséchés sur un filtre, on les chauffe graduellement pendant quelques minutes dans un tube étroit, long de vingt-cinq à vingt-huit centimètres. *L'acide hydrosulfurique, et les hydrosulfates de potasse, de soude,* etc., employés en assez grande quantité, décomposent l'hydrochlorate de mercure, et en précipitent du sulfure de mercure noir : ce qui prouve que l'oxygène du deutoxyde de mercure s'est combiné avec l'hydrogène de l'acide hydrosulfurique, tandis que le soufre de ce dernier s'est uni avec le mercure du deutoxyde. Le *nitrate d'argent* décompose également cette dissolution, et y fait naître un précipité de chlorure d'argent; d'où il suit que l'acide hydrochlorique a été décomposé. (*Voyez* § 12 pour les caractères de ce précipité, et pour la théorie de la décomposition.) Une *lame de cuivre* parfaitement décapée, plongée dans l'hydrochlorate de mercure dissous, se recouvre d'un

---

(1) Cette couleur bleue dépend de la présence du bleu de Prusse, qui a été formé aux dépens du prussiate de potasse employé, et du fer que renferme le sublimé corrosif du commerce.

enduit terne, qui par le frottement avec un morceau de papier, devient blanc, brillant, argentin : ce phénomène dépend de la décomposition de l'hydrochlorate par le métal, et de l'application d'une portion du mercure métallique mis à nu sur le cuivre : aussi suffit-il de chauffer assez la lame pour en volatiliser le mercure, et pour lui faire reprendre la couleur propre au cuivre. La *lame de cuivre* se comporte de la même manière, lorsqu'on la frotte avec les divers précipités dont nous avons parlé, et que l'on obtient en versant dans l'hydrochlorate de mercure, du sous-carbonate de potasse, de la potasse, de l'eau de chaux et de l'ammoniaque.

B. Dissolution aqueuse étendue. Lorsque le sublimé corrosif est dissous dans une quantité d'eau tellement considérable, qu'aucun des réactifs propres à le déceler ne peut servir à prouver son existence, on doit avoir recours au procédé suivant. On introduit la dissolution dans un flacon ; on verse par-dessus deux ou trois gros d'éther sulfurique ; on bouche le flacon et on agite *lentement* pendant dix à douze minutes, de manière cependant à ce que l'éther soit en contact avec toutes les parties du liquide ; l'éther enlève à l'eau la majeure partie du sublimé, et le liquide se partage en deux couches lorsqu'on cesse d'agiter ; la couche supérieure est formée par l'éther tenant le sublimé corrosif en dissolution. On verse le tout dans un entonnoir dont l'ouverture du bec est fermée avec le doigt indicateur : après quelques instans, lorsque l'on aperçoit dans le corps de l'entonnoir les deux couches dont nous avons parlé, on laisse écouler la couche inférieure ou aqueuse ;

ce qu'il est facile d'obtenir en écartant du bec de l'entonnoir une partie du doigt indicateur qui en bouche l'ouverture : à peine cette couche s'est-elle écoulée que l'on ferme de nouveau l'ouverture pour empêcher la sortie de la couche éthérée ; alors on reçoit celle-ci dans une petite capsule ou dans tout autre vase qui présente beaucoup de surface : l'éther se vaporise, et le sublimé reste à l'état solide ; on le fait dissoudre dans une petite quantité d'eau distillée, et l'on obtient une dissolution aqueuse concentrée, facile à reconnaître en ayant égard aux caractères indiqués § 37 *bis*. L'expérience nous a démontré qu'à l'aide de ce procédé on pouvait facilement découvrir un grain de sublimé corrosif dissous dans 3456 grains d'eau distillée (six onces). Nous croyons utile de prévenir que si l'agitation des deux liquides était vive et très-prolongée, et que l'éther employé ne fût pas en assez grande quantité, l'expérience serait manquée ; en effet l'éther serait entièrement dissous par l'eau, et l'on n'obtiendrait point les deux couches de pesanteur spécifique différentes, sur lesquelles repose tout le succès de l'opération.

C. Dissolution alcoholique concentrée. Cette dissolution se comporte avec la potasse, l'eau de chaux, l'ammoniaque, l'hydrosulfate de potasse et le nitrate d'argent, comme la dissolution aqueuse concentrée (*voy.* § 37 *bis*) ; et elle peut en être distinguée par l'odeur d'alcohol qu'elle exhale.

D. Dissolution alcoholique étendue. La dissolution peut être tellement étendue que l'odeur de l'alcohol soit inappréciable. Quoi qu'il en soit, on constatera la présence du sublimé corrosif au moyen de l'éther qui jouit

également de la propriété de le séparer de la dissolution alcoholique (*voy.* le procédé page 63, *B*). La *liqueur
de Wanswietten*, que l'on prépare le plus ordinairement
aujourd'hui en dissolvant un grain de sublimé corrosif
dans deux onces d'eau, sera reconnue au moyen de
l'éther, comme nous venons de le dire. Il en serait de
même si elle avait été préparée avec l'alcohol; dans ce
cas seulement, on aurait un caractère de plus, l'odeur
alcoholique du liquide.

E. Dissolution éthérée. Lorsqu'on expose cette dissolution à l'air, l'éther s'évapore et le sublimé reste à l'état
solide. Il est alors facile de le reconnaître en le faisant
dissoudre dans l'eau. (*Voy.* les propriétés de cette dissolution § 37 *bis.*)

3º *Sublimé corrosif mêlé avec d'autres liquides qui ne
l'ont point décomposé, ou qui ne l'ont décomposé qu'en
partie.* Les liquides dont nous voulons parler sont le
vin rouge, les décoctum de café et de quelques autres végétaux, le lait, la bile, les liquides vomis par le malade
et ceux que l'on trouve dans le canal digestif après la
mort. S'il est vrai que le sublimé corrosif soit décomposé par la plupart des liquides végétaux et animaux,
et transformé en *protochlorure de mercure* insoluble
(calomélas, mercure doux), ce qui semblerait exclure
la possibilité de le trouver dissous dans ces sortes de
véhicules, il est également vrai que la décomposition
n'est quelquefois complète qu'au bout de plusieurs
jours, et que dans certaines circonstances la dose du
sublimé mêlée à ces liquides est assez forte pour que
la décomposition totale soit impossible; donc il peut se
faire que le médecin ait à prononcer sur le cas dont il

s'agit. Or, le plus souvent les réactifs que l'on emploie avec succès pour découvrir la dissolution aqueuse et concentrée de sublimé (*v.* § 37 *bis*), ne sont ici d'aucune utilité; leur emploi peut même quelquefois induire le médecin en erreur; en effet, la quantité de sublimé dissous peut être tellement petite, que les réactifs ne puissent point la déceler; en supposant même que la dose du sublimé, qui est tenu en dissolution, soit assez forte, les précipités fournis par les réactifs peuvent être d'une couleur différente de celle qu'ils auraient si on avait agi sur la dissolution aqueuse; ce qui peut dépendre de la couleur propre au liquide avec lequel le sublimé aura été mêlé, ou de toute autre cause. Voici quelques exemples qui mettront cette vérité hors de doute. Lorsqu'on verse dans six onces de vin de Bourgogne douze grains de sublimé corrosif dissous dans l'eau, le mélange précipite en noir par la potasse, en vert très-foncé par l'ammoniaque. Un mélange de quatorze gros de lait et d'un gros de dissolution concentrée de sublimé corrosif donne par la potasse caustique un précipité *gris-noirâtre* (*v.* § 37 *bis*, pour juger la différence de couleur entre ces précipités et ceux qui sont fournis par les mêmes réactifs avec la dissolution aqueuse).

Pour découvrir le sublimé corrosif dans le cas dont nous parlons, on emploîra l'éther sulfurique, et on agira comme il a été recommandé page 63 *B*. Toutefois, s'il fallait démontrer la présence de ce poison dans la matière des vomissemens, ou dans toute autre qui fût en partie liquide, en partie solide, on commencerait par exprimer le tout dans un linge fin pour séparer le liquide des matières solides : celles-ci seraient conservées dans l'alcohol pour les préserver de la putréfaction.

4° *Sublimé corrosif uni à diverses substances médicamenteuses solides.* Si le sublimé corrosif entrait dans la composition d'un médicament solide, tel qu'un emplâtre, par exemple, il pourrait se faire *A.* qu'il n'eût pas été décomposé, ou qu'il ne l'eût été qu'en partie; Dans ce cas, il suffirait, après avoir divisé le médicament, de le faire bouillir pendant un quart d'heure avec deux onces d'eau distillée ; le sublimé serait dissous ; or, les caractères de cette dissolution sont faciles à vérifier (*v.* § 37 *bis*), *B.* qu'il eût été décomposé, ou qu'il fût fortement retenu par quelques-unes des substances qui constituent le médicament; alors l'ébullition du médicament dans l'eau serait infructueuse pour démontrer sa présence; ce moyen serait encore inefficace, lorsque le poison n'ayant point été décomposé, et n'étant point retenu par les matières qui entrent dans la composition du médicament, celles-ci se dissoudraient dans l'eau comme le sublimé, et viendraient altérer les couleurs des précipités fournis par les réactifs (*v.* page 65.) 3° Ces considérations nous engagent à indiquer un procédé facile, propre à résoudre ce problème. On décante le liquide dans lequel on a fait bouillir le médicament; on le mêle avec vingt-quatre ou trente grains de potasse à l'alcohol, et on l'évapore jusqu'à siccité dans une capsule de porcelaine (1) : on dessèche à une douce chaleur

---

(1) On aurait tort d'abandonner ce liquide, par cela seul

les portions solides du médicament, et on introduit le tout dans une cornue de verre à laquelle on adapte un récipient à long col ; on chauffe la cornue d'une manière graduée, jusqu'à la faire rougir, et on obtient du mercure métallique globuleux, adhérent aux parois du col de la cornue et mélé avec de l'huile épaisse et noirâtre. Dans cette opération, le deutochlorure de mercure est décomposé par la potasse (*v.* § 37 *bis*) ; les substances végétales et animales qui constituent le médicament sont décomposées par le feu, et peut-être par une portion de potasse.

L'expérience étant terminée, s'il arrivait que le mercure volatilisé ne fût pas en assez grande quantité pour pouvoir être aperçu sous forme de globules, on devrait briser le col de la cornue en plusieurs fragmens, et verser sur l'intérieur de chacun de ces fragmens de l'acide nitrique parfaitement pur, et à vingt-quatre degrés environ de l'aréomètre de Baumé : cet acide dissoudrait le mercure, et le transformerait en proto-nitrate qui précipite en noir par l'ammoniaque, par la potasse et par l'hydrosulfate de potasse, en rouge-orangé par le chromate de potasse, et en blanc par

---

qu'il n'a point fourni la preuve de l'existence du sublimé ; celui-ci ne peut-il pas y être tenu en dissolution avec quelques autres substances du médicament qui le masquent ? Nous conseillons avec raison de ne procéder à l'évaporatian qu'après avoir ajouté de la potasse ; en effet, le sublimé corrosif dissous dans l'eau se volatilise en partie avec celle-ci, lorsqu'on évapore ; il importe donc d'ajouter un corps qui, en le décomposant, le fixe.

l'acide hydrochlorique. (*Voy*. Protonitrate de mercure § 45.)

Mais est-il permis de conclure que le médicament
sur lequel on fait des recherches, contient du sublimé
corrosif, parce qu'ayant été soumis à l'expérience
dont nous parlons il a fourni du mercure métallique?
Non, certes, cette expérience prouve seulement qu'il
renferme une préparation mercurielle, et le médecin
peut affirmer que les accidens ont été produits par
un composé de ce genre.

5° *Sublimé corrosif combiné avec des alimens liquides
ou solides qui en ont opéré la décomposition*. Si le sublimé
corrosif, par son mélange avec des liquides végétaux
ou animaux, a été entièrement décomposé, il ne se
retrouve plus dans la liqueur, il a été transformé en
protochlorure de mercure (calomélas ou mercure
doux), lequel s'est uni avec les matières végétales ou
animales, et a formé un produit qui, étant desséché
sur un filtre, est sous la forme de petits fragmens très-
durs, cassans, faciles à pulvériser, inaltérables à l'air et
insolubles dans l'eau : c'est dans ce produit qu'il faut
chercher à démontrer la présence du mercure métallique; les recherches faites sur le liquide qui le surnage
seraient infructueuses. On rassemblera donc les portions solides qui feront partie des matières vomies, ou
de celles que l'on trouvera dans le canal digestif après
la mort de l'individu; on les exprimera dans un linge
fin, et, après les avoir desséchées, on les mêlera avec
de la potasse pure pour les calciner dans une cornue de
verre, comme il a été dit page 67.

6° *Sublimé corrosif décomposé par nos organes, et*

intimement combiné avec les tissus du canal digestif. Si les expériences que l'on a tentées avec les matières vomies, ou avec celles qui se trouvent dans le canal digestif après la mort, ont été insuffisantes pour découvrir le poison, il faut nécessairement le rechercher dans nos tissus. Voici un fait qui prouve combien l'examen de ces tissus peut être utile dans certains cas d'empoisonnement par le sublimé : que l'on plonge une portion d'intestin dans une dissolution de sublimé corrosif ; au bout de trois jours, une grande partie du sublimé sera décomposée, transformée en protochlorure de mercure qui sera intimement combiné avec l'intestin : si, après avoir fait bouillir celui-ci avec de l'eau distillée pour le débarrasser du sublimé non décomposé qui était à sa surface, on le chauffe dans une petite cornue avec de la potasse, on obtiendra une infinité de globules de mercure. Cette expérience à laquelle nous aurions pu en substituer d'autres non moins démonstratives, prescrit au médecin le devoir d'analiser les portions du canal digestif sur lesquelles le poison paraît avoir agi de préférence : pour cela, on dessèche les matières, on les mêle avec un peu de potasse, et on les calcine dans une cornue, comme il a été dit page 67 : la présence du mercure métallique atteste jusqu'à l'évidence l'existence d'une préparation mercurielle.

Avant de quitter ce sujet, nous devons examiner un cas important qui peut se présenter : un individu, malade depuis long-temps et habituellement constipé, prend, dans le dessein de se purger, quelques grains de calomélas (protochlorure de mercure) ; il meurt trois ou quatre heures après ; on soupçonne qu'il a été empoisonné. Le médecin est requis pour faire l'ouverture du corps ; il trouve le canal digestif enflammé ; il fait l'analise des liquides, qui ne lui apprend rien sur la véritable cause de la mort ; il examine les solides, comme nous l'avons conseillé, et il découvre à la fin de l'expérience du mercure métallique ; tout le porte à croire qu'il y a eu empoisonnement. Cette opinion est pourtant erronée dans le cas dont nous nous occupons ; car la rougeur du canal digestif tient à une phlegmasie chronique dont le malade était tourmenté depuis long-temps ; le mercure métallique provient de la petite dose de calomélas qu'il avait prise, et qui certes ne peut pas avoir occasioné l'empoisonnement.

Nous croyons pouvoir indiquer les moyens propres à éviter des méprises de ce genre. Il faut savoir : 1º que le calomélas que l'on a introduit dans le canal digestif peut bien se retrouver après la mort, mais qu'alors il est le plus ordinairement appliqué sur les tissus sous forme d'une poudre blanchâtre, que l'on peut enlever en ratissant les membranes, parce qu'il ne se combine pas avec elles ; en outre qu'il est insoluble dans l'eau, et que lorsqu'on le met en contact avec de l'eau de chaux à la température ordinaire, il acquiert une couleur noire, l'oxyde de mercure étant mis à nu (1) ; d'ailleurs il conserve toutes ses propriétés physiques. Si

---

(1) *Théorie.* L'eau se décompose, son hydrogène s'unit avec le chlore du calomélas, forme de l'acide hydrochlorique qui passe à l'état d'hydrochlorate de chaux, tandis que l'oxygène de l'eau se combine avec le mercure, et donne naissance à un produit noir, composé de mercure et de deutoxyde

par hasard il était intimement mêlé avec les substances alimentaires solides contenues dans le canal digestif, il suffirait de diviser celles-ci dans l'eau ; alors le calomélas, d'une pesanteur spécifique très-considérable, gagnerait le fond du vase, tandis que les autres matières tarderaient beaucoup plus à se précipiter. 2° Que le calomélas qui résulte de la décomposition du sublimé corrosif, par les substances végétales ou animales, et dont la présence suffit pour prononcer qu'il y a eu empoisonnement, n'est jamais appliqué sous forme de poudre sur les membranes du canal digestif ; qu'il ne se présente jamais avec ses propriétés physiques, parce qu'il est intimement combiné avec ses substances qui ont déterminé sa formation en décomposant le sublimé ; enfin, que si l'on verse de l'eau de chaux sur les matières qui sont ainsi combinées avec le mercure doux, on ne remarque aucun changement de couleur. Indépendamment de ces données, qui sont immédiatement fournies par l'expérience, le médecin peut apprendre que le malade avait pris du mercure doux ; ce qui doit nécessairement contribuer à rectifier le jugement qu'il avait porté d'abord.

Symptômes de l'empoisonnement déterminé par le sublimé corrosif. (Voy. § 35.)

38. *Lésions de tissu développées par ce poison.* Elles sont plus ou moins semblables à celles que produisent les autres irritans (*voy.* § 6) ; en sorte qu'il est impossible, comme l'avait prétendu Sallin, de distinguer,

---

de mercure, que l'on a regardé pendant long-temps comme du protoxyde de ce métal.

à l'aspect des altérations cadavériques, si l'empoisonnement a eu lieu par cette substance. Toutefois, nous devons remarquer qu'il arrive, dans certaines circonstances, que les tissus sur lesquels le sublimé corrosif a été appliqué sont d'une couleur *grise-blanchâtre :* ce caractère, que nous n'avons jamais vu présenter à aucun autre poison, est d'autant plus marqué, que la quantité de sublimé corrosif qui reste dans le canal digestif après la mort de l'individu est plus grande. Quelquefois aussi la membrane interne du cœur est enflammée, et on y remarque çà et là des taches brunes-noires.

39. *Action du sublimé corrosif sur l'économie animale.* Il doit être considéré comme un poison très-énergique, qui détermine la mort en très-peu de temps, soit qu'on l'injecte dans les veines ou qu'on l'introduise dans le canal digestif, soit qu'on l'applique sur le tissu lamineux sous-cutané de la partie interne de la cuisse : son action est beaucoup moins intense lorsqu'on le met en contact avec le tissu cellulaire du dos. Les accidens qu'il détermine lorsqu'il est appliqué à l'extérieur du corps, nous paraissent dépendre de son absorption et de son action sur le cœur et sur le canal digestif : en effet, le premier de ces organes est alors souvent le siége d'une inflammation plus ou moins étendue ; il en est de même des portions de la membrane muqueuse de l'extrémité pylorique de l'estomac et du rectum. Nous pensons également que les symptômes qu'il occasionne, lorsqu'il est introduit dans le canal digestif, sont le résultat de l'inflammation de cet organe et de la lésion sympathique du cerveau et du système nerveux.

40. *Action du sublimé corrosif introduit dans le canal digestif après la mort de l'individu.* Appliqué sous forme de poudre sur le rectum d'un individu *qui vient d'expirer*, et laissé pendant vingt-quatre heures sur cet intestin, le sublimé corrosif détermine les altérations suivantes : la portion de la membrane muqueuse qui a été en contact avec lui est rugueuse comme granuleuse, légèrement durcie, et d'un blanc d'albâtre ; elle offre çà et là des plis d'un *rose clair*, semblables, par leur disposition, à des ramifications veineuses ; il suffit d'étendre cette membrane sur la main pour en faire disparaître les rugosités et la rendre lisse ; la tunique musculeuse correspondante à la portion de la membrane muqueuse dont nous parlons est blanche comme de la neige ; il en est de même de la tunique séreuse, qui en outre présente une opacité et un épaississement remarquables ; les vaisseaux du mésorectum sont sensiblement injectés ; la portion de l'intestin rectum qui n'a pas été en contact avec le poison *est dans l'état naturel.*

On observe des phénomènes analogues, lorsque le sublimé corrosif, réduit en poudre fine, a été appliqué sur le rectum une heure et demie après la mort de l'individu, et qu'il a été laissé en contact avec cet intestin pendant quatre jours. Il en est à peu près de même lorsqu'on injecte dans le rectum, trois quarts d'heure après la mort d'un individu, deux ou trois onces d'une dissolution concentrée de sublimé corrosif, qu'on laisse agir pendant vingt-quatre heures.

Dans le cas où le sublimé corrosif pulvérulent n'est appliqué sur le rectum que vingt-quatre heures après la mort de l'individu, on voit, si on ouvre le cadavre le lendemain, que les membranes musculeuse et séreuse sont devenues épaisses, dures et très-blanches dans *la portion d'intestin touchée par le poison*; la tunique muqueuse est tapissée par une matière grisâtre, mêlée de points blancs et formée de protochlorure de mercure et de sublimé corrosif. Il est impossible de découvrir la moindre injection des vaisseaux sanguins, ni aucune *zone rose* ou d'un rouge clair.

41. Ces faits nous permettent de tirer une conclusion importante pour la médecine légale, savoir : qu'il est extrêmement facile de distinguer si les altérations de tissu produites par le sublimé corrosif sont le résultat de l'action qu'il a exercée pendant la vie ou après la mort d'un individu; en effet, indépendamment des caractères propres à chacune de ces lésions, on remarque, lorsque le poison a été introduit après la mort, que l'altération des tissus ne s'étend qu'un peu au delà de la portion d'intestin qui a été en contact avec le poison; ce qui n'arrive point dans le cas contraire, car alors l'inflammation déterminée par le sublimé corrosif est beaucoup plus intense, et décroît insensiblement à mesure que l'on s'éloigne du point le plus enflammé, en sorte qu'il n'y a *jamais une ligne de démarcation parfaitement tracée* entre les parties affectées et celles qui ne le sont point. En outre, lorsque le poison a été introduit après la mort, et sous forme de poudre, on le retrouve, en assez grande quantité, à peu de distance de l'anus; tandis qu'il en existe à peine s'il a été injecté pendant la vie, la majeure partie ayant été expulsée par les selles qu'il détermine.

NEUVIÈME LEÇON.

Du Deutoxyde de mercure (précipité rouge, précipité *per se*).

Comment peut-on reconnaître que l'empoisonnement a eu lieu par le deutoxyde de mercure?

42. Le deutoxyde de mercure est solide, rouge; quelquefois cependant il est jaune: alors il contient de l'eau. Il est insoluble dans l'eau, soluble dans l'acide hydrochlorique, qui le transforme en hydrochlorate de deutoxyde de mercure, dont il offre par conséquent toutes les propriétés (*v*. § 37 *bis :* Dissolution aqueuse concentrée du sublimé). Chauffé dans un tube de verre, il se décompose en oxygène et en mercure métallique. Lorsqu'on le triture avec une dissolution de potasse à l'alcohol, il ne se forme point de sulfate de potasse, parce qu'il ne contient point d'acide sulfurique : ce caractère peut servir à le distinguer du turbith minéral (sous-deutosulfate de mercure.)

Symptômes et lésions de tissu déterminés par le deutoxyde de mercure. Ils diffèrent à peine de ceux que produit le sublimé corrosif; le deutoxyde de mercure est cependant moins vénéneux.

Du Protoxyde de mercure.

Comment peut-on reconnaître que l'empoisonnement a eu lieu par le protoxyde de mercure?

43. Le protoxyde de mercure n'existe que dans les sels de mercure au minimum ; néanmoins on a donné ce nom au produit noirâtre composé de mercure et de deuto-

xyde, que l'on obtient lorsqu'on précipite un protosel de mercure par un alcali. Nous allons exposer les caractères de ce produit : 1° il est noirâtre ; 2° chauffé dans un petit tube, il se décompose et fournit de l'oxygène et du mercure métallique ; 3° l'acide hydrochlorique le transforme en une poudre blanche insoluble dans l'eau, qui n'est autre chose que du calomélas ; 4° il se dissout à froid dans l'acide nitrique pur et affaibli, et forme du protonitrate, dont nous exposerons les propriétés. Il agit sur l'économie animale comme le précédent.

Du Sulfure de mercure (cinnabre).

Comment peut-on reconnaître que l'empoisonnement a eu lieu par le cinnabre?

44. Le cinnabre est solide, d'un beau violet lorsqu'il est en fragmens, et d'un beau rouge s'il est pulvérisé ; dans ce cas, il porte le nom de vermillon. Il est insoluble dans l'eau. Si, après l'avoir réduit en poudre, on le mêle avec de la potasse à l'alcohol à l'état solide, et qu'on le chauffe dans un tube de verre étroit et long de 25 à 28 centimètres, on le décompose, et l'on obtient du mercure métallique, qui vient se condenser à la partie moyenne du tube, et du sulfure de potasse, qui reste au fond de cet instrument. (*Voy*. § 23 pour les propriétés du sulfure de potasse.)

Il agit sur l'économie animale à peu près comme le sublimé corrosif, mais avec beaucoup moins d'énergie.

Sulfate et nitrate de mercure.

Comment peut-on reconnaître que l'empoisonne-ment a eu lieu par ces différens sels?

45. *Sels formés par le protoxyde de mercure. Protoni-trate.* Il est pulvérulent ou cristallisé, blanc; sa saveur est âcre styptique; il rougit l'*infusum* de tournesol; mis sur les charbons ardens, il fond dans son eau de cristallisation, puis se décompose et laisse dégager des vapeurs de gaz acide nitreux d'une odeur caractéristique et d'une couleur jaune-orangée; traité par l'eau, il se transforme en nitrate très-acide, soluble, incolore (eau mercurielle, remède du capucin, du duc d'Antin), et en sous-nitrate pulvérulent. La dissolution fournit, par la potasse, la soude et l'ammoniaque, un précipité noir, qui n'est autre chose que le produit dont nous avons parlé § 43; l'acide chromique et les chromates le transforment en chromate de mercure orangé-rou-geâtre, insoluble dans l'eau; l'acide hydrochlorique y fait naître un précipité blanc de protochlorure de mercure (calomélas); d'où il suit que l'hydrogène de l'acide se combine avec l'oxygène du protoxyde de mer-cure pour former de l'eau, tandis que le mercure mis à nu, s'unit au chlore.

Protosulfate de mercure. Il est blanc, pulvérulent et légèrement soluble dans l'eau bouillante: sa dissolu-tion fournit les mêmes précipités que celle du pro-tonitrate, lorsqu'on la traite par les alcalis, l'acide chromique les chromates, et l'acide hydrochlorique. Si l'on verse de l'eau de baryte dans la dissolution dont nous parlons, il se forme un précipité olive-*clair*, composé de sulfate de baryte blanc et de protoxyde de mercure noir : si on traite le précipité par l'acide nitrique pur, le protoxyde de mercure seul est dissous, et le sulfate de baryte paraît avec la couleur blanche qui lui est propre.

46. *Sels formés par le deutoxyde de mercure. Deutonitrate.* Il est sous la forme d'aiguilles blanches ou jaunâtres, douées d'une saveur âcre et rougissant l'*infusum* de tournesol. Lorsqu'on le met sur les charbons ardens, il se décompose et laisse dégager des vapeurs de gaz acide nitreux, d'une odeur caractéristique et d'une couleur jaune-orangée : si on le chauffe dans un matras, il se décompose et laisse du deutoxyde rouge (précipité rouge) ; mis dans l'eau distillée bouillante, il est décomposé et transformé en deutonitrate acide soluble, et en *turbith nitreux* jaune (sous - deutonitrate insoluble.) Le *deutonitrate acide*, dissous, se comporte avec la potasse, l'eau de chaux, l'ammoniaque, et les hydrosulfates, comme la dissolution aqueuse de sublimé. (*V.* § 37 *bis.*) Le *turbith nitreux* peut être reconnu aux caractères suivans : il est solide, pulvérulent, jaune, ou d'un jaune verdâtre ; mis sur les charbons ardens, il se décompose, passe à l'état de deutoxyde rouge et fournit des vapeurs de gaz acide nitreux d'une odeur caractéristique et d'une couleur orangée ; chauffé jusqu'au rouge dans un tube de verre étroit, il fournit des globules de mercure : il noircit lorsqu'on le mêle avec un hydrosulfate soluble.

Deutosulfate de mercure. Il est solide, acide, blanc, déliquescent, et susceptible d'être décomposé par l'eau en deutosulfate très-acide soluble, et en sous-deutosulfate insoluble, jaune (turbith minéral). *Caractères du deutosulfate très-acide soluble.* Il est liquide, incolore, doué d'une saveur âcre caustique ; il rougit fortement l'eau de tournesol ; il précipite par la potasse l'eau de chaux, l'ammoniaque et l'hydrosulfate de potasse, comme le sublimé corrosif dissous (*v.* § 37 *bis*). Mis en contact avec l'eau de baryte, il fait naître un précipité jaune-serin-clair, composé de sulfate de baryte blanc et de deutoxyde de mercure jaune ; lorsqu'on traite ce précipité par l'acide hydrochlorique pur, le deutoxyde est dissous, et il reste du sulfate de baryte blanc. *Caractères du turbith minéral* (sous-deutosulfate de mercure). Il est pulvérulent, jaune et insoluble dans l'eau ; chauffé jusqu'au rouge dans un tube de verre étroit et long de vingt-cinq à vingt-huit centimètres, il se décompose, et fournit, entre autres produits, du mercure métallique ; traité par l'acide nitrique pur, il se forme, aux dépens de l'excès de deutoxyde, du deutonitrate de mercure, facile à reconnaître (*voyez* page 79) ; enfin, lorsqu'on agite, pendant quelques minutes, le turbith minéral avec une dissolution de potasse à l'alcohol (ne contenant point de sulfate), on obtient du deutoxyde de mercure jaune et du sulfate de potasse : donc, le turbith minéral contient de l'acide sulfurique. On reconnaît aisément qu'il s'est formé du sulfate de potasse, en filtrant la liqueur et en la mêlant avec de l'hydrochlorate de baryte : on obtient sur-le-champ un précipité blanc de sulfate de baryte, insoluble dans l'eau et dans l'acide nitrique.

Les divers sels de mercure dont nous venons de par-

ler exercent sur l'économie animale une action semblable à celle du sublimé corrosif.

DIXIÈME LEÇON.

§ II. — *Des préparations d'étain*

Les préparations d'étain dont il nous importe de faire
l'histoire sont les oxydes et les hydrochlorates.

Des Oxydes d'étain.

Comment peut-on reconnaître que l'empoisonne-
nement a eu lieu par les oxydes d'étain?

47. Il existe deux oxydes d'étain. Ils sont solides,
blancs; le protoxyde est d'un gris noirâtre lorsqu'il a été
desséché. Chauffés jusqu'au rouge dans un creuset avec
du charbon, ils sont décomposés, perdent leur oxygène, qui transforme le charbon en gaz acide carbonique, ou en gaz oxyde de carbone, et l'étain est mis
à nu (1). Ils se dissolvent dans l'acide hydrochlorique
à l'aide de la chaleur, et forment des hydrochlorates
solubles qui jouissent de propriétés différentes (*voy.*
plus bas). Lorsqu'on fait bouillir le *protoxyde* d'étain
avec l'acide nitrique, celui-ci est décomposé; il cède

---

(1) L'étain offre une couleur semblable à celle de l'argent;
il est malléable, et fait entendre, lorsqu'on le plie en différens
sens, un craquement particulier que l'on a appelé le cri de
l'étain. Il est très-fusible. Si on le fait bouillir avec de l'acide
nitrique, il se transforme en deutoxyde blanc, insoluble dans
cet acide, soluble dans l'acide hydrochlorique. (*Voy.* les Propriétés du deutohydrochlorate d'étain.)

6.

une portion de son oxygène à l'oxyde, qui passe à l'état de deutoxyde insoluble dans l'acide nitrique, et il se dégage du gaz oxyde d'azote (gaz nitreux). Le *deutoxyde* d'étain, traité par le même agent, n'éprouve aucune altération et n'en fait éprouver aucune à l'acide.

Symptômes de l'empoisonnement par les oxydes d'étain; lésions de tissu développées par ces poisons. (Voy. § 35 *et* § 6.)

De l'hydrochlorate d'étain.

Comment peut-on reconnaître que l'empoisonnement a eu lieu par l'hydrochlorate d'étain?

48. Il existe deux hydrochlorates d'étain. *Protohydrochlorate d'étain pur*. Il est solide, d'un blanc jaunâtre, d'une saveur styptique; il rougit l'eau de tournesol; il se volatilise et répand une fumée blanche épaisse lorsqu'on le met sur les charbons ardens; il est entièrement soluble dans l'eau distillée. La dissolution est transparente, incolore, et douée d'une grande affinité pour l'oxygène; aussi enlève-t-elle ce principe à plusieurs des corps qui en contiennent: l'acide sulfureux liquide cède son oxygène au protoxyde d'étain, et le soufre, mis à nu, se précipite; l'air atmosphérique transforme le protoxyde de l'hydrochlorate en deutoxyde, et il se forme du sous-deutohydrochlorate blanc insoluble; l'hydrochlorate d'or est également décomposé par ce sel; l'oxygène de l'oxyde d'or se porte sur le protoxyde d'étain, le fait passer à l'état de deutoxyde, qui se combine avec l'or métallique et fournit un composé *pourpre* insoluble; les hydrosulfates précipitent la dissolution dont nous parlons en chocolat : le pré-

cipité est de l'hydrosulfate d'étain; l'hydrocyanate de potasse et de fer (prussiate), versé dans la solution de protohydrochlorate d'étain, y fait naître un précipité blanc légèrement jaunâtre. Le nitrate d'argent le précipite en blanc.

Deutohydrochlorate d'étain. Il est solide, cristallisé en aiguilles blanches, douées d'une saveur styptique et déliquescente; l'acide sulfurique le décompose et en dégage des vapeurs blanches d'acide hydrochlorique. Lorsqu'on le dessèche et qu'on le calcine dans un creuset avec de la potasse et du charbon, il est décomposé et fournit de l'étain metallique et du chlorure de potassium : il en est de même du protohydrochlorate d'étain, dont nous venons de faire l'histoire. Il se dissout dans l'eau; la dissolution est incolore, transparente et rougit l'*infusum* de tournesol ; elle n'éprouve aucune altération de la part de l'air, ni de l'acide sulfureux, ni de l'hydrochlorate d'or : les hydrosulfates la précipitent en jaune ; le nitrate d'argent y fait naître un précipité blanc.

Sel d'étain du commerce. Le sel d'étain du commerce est composé de beaucoup de protohydrochlorate d'étain et d'une certaine quantité de sous-deutohydrochlorate du même métal : il contient en outre un sel ferrugineux. Ses propriétés physiques diffèrent à peine de celles du protohydrochlorate pur. Il n'est pas entièrement dissous par l'eau distillée, à cause du sous-deutohydrochlorate d'étain insoluble qu'il renferme : du reste, sa dissolution agit comme celle du protohydrochlorate sur l'acide sulfureux, sur l'air, sur l'hydrochlorate d'or et sur le nitrate d'argent. Les hydrosulfates la précipitent en noir, et le prussiate de potasse en blanc, qui ne tarde pas à passer au bleu : ces phé-nomènes dépendent de la présence du sel ferrugineux dont nous avons parlé. Traité par un mélange de po-tasse et de charbon, le sel dont il s'agit se comporte comme les précédens.

Sels d'étain mêlés avec des liquides végétaux et ani-maux. La plupart des liquides végétaux et animaux dé-composent les sels d'étain et les transforment en une matière insoluble; aussi est-il très-rare de trouver des mélanges semblables à ceux que nous supposons : néan-moins ce cas pourrait se présenter, et nous avons dû le prévoir. On traite les liquides par les réactifs que nous avons conseillé de mettre en usage en parlant des sels d'étain dissous dans l'eau; s'ils fournissent les mêmes précipités , on conclut à l'existence de ces sels; dans le cas contraire, si le liquide est coloré, on le décolore en y ajoutant une suffisante quantité de chlore concen-tré; on laisse déposer le précipité qui se forme, et on filtre. Le deutohydrochlorate d'étain qui pouvait faire partie du mélange coloré, n'ayant subi aucune altération de la part du chlore, peut être décelé par les réactifs comme s'il était seul; mais il n'en est pas de même du protohydrochlorate; le mélange de celui-ci avec le vin exige, pour être décoloré, six fois autant de chlore qu'il en faut pour détruire la couleur du vin mêlé avec les autres poisons : or cette quantité de chlore est plus que suffisante pour transformer le protohydrochlorate en *deutohydrochlorate* d'étain , et surtout pour affaiblir la liqueur, au point de ne plus rendre la présence du sel sensible aux réactifs; en sorte qu'on ne parviendrait pas à reconnaître le *deutohydrochlorate* d'étain dans ce mélange, si, après l'avoir traité par le chlore, on ne le réduisait pas au douzième ou au quinzième de son volume en le faisant évaporer.

Si le médecin, chargé de faire ces expériences, ne pouvait point se procurer du chlore, ou que la couleur du liquide fût de nature à ne pas pouvoir être complétement détruite par cet agent, il faudrait ajouter de la potasse pure au mélange suspect, le faire évaporer, et lorsqu'il serait desséché, le calciner avec du charbon. Si on obtenait de l'étain métallique, on conclurait que le liquide renferme une préparation de ce métal.

Sels d'étain décomposés par des matières végétales et animales. Le protohydrochlorate d'étain est rapidement décomposé et transformé en une matière insoluble par le lait, la gélatine, l'albumine, la bile, le thé, la noix de galle, etc.; en sorte qu'il est difficile de supposer qu'il ait été introduit dans l'estomac sans avoir subi cette décomposition : dans ce cas, il faut chercher à démontrer la présence de l'étain métallique dans les matières solides ou dans les tissus du canal digestif. Après les avoir desséchés, on les calcinera dans un creuset avec de la potasse et du charbon : la présence de l'étain métallique révivifié ne laissera plus de doute sur l'existence d'une préparation d'étain.

Symptômes de l'empoisonnement par les sels d'étain ; lésions de tissu déterminées par ces poisons. (Voy. § 35 et § 6.)

ONZIÈME LEÇON.

§ III. — *Des Préparations arsénicales.*

Les préparations dont nous devons nous occuper dans cet article sont, l'oxyde blanc d'arsenic (acide arsénieux), l'oxyde noir d'arsenic et la poudre aux mouches, les sulfures d'arsenic jaune et rouge, le caustique arsénical du frère Cosme et la poudre de Rousselot, l'acide arsénique, les arséniates et les composés d'oxyde blanc d'arsenic et d'une base salifiable.

De l'Oxyde blanc d'arsenic (acide arsénieux.)

Comment peut-on reconnaître que l'empoisonnement a eu lieu par l'oxyde blanc d'arsenic ?

49. La solution de ce problème ne saurait être donnée d'une manière complète, sans examiner les moyens de reconnaître l'oxyde blanc d'arsenic : 1° à l'état solide, 2° dissous dans l'eau, 3° dissous dans l'eau et mêlé avec des liquides qui ne l'ont point décomposé, 4° à l'état pulvérulent mêlé à des corps solides, 5° combiné avec diverses substances solides, 6° faisant partie de la matière des vomissemens, des liquides ou des solides contenus dans le canal digestif, des tissus qui composent ce canal.

1° *Oxyde blanc d'arsenic à l'état solide.* Cet oxyde, généralement désigné par le vulgaire sous le nom d'*arsenic*, se trouve dans le commerce sous la forme d'une poudre blanche, que l'on a quelquefois confondue avec le sucre, ou de masses blanches, opaques à l'extérieur, jaunes, transparentes et comme vitrifiées à l'intérieur.

Il est inodore, et doué d'une saveur âcre corrosive. Sa pesanteur spécifique est de 5,000, celle de l'eau étant prise pour l'unité.

Chauffé jusqu'au rouge sur une plaque de fer ou de cuivre, l'oxyde d'arsenic pulvérisé se volatilise et fournit une vapeur blanche, épaisse, d'une *odeur alliacée;* on observe le même phénomène lorsqu'on projette cet oxyde sur des charbons incandescens : la vapeur formée, mise en contact avec une lame de cuivre décapée, se condense, et l'oxyde solidifié s'attache à la surface de la lame, sous forme d'une couche d'un *très-beau blanc,* et non pas d'un blanc noirâtre, comme on l'a indiqué mal à propos dans plusieurs traités de médecine légale.

Lorsqu'on fait bouillir pendant huit ou dix minutes l'oxyde blanc d'arsenic pulvérisé et de l'acide hydrochlorique pur, on obtient de l'hydrochlorate soluble d'une couleur jaune : à mesure que la liqueur se refroidit, il se dépose une assez grande quantité d'oxyde : si on filtre la dissolution lorsque le refroidissement est complet, on voit 1° qu'elle précipite fortement par l'eau, le précipité est de l'oxyde blanc soluble dans un excès d'eau ; 2° que l'hydrocyanate de potasse et de fer (prussiate de potasse) y fait naître un précipité soluble dans l'eau, d'un bleu céleste, si on agite la liqueur, tandis qu'il est blanc mêlé de quelques points couleur de ciel, et d'autres d'un léger rose, si la liqueur n'a pas été agitée. On s'est trompé en annonçant que ce précipité était mélangé de vert et de jaune.

Lorsqu'on introduit dans un tube de verre étroit, long de vingt-cinq à vingt-huit centimètres, quelques grains d'un mélange pulvérulent de parties égales en volume de charbon, de potasse desséchée (sous-carbonate de potasse) et d'oxyde blanc d'arsenic, et que l'on chauffe graduellement jusqu'à faire rougir le fond du tube, on obtient de l'*arsenic métallique* qui se volatilise et vient se condenser sur les parois du tube (à quelques centimètres de son fond): dans cette expérience, la potasse commence par se combiner avec l'oxyde d'arsenic, et l'empêche de se volatiliser; alors le charbon s'empare de son oxygène, avec lequel il forme de l'acide carbonique, et l'arsenic métallique est mis à nu : il importe, pour éviter qu'une portion d'arsenic ne se dissipe dans l'atmosphère, de tirer l'extrémité supérieure du tube à la lampe, après y avoir introduit le mélange. L'expérience prouve qu'il est possible de découvrir l'incrustation métallique, lors même qu'on n'a employé qu'un huitième de grain d'oxyde blanc d'arsenic. On reconnaîtra que le métal obtenu par sublimation est de l'arsenic, aux caractères suivans : *A*, il est solide, d'un gris d'acier, brillant, très - fragile ; *B*, chauffé avec le contact de l'air, il passe à l'état d'oxyde blanc, se volatilise et répand des vapeurs blanches d'une odeur alliacée; *C*, si on le fait bouillir, pendant trente ou quarante minutes, avec de l'acide nitrique, il se transforme en une poudre blanche, composée, suivant M. Ampère, d'oxyde blanc d'arsenic et d'acide arsénique; d'où il suit que l'acide nitrique a cédé de l'oxygène; *D*, si, après l'avoir réduit en poudre, on le met en contact avec du deutosulfate de cuivre ammoniacal étendu d'eau (liquide bleu), et qu'on expose le mélange à l'air, on finit par obtenir un précipité d'un très-beau vert, composé d'oxyde blanc d'arsenic et de deutoxyde de cuivre; ce qui prouve que l'arsenic métallique absorbe assez d'oxygène à l'air contenu dans l'eau pour passer à l'état d'oxyde blanc, lequel décompose le deutosulfate de cuivre ammoniacal, en s'emparant du deutoxyde de cuivre. Si l'arsenic sublimé était en trop petite quantité pour pouvoir être détaché du tube et que la surface interne de celui-ci fût simplement recouverte d'une légère couche terne grisâtre, il faudrait rassembler les fragmens de verre enduits de cette poussière, et les mettre en contact avec le sulfate de cuivre ammoniacal.

L'oxyde blanc d'arsenic est légèrement soluble dans l'eau : suivant Klaproth, mille parties de ce liquide bouillant peuvent en dissoudre soixante-dix-sept parties et un quart; si on laisse refroidir la liqueur, il se dépose assez d'oxyde pour que mille parties d'eau n'en retiennent que trente parties après le refroidissement; cette dissolution jouit d'un certain nombre de propriétés caractéristiques dont nous allons parler, et qui, étant réunies aux précédentes, ne permettent point de confondre l'oxyde blanc d'arsenic avec aucun autre corps.

49 *bis. 2° Oxyde blanc d'arsenic dissous dans l'eau.* Cette dissolution est incolore, inodore et douée d'une saveur âcre. *A.* Elle précipite l'eau de chaux en blanc; ce précipité, qui n'est jamais noir, malgré l'assertion de plusieurs auteurs de médecine légale, est composé d'oxide blanc d'arsenic et de chaux; il est soluble dans un excès de dissolution aqueuse d'oxyde. *B.* Mêlée avec l'acide hydrosulfurique gazeux, ou dissous dans

l'eau, elle détermine la formation d'un sulfure d'arsenic jaune-doré qui se précipite (*voyez* les propriétés
de ce sulfure § 54); d'où il suit que l'hydrogène de
l'acide hydrosulfurique s'est emparé de l'oxygène de
l'oxyde d'arsenic, et que le soufre de l'acide s'est combiné avec l'arsenic de l'oxyde : ce réactif est assez sensible pour découvrir l'oxyde d'arsenic dans une dissolution qui n'en renferme qu'un cent millième. *C.* Si,
au lieu d'acide hydrosulfurique, on emploie les hydrosulfates de potasse, de soude, etc., on n'obtient point
de précipité, à moins qu'on n'ajoute au mélange quelques gouttes d'acide nitrique, hydrochlorique, sulfurique, etc. ; car alors il se précipite du sulfure jaune :
ce phénomène dépend de ce que l'oxyde blanc d'arsenic a fort peu d'affinité pour la potasse, la soude, etc.,
et qu'il ne peut enlever ces bases à l'acide hydrosulfurique : aussitôt que l'on emploie un acide fort, celui-ci
décompose l'hydrosulfate, s'empare de la base, et met
l'acide hydrosulfurique à nu, qui agit sur l'oxyde blanc
comme nous venons de le dire (*B*). *D.* Il suffit de verser quelques gouttes de la dissolution d'oxyde d'arsenic dans le deutosulfate de cuivre ammoniacal (mélange de deutosulfate de cuivre et d'un excès d'ammoniaque), pour obtenir un précipité vert dont la
nuance varie suivant la quantité du réactif employé ;
ce précipité, qui ne se formerait pas si le deutosulfate de
cuivre ammoniacal était très-concentré, est composé
d'oxyde blanc d'arsenic et de deutoxyde de cuivre ;
d'où il suit qu'il ne reste dans la dissolution que du
sulfate d'ammoniaque. Aucun des réactifs employés
pour démontrer la présence de l'oxyde blanc d'arsenic

dissous dans l'eau, n'est aussi efficace que le sulfate de cuivre ammoniacal : en effet, il peut servir à découvrir cet oxyde dans une dissolution qui n'en contient qu'un cent-vingt millième de son poids. *E.* Si l'on mêle l'oxyde d'arsenic avec son poids de potasse pure, et qu'on fasse bouillir le mélange pendant un quart d'heure dans l'eau distillée, on obtient un liquide qui précipite en jaune la dissolution de nitrate d'argent : le précipité composé d'oxyde d'argent et d'oxyde d'arsenic noircit par son exposition à la lumière; on obtient le même résultat lorsqu'on laisse pendant quelques secondes uu morceau de pierre infernale (nitrate d'argent fondu) dans la dissolution d'oxyde blanc d'arsenic et de potasse dont il s'agit.

Si l'oxyde blanc d'arsenic était dissous dans une quantité d'eau très-considérable, il ne fournirait point de précipité avec l'eau de chaux ni avec l'acide hydrosulfurique; il faudrait, pour démontrer sa présence, verser quelques gouttes de sulfate de cuivre ammoniacal dans la dissolution : le mélange acquerrait aussitôt une couleur verte, et on ne tarderait pas à obtenir un précipité de la même couleur. Ce précipité, composé de deutoxyde de cuivre et d'oxyde blanc d'arsenic, desséché et mis sur les charbons ardens, se décompose et répand une odeur d'ail; lorsqu'on le triture avec du nitrate d'argent dissous, il devient jaune et se décompose; l'oxyde d'arsenic se combine avec l'oxyde d'argent, et forme un composé jaune insoluble, tandis que le deutoxyde de cuivre s'unit avec l'acide nitrique, et donne naissance à du nitrate de cuivre soluble, d'une couleur bleue.

3° *Oxyde blanc d'arsenic dissous dans l'eau et mêlé avec des liquides qui ne l'ont point décomposé :* ces liquides sont le vin rouge, le café, le thé, le lait, etc. L'oxyde blanc d'arsenic dissous dans l'eau ne subit aucune décomposition de la part des liquides dont nous parlons ; il ne forme point avec eux des composés chimiques nouveaux : d'où il suit qu'il y est simplement à l'état de mélange, et il semblerait au premier abord qu'il pourrait être décelé en employant les réactifs propres à faire reconnaître sa dissolution aqueuse. Néanmoins il n'en est pas toujours ainsi ; par son mélange avec des liquides *colorés*, la dissolution d'oxyde d'arsenic se comporte différemment avec les réactifs qu'elle ne le ferait si elle était seule. Voici des preuves de ce fait : lorsqu'on verse une once de cette dissolution dans dix onces de vin rouge, le mélange précipite en bleu noirâtre par le *sulfate de cuivre ammoniacal* : on n'obtient point de précipité lorsqu'on mêle ce dernier réactif avec une dissolution de parties égales d'oxyde d'arsenic et de bouillon ; la liqueur passe simplement au vert sale : l'eau de chaux précipite en *jaune* un mélange fait avec parties égales en volume de dissolution d'oxyde blanc d'arsenic, et de décoctum de café : le nitrate d'argent n'occasionne aucun changement manifeste dans du lait contenant un septième de son volume de dissolution d'oxyde blanc d'arsenic. (*Voy.* § 49 *bis* pour juger de la différence entre l'action des réactifs sur ces mélanges et sur la dissolution aqueuse.)

Ces données étant bien établies, il sera facile de prévoir la marche à suivre dans la recherche du poison qui a été mêlé avec les liquides dont nous parlons. Si le mélange se comporte avec l'eau de chaux, l'acide hydrosulfurique, les hydrosulfates, le sulfate de cuivre ammoniacal, et le nitrate d'argent, comme il a été dit § 49 *bis*, on conclura qu'il contient de l'oxyde d'arsenic en dissolution. S'il n'en est pas ainsi, qu'il y ait un, deux ou trois de ces réactifs dont les précipités tendent à faire croire à l'existence de l'oxyde, tandis que les autres portent à tirer une conclusion opposée, on regardera les essais par les réactifs comme insuffisans pour prononcer. Alors *si le liquide est coloré*, on détruira sa couleur par une suffisante quantité de chlore concentré ; on laissera déposer une matière jaune rougeâtre qui se forme ; on filtrera ; la liqueur filtrée précipitera avec les réactifs comme le ferait la dissolution aqueuse d'oxyde d'arsenic, à moins qu'elle ne soit trop étendue ; dans ce dernier cas on la concentrera par l'évaporation. Si le *liquide est incolore*, on le fera évaporer après y avoir ajouté un gros de potasse à l'alcohol : le produit de l'évaporation sera desséché et partagé en deux parties : une de ces parties sera mêlée avec du charbon pulvérisé et chauffée dans un petit tube de verre ou dans une cornue de grès lutée, si la masse sur laquelle on agit est très-considérable, et on obtiendra de l'arsenic métallique facile à reconnaître aux caractères indiqués page 88 : l'autre portion sera traitée comme nous l'indiquerons § 5o. Il faudrait également avoir recours à ce dernier procédé, si la liqueur était colorée et qu'il fût impossible de se procurer du chlore.

4° *Oxyde d'arsenic pulvérulent mêlé à diverses substances solides.* Si l'oxyde d'arsenic fait partie d'un emplâtre ou de tout autre médicament externe solide, on coupera celui-ci en petits fragmens que l'on fera bouillir pendant demi-heure avec dix à douze fois leur poids d'eau distillée bouillante : par ce moyen l'oxyde d'arsenic que nous supposons mêlé avec les autres substances sera dissous : on filtrera ; la liqueur filtrée se comportera de l'une des deux manières suivantes : *A*. Elle fournira avec les réactifs propres à déceler l'oxyde d'arsenic, les mêmes précipités que la dissolution aqueuse (*voyez* § 49 *bis*); dans ce cas le médecin ne balancera pas à conclure à l'existence du poison dont il s'agit. *B*. Elle donnera avec les mêmes réactifs des précipités autrement colorés, ce qui peut tenir à la présence de quelque matière colorante faisant partie du médicament externe, et qui aurait été dissoute en même temps que l'oxyde d'arsenic ; alors avant de prononcer, l'expert devra faire les recherches que nous avons indiquées plus haut en parlant de l'oxyde d'arsenic mêlé à du vin, du café, etc. (*Voyez* page 92, 3°.)

5° *Oxyde d'arsenic combiné avec diverses substances solides.* Dans ce cas, l'oxyde d'arsenic peut être tellement retenu par les substances dont nous parlons, qu'il soit impossible de le dissoudre dans l'eau bouillante ; il faut nécessairement avoir recours au procédé que nous allons décrire dans le paragraphe suivant.

50. 6° *Oxyde d'arsenic faisant partie de la matière des vomissemens, des liquides ou des solides contenus dans le canal digestif, des tissus qui composent ce canal. A.* On commencera par examiner attentivement ces matières ; peut-être découvrira-t-on une poudre blanche ou des fragmens d'oxyde : on les séparera et on les traitera

comme nous l'avons dit en parlant de l'oxyde blanc solide. *B*. Supposons que ces premières recherches soient
infructueuses, on s'occupera du liquide ; on le filtrera
après l'avoir exprimé dans un linge fin pour le séparer
des matières solides, que l'on conservera : une portion du liquide filtré sera traitée par l'eau de chaux,
l'acide hydrosulfurique, les hydrosulfates solubles et
le sulfate de cuivre ammoniacal : si on obtient les précipités dont nous avons parlé § 49 *bis*, on affirmera qu'il
renferme de l'oxyde blanc dissous.

C. Admettons que ce dernier essai ne fournisse
aucun résultat positif, on aura recours au procédé
de M. Rapp, que nous avons légèrement modifié, et
qui consiste à transformer l'oxyde d'arsenic en arséniate de potasse fixe, dont on peut démontrer l'existence au moyen de certains réactifs. Pour cela, on
réunira toutes les parties liquides, et on les fera évaporer à une très-douce chaleur; lorsqu'elles seront
désséchées, on introduira dans un matras de verre
à long col, placé sur un bain de sable, et dont l'ouverture est étroite, une once de nitrate de potasse
pur; on chauffera le matras jusqu'à ce que le nitrate
soit fondu; on y versera par de *très-petites parties* la
matière suspecte desséchée ; aussitôt on observera
une légère déflagration, et il se formera de la vapeur;
on attendra, avant d'ajouter une nouvelle partie de la
matière suspecte, que celle qui a déjà été introduite
dans le matras soit entièrement décomposée, et ne
fournisse plus de vapeurs, autrement on s'exposerait à
voir les parties les plus déliées de cette masse repous-
sées dans l'air par les gaz qui se dégagent du fond du

matras : d'ailleurs, l'opération marchera plus lentement,
la température sera moins élevée (1), et par conséquent
la quantité d'oxyde d'arsenic volatilisé sera nulle ou
presque nulle. Lorsqu'on aura introduit et décomposé
toute la matière suspecte, on laissera refroidir le matras,
puis on fera dissoudre dans l'eau distillée les substances
qu'il renfermera. Cette dissolution contiendra : 1° du
nitrate de potasse, 2° de l'*arséniate de potasse*, 3° du
sous-carbonate de potasse, 4° et souvent un atome
d'hydrochlorates et de sulfates. *Théorie.* Le nitrate de
potasse se trouve dans la liqueur, parce qu'il n'a pas
été entièrement décomposé pendant l'opération ; mais
la majeure partie de ce nitrate a été décomposée, ce
qui explique la formation des autres produits ; en effet,
l'oxygène de l'acide nitrique s'est porté, d'une part,
sur l'hydrogène et le carbone de la matière organique
faisant partie du liquide soumis à l'expérience, et a
donné naissance à des produits volatils qui se sont dé-
gagés en partie avec l'azote de l'acide nitrique décomposé : une autre portion d'oxygène de l'acide nitrique
décomposé s'est uni avec l'oxyde blanc d'arsenic, pour
former de l'acide arsénique fixe, qui s'est emparé
d'une portion de potasse faisant partie du nitre décomposé, et a donné naissance à l'*arséniate de potasse* que l'on trouve dans la liqueur. Le sous-carbonate de potasse provient de la combinaison d'une
portion de potasse mise à nu par la décomposition

---

(1) Nous conseillons avec raison d'éviter que la température ne soit trop élevée, et nous recommandons spécialement
de ne point faire rougir le matras.

du nitrate, avec l'acide carbonique formé aux dépens d'une partie de l'oxygène de l'acide nitrique et du carbone de la matière organique. Quant aux hydro-chlorates et aux sulfates que l'on peut trouver dans le liquide, ils faisaient partie de la matière suspecte.

Pour démontrer dans cette liqueur l'existence de l'arséniate de potasse, qu'il importe de constater pour affirmer que le liquide contient une *préparation arsé-nicale*, on commence par saturer l'excès de potasse du sous-carbonate au moyen de l'acide nitrique pur ; puis on met la dissolution en contact avec les réactifs pro-pres à déceler un arséniate. (*Voy*. Arséniate de potasse dissous, § 57.)

D. Supposons que toutes les recherches faites sur les liquides pour découvrir l'oxyde d'arsénic, soient in-fructueuses, on doit alors agir sur les solides, les faire bouillir pendant une heure dans l'eau distillée ; et si le liquide qui résulte de cette opération ne contient point d'oxyde, on doit dessécher les matières solides (et il en serait de même des tissus qui composent le canal di-gestif), et les traiter suivant le procédé de Rapp que nous venons de faire connaître.

Symptômes de l'empoisonnement déterminé par l'oxyde d'arsenic. (*Voy*. § 35.)

Lésions de tissu produites par ce poison. (*Voy*. § 6.)

51. *Action de l'oxyde d'arsenic sur l'économie ani-male.* Lorsqu'on examine attentivement les expériences et les observations relatives à l'empoisonnement par l'oxyde blanc d'arsenic, on doit conclure qu'il est très-vénéneux pour tous les êtres organisés ; que son action est plus marquée lorsqu'il est dissous dans l'eau que dans

le cas où il est solide; que les symptômes de l'empoisonnement se manifestent, soit qu'il ait été introduit dans le canal digestif, dans les veines, dans les cavités séreuses ou dans le vagin, soit qu'il ait été mis en
contact avec le tissu lamineux sous-cutané; qu'il agit avec
la même énergie, lorsqu'il est appliqué sur le tissu lamineux sous-cutané du dos, ou de la partie interne de
la cuisse, ce qui n'a pas lieu pour le sublimé corrosif;
qu'il est absorbé, et que son action est d'autant plus
vive, que le tissu sur lequel il a été appliqué communique plus directement avec le système sanguin; qu'il
anéantit la contractilité du cœur dont il enflamme souvent la membrane interne; qu'indépendamment de
l'altération de cet organe, il agit sur le canal digestif;
en effet, on observe constamment des symptômes qui
indiquent la lésion de l'estomac, et il n'est pas rare de
trouver cet organe enflammé après la mort, même
lorsque le poison a été appliqué sur le tissu lamineux
sous-cutané, ou injecté dans les cavités thoracique et
abdominale; que, néanmoins, dans le plus grand nombre de cas, la mort ne saurait être le résultat de l'irritation locale qu'il détermine, celle-ci étant, le plus
souvent, trop faible pour détruire la vie dans un espace
de temps aussi court; enfin, que la putréfaction des
cadavres d'individus qui ont succombé à l'empoisonnement par cet oxyde n'est point retardée, comme on
l'a avancé, à moins que des circonstances étrangères
à l'empoisonnement ne s'opposent au développement
des phénomènes qui la caractérisent.

52. *Action de l'oxyde blanc d'arsenic introduit dans le
canal digestif après la mort de l'individu.* Si on appli-

que sur l'intestin rectum d'un individu qui vient d'expirer un gros d'oxyde blanc d'arsenic pulvérisé, et qu'on le laisse pendant vingt-quatre heures, on observe, en faisant l'ouverture du cadavre, que *la partie de la membrane muqueuse* qui a été en contact avec le poison est d'un *rouge assez vif*, et qu'elle présente une ou plusieurs taches d'un rouge noirâtre, qui sont de véritables ecchymoses : les autres tuniques sont dans l'état naturel; il en est de même des portions d'intestin qui n'ont pas été en contact avec l'oxyde métallique.

Dans le cas où cet oxyde pulvérulent n'a été introduit dans le gros intestin que vingt-quatre heures après la mort, on observe, si on ouvre le cadavre le lendemain, que les parties sur lesquelles le poison a été appliqué présentent des ecchymoses de largeur variable : du reste, on ne remarque aucune autre altération. Il est donc facile de distinguer si l'oxyde blanc d'arsenic a été appliqué sur les gros intestins avant ou après la mort; en effet, dans ce dernier cas, on trouve le poison à peu de distance de l'anus, et si le rectum est enflammé ou ecchymosé, il ne l'est que dans les parties qui ont été touchées par l'oxyde; en sorte qu'il *y a une ligne de démarcation excessivement tranchée* entre ces parties et celles qui sont immédiatement au-dessus. Au contraire, si l'inflammation était le résultat de l'injection de l'oxyde d'arsenic dans le rectum pendant la vie, elle s'étendrait bien au delà de la partie touchée par l'oxyde, et la rougeur de l'intestin diminuerait graduellement d'intensité, à mesure qu'on approcherait des intestins grêles.

DOUZIÈME LEÇON.

De l'Oxyde noir d'arsenic et de la Poudre aux mouches.

Comment peut-on reconnaître que l'empoisonnement a eu lieu par ces substances?

53. Avant de chercher à résoudre ce problème, nous croyons devoir établir, 1° que la plupart des chimistes regardent l'oxyde noir comme un mélange d'arsenic et d'oxyde blanc de ce métal ; 2° que la poudre aux mouches n'est autre chose que de l'arsenic légèrement oxydé, et par conséquent qu'elle a la plus grande analogie avec l'oxyde noir.

L'oxyde noir est solide, d'un gris noirâtre, quelquefois noir ; il est terne, sans éclat, peu dur et très-friable. La poudre aux mouches se présente sous la forme de pains composés de lames irrégulièrement arrangées. Chauffés avec le contact de l'air, ces deux corps se transforment en oxyde blanc, qui se répand dans l'atmosphère sous forme de vapeurs épaisses d'une odeur alliacée. Traités par l'acide nitrique à la température de 40°, ils passent à l'état d'oxyde, en absorbant une portion d'oxygène de l'acide, qui se trouve transformé en gaz deutoxyde d'azote (gaz nitreux) : la poudre blanche que l'on obtient dans cette expérience est composée, suivant M. Ampère, d'oxyde blanc d'arsenic et d'acide arsénique, si l'on a employé assez d'acide nitrique, et qu'on l'ait fait réagir pendant un temps suffisant. Le sulfate de cuivre ammoniacal, étendu d'eau, versé sur l'oxyde noir d'arsenic pulvérisé ou sur la poudre aux mouches, qui sont en contact avec l'air, détermine, au bout d'un certain temps, la formation d'un précipité vert, composé d'oxyde blanc d'arsenic et de deutoxyde de cuivre ; ce qui prouve que l'oxygène de l'air a été absorbé par l'oxyde d'arsenic peu oxydé, et que le sulfate de cuivre ammoniacal a été décomposé.

Ces produits agissent sur l'économie animale comme l'oxyde blanc d'arsenic, mais avec moins d'intensité. § 51.

Des Sulfures d'arsenic.

Comment peut-on reconnaître que l'empoisonnement a eu lieu par les sulfures d'arsenic ?

54. *Sulfure jaune d'arsenic artificiel, obtenu avec la dissolution aqueuse d'oxyde blanc et l'acide hydrosulfurique.* Il est solide, jaune, pulvérulent ou en masse. Lorsqu'on le chauffe avec un fragment de potasse à l'alcohol, dans un tube de verre étroit et long de 25 à 28 centimètres, il est décomposé ; la potasse s'empare du soufre, et l'on obtient de l'arsenic métallique qui se volatilise (*voy.* pour les caractères du métal page 88), et du foie de soufre qui reste au fond du tube. (*Voy.* **foie de soufre, § 23.**)

L'action de ce sulfure sur l'économie animale ne diffère point de celle qu'exerce l'oxyde blanc d'arsenic, mais elle est moins énergique. (*Voy.* § 51.)

*Sulfure jaune **d'arsenic** naturel* (orpiment natif). **Il est solide,** luisant, d'un jaune citrin tirant un **peu** sur le verdâtre ; son tissu est composé de lames translucides brillantes, quelquefois d'un poli très-vif. Il est **décomposé** par la potasse, comme le précédent ; il agit

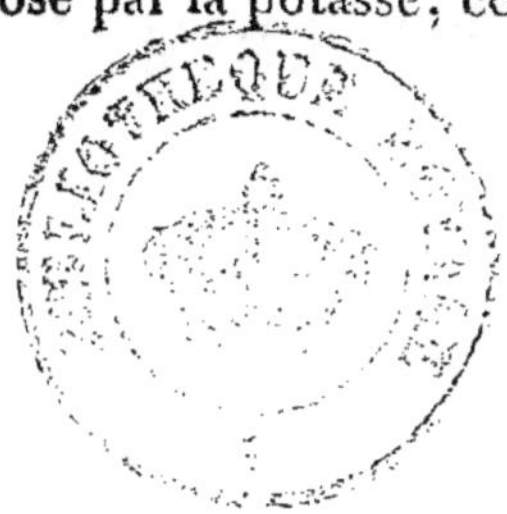

sur l'économie animale comme les autres poisons arsé-
nicaux : toutefois, son action est beaucoup moins intense que celle du sulfure artificiel dont nous venons
de parler.

Sulfure rouge d'arsenic natif (réalgar). Il est solide,
rouge avec une teinte d'orange lorsqu'il est en masse,
orangé quand il a été réduit en poudre : il s'éclate ai
sément par la pression de l'ongle ; il se comporte avec
la potasse comme les deux sulfures précédens. Il agit
comme les autres préparations arsénicales, mais il est
peu énergique.

Du Caustique arsénical du frère Cosme, et de la Poudre de Rousselot.

Comment peut - on reconnaître que l'empoisonnement a été produit par ces caustiques ?

55. Le caustique dont nous parlons est généralement
composé aujourd'hui avec deux parties d'oxyde blanc
d'arsenic, trente-deux parties de sulfure de mercure
et seize parties de sang-de-dragon (*voy*. le Codex de
Paris). On le reconnaît 1º à sa couleur rouge ; 2º en
le faisant bouillir pendant dix minutes dans cinq parties
d'eau distillée qui dissout l'oxyde d'arsenic (*v*. § 49 *bis*
pour les caractères de cette dissolution) ; 3º en traitant
par l'alcohol bouillant la portion du caustique épuisée
par l'eau : l'alcohol dissout le sang-de-dragon et se colore
en rouge foncé : aussi cette dissolution précipite-t-elle
en orangé par l'eau ; 4º en desséchant le cinnabre, qui
n'a été dissous ni par l'eau ni par l'alcohol, et qui,
par conséquent, reste sous forme d'une poudre d'un
beau rouge : cette poudre, chauffée avec de la potasse

dans un tube de verre, se décompose et fournit du mercure métallique et du foie de soufre. (*Voy.* § 44.)

Il résulte des expériences tentées jusqu'à ce jour sur les animaux et des observations recueillies chez l'homme, 1° que l'application exterieure des poudres contenant une assez forte dose d'oxyde blanc d'arsenic pour cautériser peut être suivie des plus grands dangers ; 2° que les symptômes de l'empoisonnement déterminé par ces poudres ne diffèrent point de ceux que produit l'oxyde d'arsenic ; 3° qu'il importe, lorsqu'on juge convenable d'employer de pareils caustiques, de les préparer avec la plus petite quantité possible d'oxyde d'arsenic.

De l'*Acide arsénique*.

Comment peut-on reconnaître l'empoisonnement déterminé par cet acide?

56. L'acide arsénique est *solide*, blanc, inodore, doué d'une saveur aigre, caustique et métallique; il rougit l'eau de tournesol. Si, après l'avoir desséché, on le met sur des charbons incandescens, il se décompose, cède une portion de son oxygène au charbon, et se trouve transformé en oxyde blanc d'arsenic, qui se volatilise et répand des vapeurs d'une odeur alliacée. Lorsqu'on le mêle avec du charbon et de la potasse pulvérisés et que l'on chauffe le mélange dans un tube de verre étroit, on obtient de l'arsenic métallique. (*V.* page 88.) Il est déliquescent, et par conséquent très-soluble dans l'eau. Sa dissolution aqueuse *concentrée* est incolore, sapide, et précipite en blanc les eaux de chaux et de baryte : les arséniates précipités se dissolvent facilement dans un excès d'acide arsénique ; si on la verse dans l'acétate

de cuivre dissous, on obtient sur-le-champ un précipité blanc-bleuâtre d'arséniate de cuivre ; le nitrate
d'argent, cristallisé et dissous dans l'eau distillée, est
précipité en rouge brique par l'acide arsénique : l'arséniate d'argent formé, étant soluble dans l'acide nitrique, ne se précipiterait point si on employait du nitrate d'argent avec excès d'acide. Si la dissolution d'acide
arsénique est *très-étendue*, il faut la faire chauffer dans
une fiole à médecine avec de l'acide hydrosulfurique
liquide : à mesure que le liquide s'échauffe, il se
trouble et jaunit ; au bout de quelques minutes d'ébullition, il devient d'un très-beau jaune, et laisse déposer par le refroidissement du *sulfure jaune d'arsenic*,
que l'on peut reconnaître aux caractères indiqués § 54 ;
il est évident que, dans dans cette expérience, l'oxygène de l'acide arsénique s'est combiné avec l'hydrogène de l'acide hydrosulfurique pour former de l'eau.
L'action de l'acide arsénique sur l'économie animale
ne diffère point de celle qu'exerce l'oxyde blanc d'arsenic ; mais elle est encore plus énergique. (*Voy.* § 51.)

Des Arséniates solubles.

Comment peut-on reconnaître que l'empoisonnement a eu lieu par ces arséniates ?

57. Les arséniates de potasse, de soude et d'ammoniaque, offrent les caractères suivans. Ils sont *solides*,
blancs, inodores, acides ou neutres, par conséquent
jouissant ou ne jouissant point de la propriété de rougir l'eau de tournesol. Lorsque après les avoir réduits
en poudre on les met sur des charbons ardens, ils répandent des vapeurs blanches d'une odeur alliacée, ce

qui dépend de la décomposition de l'acide arsénique
et de la volatilisation de l'oxyde blanc d'arsenic (*voy*.
acide arsénique). Mêlés avec du charbon pulvérisé et
chauffés dans un petit tube de verre , ils sont décomposés et fournissent de l'arsenic métallique (*v*. page 88).
Ils se dissolvent dans l'eau ; le *solutum concentré* n'est
point troublé par l'acide hydrochlorique (ce qui les
distingue des arsénites dont nous parlerons plus bas).
Ils agissent sur le nitrate d'argent dissous , sur la pierre
infernale, et sur l'acétate de cuivre, comme l'acide arsénique (*voy*. § 56). Ils précipitent le sulfate et le nitrate de cuivre en blanc bleuâtre ; le précipité est de l'arséniate de cuivre. Ils fournissent avec l'hydrochlorate
de cobalt un précipité rose d'arséniate de cobalt, pourvu
que l'hydrochlorate ne soit pas acide ; car alors l'arséniate de cobalt serait dissous par l'excès d'acide , et le
précipité ne paraîtrait point. *Si la dissolution aqueuse*
d'arséniate était *très-affaiblie*, on la traiterait par le
sulfate de cuivre dissous dans l'eau, et on obtiendrait
un précipité bleu‑clair d'arséniate de cuivre ; on le
laverait et on le ferait sécher sur un filtre. L'arséniate
de cuivre ainsi obtenu, mis sur les charbons ardens, se
décompose et répand une odeur alliacée ; traité par le
nitrate d'argent, il se transforme en arséniate d'argent
rouge-brique.

Les arséniates agissent sur l'économie animale comme
les autres préparations arsénicales. (*Voy*. § 51.)

Des composés d'oxyde blanc d'arsenic et d'une base salifiable (arsénites).

Comment peut-on reconnaître que l'empoisonnement a été déterminé par ces composés?

58. Les composés d'oxyde blanc d'arsenic et de potasse, de soude ou d'ammoniaque, sont solubles dans l'eau; *leurs dissolutions concentrées* présentent les caractères suivans : 1° elles sont décomposées par l'acide hydrochlorique, qui s'empare de la base, avec laquelle il forme un sel soluble, et il se précipite de l'oxyde blanc d'arsenic : celui-ci peut être dissous dans un excès d'eau; 2° les sels de cuivre dissous dans l'eau, sont précipités par ces composés, comme par la dissolution d'oxyde blanc d'arsenic (*voy.* § 49 *bis*); 3° les hydrosulfates de potasse et de soude ne les troublent point, malgré l'assertion de M. Harmand de Montgarny; 4° lorsqu'on évapore ces dissolutions jusqu'à siccité, on obtient un produit qui, étant mis sur les charbons ardens, se décompose, et l'oxyde d'arsenic se dégage sous forme de vapeurs blanches d'une odeur alliacée; 5° si, au lieu de chauffer ainsi ces arsénites solides, on les mêle avec du charbon pulvérisé, et que l'on élève graduellement la température du mélange dans un petit tube de verre, on obtient de l'arsenic métallique. (*Voy.* page 88.)

59. *Si la dissolution aqueuse de ces composés est très-étendue*, on la traite par du sulfate de cuivre dissous, qui la trouble d'abord, et y fait naître plus tard un précipité d'arsénite de cuivre vert, dont les caractères ont été exposés page 91.

L'action des arsénites sur l'économie animale est très-énergique, ils produisent des effets analogues à ceux que déterminent les autres préparations arsénicales § 51.

Teinture minérale de Fowler. Cette teinture est composée d'oxyde blanc d'arsenic combiné avec de la potasse, d'eau distillée et d'une petite quantité d'esprit de lavande composé, ou d'alcohol de mélisse. Elle est liquide, d'un blanc légèrement laiteux, et d'une odeur aromatique ; elle verdit le sirop de violettes ; le sulfate de cuivre, et les hydrosulfates agissent sur elle comme sur les dissolutions dont nous avons parlé § 58 ; l'acide hydrochlorique ne la trouble point, ou la trouble à peine ; ce qui dépend de la grande quantité d'eau qu'elle renferme. Son action sur l'économie animale est la même que celle de l'oxyde d'arsenic. (*Voy.* § 51.)

TREIZIÈME LEÇON.

§ IV. — *Des préparations cuivreuses.*

Les préparations dont nous devons nous occuper ici sont les oxydes, le carbonate et l'acétate de cuivre, le vert-de-gris, le sulfate de cuivre, le sulfate de cuivre ammoniacal, le nitrate de cuivre et le cuivre ammoniacal.

Des oxydes de cuivre.

Comment peut-on reconnaître que l'empoisonnement a eu lieu par les oxydes de cuivre ?

61. Il existe deux oxydes de cuivre. *Protoxyde de cuivre.* Il est solide, jaune-orangé s'il contient de l'eau, rougeâtre s'il a été fondu. Il est soluble dans l'ammoniaque : la dissolution est incolore ; mais elle passe au

bleu , aussitôt qu'elle a le contact de l'air. L'acide nitrique bouillant lui cède de l'oxygène et le fait passer
à l'état de deutoxyde. Chauffé avec du charbon il se
comporte comme le deutoxyde. *Deutoxyde de cuivre
anhydre*, *sec*. Il est solide, brun-noirâtre, insoluble
dans l'eau , soluble dans l'ammoniaque qu'il colore en
bleu sur-le-champ , soluble sans effervescence dans
l'acide sulfurique faible et à la température ordinaire.
(*Voy*. les propriétés du sulfate de cuivre qui en résulte
§ 65.) Il suffit de le mêler avec du charbon ou avec
des corps gras , et de le chauffer jusqu'au rouge dans
un creuset pendant demi-heure , pour le désoxyder
et en séparer le cuivre. On reconnaîtra facilement ce
métal aux caractères suivans : il est solide , d'une belle
couleur rouge-jaunâtre ; il se dissout à froid dans l'acide
nitrique moyennement concentré ; le *solutum* , d'abord
vert , devient bleu lorsque la liqueur est refroidie , et
jouit de toutes les propriétés dont nous parlerons § 67,
en faisant l'histoire du nitrate de cuivre (1). *Deutoxyde*

---

(1) Le cuivre métallique, quelque divisé qu'il soit, n'est
point vénéneux. Du lait, du thé, du café, de la bière, etc.,
laissés pendant long-temps dans un vase de cuivre bien décapé, ne contractent aucune propriété délétère : les accidens
fâcheux que l'on a souvent attribués à ce métal dépendaient
d'une portion d'oxyde qu'il contenait. Néanmoins si on fait
bouillir de l'eau et du sel gris dans un chaudron de cuivre
décapé, la dissolution renferme une certaine quantité d'oxyde
de ce métal, que l'on peut reconnaître par les réactifs dont
nous parlerons en faisant l'histoire du vert-de-gris ; il n'en
est pas de même si on ajoute au mélange d'eau et de sel, de
la viande, de l'axonge et plusieurs autres substances qui

de cuivre hydraté ou combiné avec l'eau. Il est solide, bleu ; il passe à l'état de deutocarbonate de cuivre vert, lorsqu'il est en contact avec l'air ; l'eau bouillante le transforme en deutoxyde *anhydre* brun ; du reste, l'ammoniaque, l'acide sulfurique et le charbon agissent sur lui comme sur le deutoxyde sec.

Symptômes et lésions de tissu. (*V.* § 35 et § 6.)

Du Sous-deutocarbonate de cuivre (vert-de-gris naturel).

Comment peut-on reconnaître l'empoisonnement produit par le carbonate de cuivre.

62. Ce carbonate est solide, vert, insipide, et insoluble dans l'eau (1) : traité par le charbon, comme les oxydes de cuivre, il est décomposé, et laisse du cuivre métallique ; l'ammoniaque et l'acide sulfurique agissent sur lui comme sur le deutoxyde, excepté que l'acide sulfurique en dégage l'acide carbonique, et produit une effervescence plus ou moins vive. Son action sur l'économie animale est semblable à celle des oxydes de cuivre.

Du Deutoacétate de cuivre (verdet cristallisé).

Comment peut-on reconnaître que l'empoisonnement a eu lieu par l'acétate de cuivre ?

---

jouissent de la propriété de s'emparer de l'oxyde de cuivre à mesure qu'il se produit, et de former avec lui un composé insoluble.

(1) L'insolubilité de ce sel explique pourquoi l'eau qui a séjourné dans des fontaines dont la surface interne est enduite de carbonate de cuivre n'est point vénéneuse.

L'acétate de cuivre est solide, crystallisé ou en poudre, d'un bleu foncé, inodore, d'une saveur forte, styptique, et entièrement soluble dans l'eau; ce qui le distingue du vert-de-gris artificiel dont nous parlerons bientôt.

63. Si l'on verse de l'acide sulfurique concentré sur l'acétate de cuivre pulvérisé, on le décompose; il se forme du sulfate de cuivre, et il se dégage des vapeurs d'acide acétique, reconnaissables à leur odeur de vinaigre fort. Chauffé graduellement et jusqu'au rouge dans un tube de verre étroit, et long de vingt-cinq à vingt-huit centimètres, il est décomposé, et donne du cuivre métallique fixe (*voyez* les propriétés de ce métal, § 61), et des produits volatils, semblables à ceux que fournissent les acides végétaux que l'on traite par le feu.

63 bis. Si l'acétate de cuivre était dissous dans une petite quantité d'eau, on le reconnaîtrait aux caractères suivans : la dissolution est transparente, d'un bleu foncé et d'une saveur forte, styptique ; la potasse, la soude et l'eau de baryte la décomposent, s'emparent de l'acide acétique avec lequel elles forment des acétates solubles, et il se précipite du deutoxyde bleu, entièrement soluble dans l'acide nitrique; l'ammoniaque, versée en petite quantité dans l'acétate de cuivre dissous, y fait naître un précipité bleu de deutoxyde de cuivre, qui se dissout avec la plus grande rapidité, pour peu que l'on ajoute quelques gouttes d'alcali volatil : l'acétate de cuivre ammoniacal produit est d'un très-beau bleu; l'hydrocyanate de potasse et de fer (prussiate de potasse) précipite cette dissolution en brun marron ; l'acide

hydrosulfurique et les *hydrosulfates* la décomposent,
et en précipitent du sulfure de cuivre noir; ce qui
prouve que l'acide hydrosulfurique a également été
décomposé : en effet, son hydrogène s'unit à l'oxygène
du deutoxyde de cuivre pour former de l'eau, tandis
que le soufre se combine avec le cuivre. La dissolution
d'oxyde d'arsenic dans la *potasse (voyez* § 58), précipite sur-le-champ l'acétate de cuivre en *vert*; le
précipité est composé d'oxyde d'arsenic et de deutoxyde de cuivre; il reste dans la liqueur de l'acétate
de potasse. Lorsqu'on plonge une lame de fer parfaitement décapée dans l'acétate de cuivre dissous, le cuivre
est mis à nu et se dépose sur le fer; d'où il suit que le
fer s'empare de l'oxygène du deutoxyde de cuivre et
de l'acide contenu dans l'acétate : quelques heures suffisent pour produire ce phénomène. Le phosphore à
l'état solide agit d'une manière analogue sur cette
dissolution : il se combine avec l'oxygène du deutoxyde
et passe à l'état d'acide phosphatique ou phosphorique
incolores, tandis que le cuivre métallique se dépose
au bout de quelques minutes, et recouvre la portion
de phosphore qui n'a pas agi sur la dissolution.

Si la dissolution aqueuse d'acétate de cuivre était
très-étendue, on la reconnaîtrait aux caractères suivans :
elle est incolore ou légèrement colorée en bleu; sa
saveur est très-légère; les hydrosulfates de potasse et
d'ammoniaque la colorent en brun clair et laissent déposer au bout d'un certain temps du sulfure de cuivre
noir; le prussiate de potasse la colore en rouge, et
fournit quelque temps après un précipité brun-mar-
ron : l'ammoniaque lui communique une couleur bleue,

sans y occasioner de précipité elle n'est aucunement troublée par la potasse ni par la soude. L'action de l'acétate de cuivre sur l'économie animale est la même que celle du vert-de-gris, mais elle est plus énergique. (*Voyez* § 64 *bis.*)

Du Vert-de-gris artificiel.

Comment peut-on reconnaître que l'empoisonnement a eu lieu par le vert-de-gris?

64. Le vert-de-gris est formé de *deutoacétate de cuivre*, de deutoxyde de cuivre hydraté et de cuivre métallique; on y trouve aussi quelques matières étrangères, telles que des rafles de raisin, etc. Nous croyons devoir indiquer les moyens de reconnaître 1° le vert-de-gris solide, 2° dissous dans l'eau; 3° dissous et mêlé avec des liquides qui ne l'ont point décomposé; 4° dissous et mêlé avec des liquides qui l'ont décomposé; 5° solide et faisant partie de quelques onguens, d'autres médicamens ou des matières solides vomies, ou de celles qui sont contenues dans le canal digestif; 6° décomposé par les tissus du canal digestif et combiné avec eux.

1° *Vert-de-gris solide*. Il est d'une couleur verte-bleuâtre, sans odeur, et d'une saveur forte, styptique. Lorsqu'on le chauffe jusqu'au rouge, il se comporte comme l'acétate de cuivre; il en est de même si on le met en contact avec l'acide sulfurique concentré, § 63. L'eau agit sur lui d'une manière différente suivant sa température : si elle est froide, elle dissout l'acétate de cuivre, et laisse précipiter une poudre d'un bleu verdâtre formée par le deutoxyde de cuivre hy-

draté et par les autres corps insolubles qui entrent dans la composition du vert-de-gris : si elle est bouillante, elle dissout également l'acétate de cuivre, et il se précipite une poudre d'un brun plus ou moins foncé, composée de deutoxyde de cuivre *anhydre* (sec), et des autres substances insolubles contenues dans le vert-de-gris : dans cette expérience l'eau bouillante transforme le deutoxyde de cuivre hydraté en deutoxyde de cuivre brun.

2° *Vert-de-gris dissous dans l'eau.* Cette dissolution n'étant autre chose que de l'acétate de cuivre, nous renvoyons à ce qui a été dit § 63 *bis*.

3° *Vert-de-gris dissous et mêlé avec des liquides qui ne l'ont point décomposé :* tels sont le vin rouge, le lait, la bile, les liquides vomis par le malade, et ceux que l'on trouve dans le canal digestif après la mort (1). S'il est vrai que la dissolution aqueuse concentrée du vert-de-gris est colorée en bleu, et que cette couleur doit se faire remarquer dans plusieurs des liquides dont nous parlons, il est également vrai que l'on s'exposerait à commettre des erreurs graves si l'on voulait s'en rapporter exclusivement à ce caractère pour prononcer sur l'existence du vert-de-gris

---

(1) Quelques-uns de ces liquides sont susceptibles de décomposer le vert-de-gris dissous, et de le transformer en un produit insoluble ; dans ce cas, le poison ne se trouve plus dans le liquide, et doit être recherché par les moyens que nous indiquerons page 116 ; mais il peut arriver que la décomposition opérée par ce liquide soit incomplète : alors une portion du sel se trouve en dissolution.

8

dans ces mélanges ; en effet la quantité de vert-de-gris dissous peut être assez faible pour que la couleur dont il s'agit manque ; les liquides mêlés avec ce poison offrent quelquefois une couleur brune, rouge, etc., qui doit masquer ou altérer celle du vert-de-gris ; d'ailleurs n'a-t-on pas observé dans certaines affections du canal digestif, des vomissemens de matières vertes, bleues, etc., sans qu'il fût permis de soupçonner l'empoisonnement par une préparation cuivreuse ? Ces considérations nous portent à conclure que la couleur bleue du mélange dans lequel on soupçonne la présence du vert-de-gris dissous ne peut tout au plus fournir que des indices sur l'existence du poison ; il en est de même de l'action des réactifs dans certaines circonstances, comme le prouvent les expériences suivantes : versez de l'ammoniaque dans un mélange de vin rouge et de vert-de-gris dissous, vous obtiendrez un précipité gris-foncé ou noir, suivant la dose de vin employé, tandis que le même alcali devrait précipiter la dissolution de vert-de-gris en bleu (*voyez* § 63 *bis*) : mêlez une partie de dissolution concentrée de vert-de-gris avec quinze ou vingt parties de *decoctum* de café, la liqueur précipitera par le prussiate, l'arsénite et l'hydrosulfate de potasse, de manière à ce qu'il soit impossible de pouvoir présumer qu'elle contienne un sel de cuivre.

Pour démontrer la présence de l'acétate de cuivre dans les mélanges dont nous parlons, on doit diviser la liqueur en deux parties, *A* et *B*. La portion *A* sera successivement mise en contact avec la potasse, l'ammoniaque, les hydrosulfates, le prussiate de potasse et la lame de fer ; si l'on obtient des précipités semblables à ceux qui ont été décrits § 63 *bis*, on conclura que la dissolution contient un sel formé par le deutoxyde de cuivre ; si les précipités obtenus sont d'une couleur différente, on versera dans la liqueur un excès d'hydrosulfate de potasse qui y formera un précipité noir de sulfure de cuivre si elle renferme un sel de ce métal (*v.* § 63 *bis* pour la théorie de cette décomposition) : on lavera ce précipité, on le laissera reposer, on décantera la liqueur qui le surnage, et on le mettra sur un filtre ; lorsqu'il sera sec, on le triturera et on le fera chauffer pendant quelques minutes avec deux fois son poids environ d'acide nitrique pur : il disparaîtra, et on obtiendra du gaz acide nitreux jaune-orangé et du sulfate de cuivre d'un bleu verdâtre, facile à reconnaître aux caractères que nous indiquerons, § 65. *Théorie.* L'acide nitrique est décomposé en oxygène et en gaz deutoxyde d'azote (gaz nitreux); celui-ci se dégage, absorbe l'oxygène de l'air, et passe à l'état de gaz acide nitreux jaune-orangé ; tandis que l'oxygène se combine avec le soufre et avec le cuivre du sulfure, et forme d'une part de l'acide sulfurique, et de l'autre du deutoxyde de cuivre : ces deux corps se combinent, et donnent naissance au sulfate de cuivre dont nous avons parlé.

La portion *B* sera évaporée jusqu'à siccité dans une capsule de porcelaine, et le résidu sera mis en contact avec l'acide sulfurique concentré ; s'il y a dégagement de vapeurs ayant l'odeur de vinaigre, on affirmera que le mélange contient de l'acétate de cuivre, à moins qu'il ne soit démontré que l'acide acétique obtenu provient d'un autre acétate qui ferait partie de la liqueur, ce qui n'est guère présumable. Quoi qu'il en soit, il importe fort peu, lorsqu'on a prouvé par les recherches faites sur la portion *A* que la liqueur contient un sel de cuivre, de déterminer au juste la nature de l'acide faisant partie du sel, puisque tous les composés de ce genre solubles dans l'eau sont vénéneux.

Si le sel de cuivre dont il s'agit était mêlé avec du vin rouge, il serait préférable d'avoir recours au *chlore* concentré et liquide, qui décolorerait le mélange; on laisserait déposer le précipité rouge-brun qui se formerait, on filtrerait, et la liqueur filtrée donnerait avec les réactifs les mêmes précipités que la dissolution aqueuse du sel, à moins qu'elle ne fût trop étendue : alors il faudrait évaporer pour la concentrer.

4º *Vert-de-gris dissous et mêlé avec des liquides qui l'ont décomposé.* Ces liquides sont l'albumine, le lait, l'infusion concentrée de thé, le café, etc. En supposant que la décomposition opérée par ces substances soit complète, et qu'il ne reste plus un atome de sel cuivreux en dissolution, on devra agir sur les portions solides faisant partie des matières vomies et sur celles que l'on trouvera dans le canal digestif après la mort; en effet, c'est dans ces matières qu'existe le deutoxyde de cuivre. Après les avoir exprimées dans un linge fin pour les séparer du liquide avec lequel elles sont mêlées, on les desséchera, et on les fera rougir pendant vingt-cinq ou trente minutes dans un creuset : par ce moyen les substances végétales et animales seront décomposées et transformées en plusieurs produits volatils et en charbon : celui-ci s'emparera de l'oxygène du deutoxyde de cuivre, et le métal sera mis à nu : en sorte qu'à la fin de l'expérience on trouvera dans le fond du creuset un mélange de charbon et de cuivre. Pour bien apercevoir ce métal, on détachera le mélange, on le placera dans un verre à expérience, et on l'agitera avec de l'eau ; le cuivre, beaucoup plus lourd que le charbon, ne tardera pas à se précipiter au fond du vase, tandis que le charbon restera en suspension dans l'eau. Il pourrait se faire que le cuivre métallique fût en trop petite quantité pour pouvoir être aperçu au milieu de la masse charboneuse dont nous parlons : alors on traiterait celle-ci par l'acide nitrique à vingt-cinq degrés, qui transformerait le métal en nitrate soluble, susceptible de précipiter, comme l'acétate, par la potasse, l'ammoniaque, les hydrosulfates, etc. (*Voyez* § 63 *bis.*)

5° *Vert-de-gris solide, faisant partie de quelques onguens, d'autres médicamens, ou des matières solides vomies, ou de celles qui sont contenues dans le canal digestif.* On traitera ces matières par cinq ou six fois leur poids d'eau distillée bouillante ; si le vert-de-gris s'y trouve à l'état de simple mélange, il sera dissous, et la dissolution filtrée jouira de toutes les propriétés de l'acétate de cuivre pur, ou de ce même acétate mêlé avec des liquides colorés. (1) (*V.* § 63

---

(1) En effet, il pourrait arriver qu'une des matières colorantes faisant partie du médicament ou des matières solides

bis et page 113, 3º.) Si, au contraire, il a été décomposé par quelques-unes des substances contenues dans ces matières, ou qu'il soit assez fortement retenu par elles pour ne pas pouvoir se dissoudre dans l'eau, il faudra le rechercher par le procédé indiqué à la page 116, 4º.

6º *Vert-de-gris décomposé par les tissus du canal digestif et combiné avec eux.* Il pourrait arriver que toutes les recherches dont nous avons parlé jusqu'à présent fussent infructueuses pour démontrer la présence du sel cuivreux, qui aurait été décomposé par les tissus du canal digestif : ce cas est excessivement rare. On parviendrait à retirer le cuivre métallique, en traitant, comme nous l'avons dit page 116, 4º les portions des membranes qui seraient dures, et qui offriraient une couleur bleuâtre.

Symptômes de l'empoisonnement déterminé par le vert-de-gris artificiel. (Voyez §. 35.)

Lésions de tissu produites par ce poison. (V. § 64 bis.) Action du vert-de-gris sur l'économie animale. Le composé dont nous parlons est vénéneux pour l'homme et pour les chiens, soit qu'il ait été introduit dans le canal digestif, soit qu'il ait été injecté dans les veines. Lorsqu'il est appliqué sur le tissu lamineux sous-cutané, il se borne à déterminer une légère irritation qui n'est suivie d'aucun accident fâcheux. Il n'est pas absorbé; les effets qu'il détermine, et qui amènent souvent la mort lorsqu'il a été introduit dans le canal digestif, sont le résultat de l'inflammation qu'il occa-

---

dont nous parlons, fût dissoute en même temps que l'acétate de cuivre.

sionne, et surtout de l'action sympathique sur le système nerveux.

Action du vert-de-gris introduit dans le canal diges-tif après la mort de l'individu. Le vert-de-gris, appliqué sur le rectum après la mort, ne détermine *aucune trace d'inflammation*, quel que soit le temps qui s'est écoulé depuis la mort de l'individu; on observe seulement qu'il augmente l'épaisseur des parties qui ont été en contact avec lui, et qu'il les colore en bleu verdâtre. Au con-traire, il détermine la rougeur et l'ulcération des parois des intestins, s'il a été injecté pendant la vie.

Du Deutosulfate de cuivre. (Vitriol bleu, couperose bleue.)

Comment peut-on reconnaître que l'empoisonne-ment a eu lieu par le sulfate de cuivre?

65. *Sulfate de cuivre sans mélange.* Il est solide, crys-tallisé ou en poudre, d'une couleur bleue s'il contient de l'eau, tandis qu'il est blanc et pulvérulent s'il a été desséché en le faisant chauffer dans un creuset : sa sa-veur est âcre, métallique, styptique : il est inodore. L'acide sulfurique concentré versé sur le sulfate de cuivre réduit en poudre, ne produit aucun phéno-mène sensible, ce qui n'a pas lieu avec l'acétate du même métal. (*Voyez* § 63.) Il est très-soluble dans l'eau : la *dissolution concentrée* se comporte avec la potasse, la soude, l'ammoniaque, l'hydrocyanate de potasse et de fer (prussiate), l'acide hydrosulfurique, les hydrosulfates, l'arsénite de potasse, le phosphore et le fer comme l'acétate de cuivre dissous dans une petite quantité d'eau. (*Voyez* § 63.) *L'eau de baryte,*

versée dans cette dissolution la décompose et y fait naître un précipité d'un *blanc bleuâtre* très - abondant, composé de deutoxyde de cuivre hydraté bleu et de sulfate de baryte blanc ; aussi suffit-il d'ajouter à ce précipité quelques gouttes d'acide nitrique pur pour opérer la dissolution du deutoxyde de cuivre (il se forme du deutonitrate de cuivre bleu), et il reste du sulfate de baryte blanc : ce caractère peut servir à distinguer le sulfate de cuivre de l'acétate, du nitrate, et de l'hydrochlorate du même métal. Si la dissolution aqueuse de sulfate de cuivre était *très-étendue*, on la reconnaîtrait en y versant de l'hydrosulfate de potasse, de l'ammoniaque et du prussiate de potasse ; le premier de ces réactifs la colorerait en brun clair, et laisserait déposer, au bout d'un certain temps, du sulfure de cuivre noir ; l'ammoniaque lui communiquerait une couleur bleue sans y occasioner de précipité ; enfin le prussiate de potasse la colorerait en rouge, et on obtiendrait au bout de quelques heures un précipité brunmarron (*voy.* page 111). La potasse et la soude ne précipitent point la dissolution de sulfate de cuivre très-étendue.

Sulfate de cuivre dissous et mêlé avec des liquides qui ne l'ont point décomposé, ou qui ne l'ont décomposé qu'en partie : tels sont le vin, le *décoctum* de café, les liquides vomis. Tout ce que nous avons établi pages 113 et 116, relativement à la difficulté de découvrir par les réactifs le vert-de-gris qui aurait été mêlé à ces sortes de liquides, trouve ici son application ; le même procédé doit être mis en usage.

Nous remarquerons de nouveau que la présence du

cuivre métallique suffit pour affirmer qu'il y a une préparation de ce métal dans la matière soumise à l'analyse; mais qu'elle est insuffisante pour prouver que cette préparation est du sulfate de cuivre : peu importe; le point essentiel est de constater l'existence d'un composé cuivreux. Quelques auteurs, il est vrai, ont conseillé de traiter les matières suspectes par l'hydrochlorate de baryte dissous, et de prononcer qu'il y avait du sulfate de cuivre, si on obtenait un précipité blanc de sulfate de baryte insoluble dans l'eau et dans l'acide nitrique; mais il suffit de réfléchir un instant pour s'apercevoir combien ce caractère est peu concluant; en effet les matières alimentaires contiennent souvent des sulfates de soude, de chaux, etc., qui donnent, avec l'hydrochlorate de baryte, un précipité blanc de sulfate de baryte.

Symptômes et lésions de tissu développés par le sulfate de cuivre. (*Voy.* § 35 et 6.)

Action de ce sel sur l'économie animale. Il irrite fortement les tissus avec lesquels il est mis en contact; il agit comme le vert-de-gris lorsqu'il est introduit dans l'estomac; mais il est beaucoup plus énergique. S'il a été appliqué sur le tissu lamineux sous-cutané, il est absorbé et porte son action meurtrière d'abord sur la membrane muqueuse de l'estomac, puis sur celle du gros intestin; la lésion de cet organe n'est sensible que lorsque la mort n'est pas très-prompte.

Du Sulfate de cuivre ammoniacal.

Comment peut-on reconnaître que l'empoisonnement a eu lieu par le sulfate de cuivre ammoniacal ?

66. Il est ordinairement liquide, d'une couleur bleue intense, et d'une odeur ammoniacale ; il verdit le sirop de violettes ; mis en contact avec l'eau de baryte, il se comporte comme le sulfate de cuivre ; la dissolution d'oxyde de blanc d'arsenic y fait naître sur-le-champ un précipité vert composé d'oxyde d'arsenic et de deutoxyde de cuivre, tandis que le sulfate de cuivre ne fournit ce précipité qu'au bout de vingt ou vingt-cinq minutes ; les hydrosulfates, le prussiate de potasse, le fer et le phosphore agissent sur lui comme sur le sulfate de cuivre ; la potasse et la soude le décomposent, en dégagent l'ammoniaque, et précipitent du deutoxyde de cuivre bleu.

Du Deutonitrate de cuivre.

Comment peut-on reconnaître que l'empoisonnement a eu lieu par le nitrate de cuivre ?

67. Le nitrate de cuivre est solide, pulvérulent ou cristallisé, inodore et d'une belle couleur bleue : sa saveur est âcre et très-caustique. Lorsqu'on le met sur des charbons ardens, il se dessèche ; bientôt après, l'acide nitrique se décompose, cède de l'oxygène au charbon, et il reste du deutoxyde de cuivre ; cette décomposition a lieu avec détonation et avec scintillation. L'eau dissout le nitrate de cuivre à toutes les températures. Si la *dissolution est concentrée*, elle se comporte avec les hydrosulfates, la potasse, la soude, l'eau de baryte, l'ammoniaque, le prussiate de potasse, la dissolution d'oxyde d'arsenic dans la potasse, etc., comme l'acétate de cuivre dissous (*voy.* § 63 *bis*); lorsqu'on la mêle avec de l'acide sulfurique

concentré, elle est décomposée ; cet acide s'empare du deutoxyde de cuivre, et il se dépose des cristaux de sulfate de cuivre. Si la *dissolution* aqueuse de ce nitrate était *très-étendue*, on la reconnaîtrait aux caractères suivans que nous avons indiqués à l'occasion du sulfate de cuivre très-étendu. (*Voy.* § 65.)

Symptômes et lésions de tissu développés par ce poison. Ils sont analogues à ceux que déterminent les autres préparations cuivreuses. (*Voy.* § 35 et 6.)

Du Cuivre ammoniacal.

Comment peut-on reconnaître l'empoisonnement produit par ce corps ?

68. Le cuivre ammoniacal est formé d'ammoniaque et d'oxyde de cuivre. Il est liquide, d'un bleu foncé et d'une odeur ammoniacale ; il est précipité comme le sulfate de cuivre par les hydrosulfates solubles, le prussiate de potasse, l'arsénite de potasse, la potasse et la soude ; l'eau de baryte y fait naître un précipité de deutoxyde de cuivre bleuâtre, entièrement soluble dans l'acide nitrique pur, caractère qui ne permet pas de confondre le liquide dont nous parlons avec le sulfate de cuivre ammoniacal. (*Voyez* § 66.)

QUINZIÈME LEÇON.

§ V. — *Des Préparations d'argent.*

Du Nitrate d'argent.

Comment peut-on reconnaître l'empoisonnement par le nitrate d'argent ?

Pour résoudre cette question d'une manière complète, nous devons examiner; 1° le nitrate d'argent solide, contenant de l'eau; 2° le même sel dissous dans une quantité d'eau variable; 3° la pierre infernale ou le nitrate d'argent solide, privé d'eau; 4° le nitrate d'argent dissous et mêlé avec des liquides qui ne le décomposent point, ou qui ne le décomposent qu'en partie; 5° le nitrate d'argent dissous et entièrement décomposé par des substances animales, ou par les hydrochlorates qui font partie de ces substances; 6° le nitrate d'argent décomposé par les tissus du canal digestif.

69. 1° *Nitrate d'argent solide contenant de l'eau.* Il est blanc, crystallisé en lames minces ou pulvérulent, inodore, et doué d'une saveur amère, âcre, très-caustique. Réduit en poudre et mêlé avec de l'acide sulfurique concentré, il est décomposé; il se forme du sulfate d'argent, et il se dégage des vapeurs blanches d'acide nitrique. Si on le met sur des charbons ardens, il se boursoufle, se dessèche et se décompose; l'acide nitrique cède une portion de son oxygène au charbon qui brûle avec plus d'éclat, et il se dégage du gaz acide nitreux d'un jaune orangé; l'oxygène de l'oxyde d'argent se porte également sur le charbon, et l'argent métallique mis à nu reste sur le charbon avec tout le brillant qui le caractérise. Il se dissout rapidement dans l'eau distillée, et la dissolution jouit de propriétés caractéristiques que nous allons faire connaître.

2° *Nitrate d'argent dissous dans l'eau. Dissolution concentrée.* Elle est transparente, incolore, inodore, et douée d'une saveur amère, âcre, très-caustique;

elle tache la peau en violet. La potasse et la soude à l'alcohol dissoutes dans l'eau distillée, en précipitent de l'oxyde d'argent olive, entièrement soluble dans l'acide nitrique pur ; il en est de même de l'eau de chaux préparée avec de la *chaux pure* et de l'eau distillée. L'ammoniaque ne la trouble point le plus ordinairement ; quelquefois cependant, elle y détermine un léger précipité, blanc, soluble dans quelques gouttes du même alcali ; il se forme, dans ce cas, du nitrate d'argent ammoniacal soluble. L'acide hydrosulfurique et les hydrosulfates la décomposent, et il se produit du sulfure d'argent noir, insoluble. (*Voyez* page 111 pour la théorie.) L'acide hydrochlorique et les hydrochlorates y font naître un précipité blanc de chlorure d'argent (*voyez* § 12 pour les caractères de ce précipité et pour la théorie de sa formation). L'acide chromique et les chromates solubles la décomposent ; il se produit du chromate d'argent d'un beau rouge de carmin, insoluble dans l'eau. Le sous-phosphate de soude dissous dans l'eau y détermine la formation d'un précipité de phosphate d'argent jaune.

Si la dissolution aqueuse de nitrate d'argent était très-etendue, on la reconnaîtrait en y versant de l'hydrochlorate de soude dissous, qui y ferait naître un précipité blanc de chlorure d'argent : celui-ci, lavé, desséché et calciné dans un creuset avec de la potasse caustique, fournirait du chlorure de potassium et de *l'argent métallique.*

3° *La pierre infernale*, ou le nitrate d'argent neutre, desséché et fondu, est le plus ordinairement sous forme de cylindres bruns à l'extérieur, d'une couleur plus claire à l'intérieur, offrant des aiguilles rayonnées dans leur cassure. L'acide sulfurique, les charbons ardens et l'eau distillée agissent sur lui comme sur le nitrate d'argent solide contenant de l'eau. (*Voy.* § 69.)

4° *Nitrate d'argent dissous et mêlé avec des liquides qui ne le décomposent point, ou qui ne le décomposent qu'en partie.* Lorsque le nitrate d'argent est mêlé avec des liquides végétaux ou animaux, il est quelquefois impossible de démontrer sa présence par les réactifs énumérés § 69 ; ainsi du vin rouge contenant un dixième de son volume de dissolution de nitrate d'argent, fournit avec le phosphate de soude un précipité violacé, au lieu d'un précipité jaune : l'infusion de thé contenant un quinzième de son volume de dissolution de nitrate d'argent, passe successivement au jaune, au rouge et au noir sans perdre de sa transparence, et l'acide hydrochlorique, versé dans ce mélange, fournit un précipité jaune au lieu d'un précipité blanc. Pour démontrer la présence de l'argent dans de pareils liquides, on verse de l'hydrochlorate de potasse ou de soude qui y font naître un précipité blanc de chlorure d'argent : si, après avoir lavé et desséché ce précipité, on le mêle avec de la pierre à cautère (potasse à la chaux), et qu'on le fasse rougir pendant quelques minutes dans un creuset, on le décompose, et on obtient de l'argent métallique et du chlorure de potassium : il suffit de traiter ce mélange par l'eau pour dissoudre ce chlorure ; alors on aperçoit l'argent au fond du vase.

5° *Nitrate d'argent dissous et entièrement décomposé par des substances animales ou par les hydrochlorates qui font partie de ces substances. Ces matières sont* l'albumine, le lait, le bouillon, la bile, les liquides vomis, etc. En supposant que la décomposition du nitrate d'argent ait été complète, on ne doit plus trouver un atome de ce sel dans le liquide qui surnage les matières solides; il faut donc exprimer celles-ci dans un linge fin, les dessécher et les calciner dans un creuset avec de la potasse : au bout d'un quart d'heure d'une chaleur rouge, on obtiendra de l'argent métallique au fond du creuset, si le nitrate de ce métal a été employé; du reste on parviendra à séparer l'argent en employant le procédé que nous avons indiqué page 117, en parlant du cuivre.

6º *Nitrate d'argent décomposé par les tissus du canal digestif.* On desséchera et on calcinera, comme nous venons de le dire, les portions des tissus ulcérées et scarifiées : on en obtiendra de l'argent métallique.

Symptômes de l'empoisonnement par le nitrate d'argent. (*Voy.* § 35.)

Lésions de tissu développées par le nitrate d'argent. Le nitrate d'argent est susceptible de déterminer les diverses altérations dont nous avons parlé § 6. Il réduit quelquefois en bouillie la membrane muqueuse de l'estomac; mais on remarque qu'il produit souvent, lorsqu'il a été pris à l'état solide, plusieurs eschares d'un blanc grisâtre ou d'un noir très-foncé.

Action du nitrate d'argent sur l'économie animale. Injecté dans les veines d'un animal, à la dose d'un demi grain ou de trois quarts de grains, ce sel détruit immédiatement la vie, en agissant sur les poumons et sur le système nerveux. S'il est introduit dans l'estomac ou dans les intestins, à la dose de trente-six à quarante grains, il détermine une inflammation plus ou moins considérable susceptible d'occasioner la mort au bout de quelques jours ; tout porte à croire qu'il n'est pas absorbé dans cette circonstance. Enfin il se borne à brûler le tissu lamineux sous-cutané, la peau et les muscles, si on l'applique sur l'un ou l'autre de ces tissus ; en sorte qu'il peut être employé, comme caustique, avec beaucoup de succès et sans aucun danger.

§ VI. — *Des Préparations antimoniales.*

Les préparations antimoniales dont nous croyons devoir faire mention dans cet article sont : le tartrate de potasse et d'antimoine, le kermès, le soufre doré, les oxydes d'antimoine, le beurre d'antimoine et les hydrochlorates de ce métal.

Du Tartratre acide de potasse et d'antimoine (émétique, tartre stibié).

Comment peut-on reconnaître que l'empoisonnement a eu lieu par ce sel ?

La résolution de ce problème ne sera complète qu'autant que nous aurons indiqué les moyens de reconnaître le tartrate de potasse et d'antimoine 1° à l'état solide ; 2° dissous dans une quantité d'eau variable ; 3° dissous dans l'eau et mêlé avec des liquides qui ne l'ont point décomposé ou qui ne l'ont décomposé qu'en partie ; 4° à l'état solide uni à diverses substances médicamenteuses solides ; 5° combiné avec des alimens ou des médicamens liquides ou solides qui en ont opéré la décomposition ; 6° décomposé par nos organes et intimément combiné avec les tissus du canal digestif.

70. 1°. *Tartrate acide de potasse et d'antimoine solide.*
Il est blanc, crystallisé ou en poudre, inodore, et doué
d'une saveur âpre légèrement métallique. Lorsque après
l'avoir réduit en poudre on le met sur des charbons
ardens, il fait entendre un léger bruit (il décrépite),
puis se décompose; l'acide tartarique qui entre dans
sa composition et qui est formé d'oxygène, d'hydrogène et de carbone, fournit plusieurs produits volatils et beaucoup de charbon; les premiers se dégagent
dans l'air sous forme de *fumée blanche;* le charbon
décompose l'oxyde d'antimoine faisant partie de l'émétique, et s'empare de son oxygène avec lequel il forme
de l'acide carbonique; d'où il résulte que l'*antimoine*
métallique est mis à nu, et en effet ce métal reste
appliqué sur le charbon : il en est de même de la *potasse* provenante du tartrate de potasse et d'antimoine
décomposé. On reconnaîtra que le métal obtenu est de
l'antimoine aux caractères suivans : *A.* Il est solide,
d'un blanc bleuâtre, cassant, et facile à pulvériser;
B, si on le fait bouillir avec de l'acide nitrique il s'empare d'une portion d'oxygène de cet acide, se transforme en deutoxyde qui ne se dissout point dans l'a-
cide, et qui reste au fond de la fiole sous forme d'une
masse blanche terne; *C*, le deutoxyde dont nous parlons se dissout à merveille dans l'acide hydrochlorique,
et fournit un hydrochlorate liquide qui précipite en
blanc par l'eau, et en rouge orangé par les hydrosulfates. (*Voy*. Hydrosulfate d'antimoine, § 73.)

Le tartatre de potasse et d'antimoine se dissout
aisément dans l'eau distillée : la dissolution jouit d'un
certain nombre de propriétés que nous devons faire

9

connaître, et qui, étant réunies aux précédentes, ne permettent point de confondre ce sel avec aucun autre corps.

70 *bis*. 2° *Tartrate acide de potasse et d'antimoine dissous dans l'eau. Dissolution concentrée.* Elle est incolore, transparente, inodore et douée d'une saveur âpre métallique; elle rougit l'eau de tournesol. L'eau de chaux y fait naître un précipité blanc très-abondant, soluble dans l'acide nitrique et composé de tartrate de chaux et de tartrate d'antimoine; la liqueur qui surnage le précipité ne contient plus que de la potasse; d'où il suit que la chaux s'est emparée de l'acide tartarique libre et de celui qui était uni avec la potasse. L'eau de baryte agit de la même manière; mais le précipité blanc qui se forme est composé de tartrate de baryte et de tartrate d'antimoine. La potasse caustique la décompose et en sépare l'oxyde d'antimoine blanc; un excès de potasse dissout facilement le précipité. Les acides sulfurique et nitrique du commerce précipitent en blanc la dissolution concentrée d'émétique. L'acide hydrosulfurique et les hydrosulfates solubles la décomposent et donnent naissance à un précipité de sous-hydrosulfate d'antimoine jaune orangé qui passe au rouge brun si on les emploie en plus grande quantité. Le *décoctum* aqueux, et mieux encore, l'*infusum* alcoholique de noix de galle, déterminent, dans la dissolution dont nous parlons, la formation d'un précipité abondant, caillebotté, d'un blanc sale, tirant un peu sur le jaune, dans lequel il est aisé de démontrer la présence de l'oxyde d'antimoine.

Dissolution aqueuse très-étendue. Si la dissolution

d'émétique est assez étendue pour ne point précipiter avec les réactifs, comme nous venons de le dire, on la fait évaporer à une douce chaleur jusqu'à ce qu'elle soit réduite à la moitié ou au tiers de son volume; alors elle jouit des propriétés qui caractérisent la dissolution concentrée.

3° *Tartrate acide d'antimoine et de potasse, mêlé avec des liquides qui ne l'ont point décomposé, ou qui ne l'ont décomposé qu'en partie.* Parmi les liquides végétaux et animaux dont on fait usage comme aliment, il en est un certain nombre qui ne décomposent point la dissolution d'émétique, et qui, étant peu colorés ou tout-à-fait incolores, changent à peine la couleur des précipités fournis par les réactifs que l'on verse dans la dissolution aqueuse. On commencera donc par rechercher l'émétique qui fait partie des mélanges dont nous parlons, comme nous l'avons indiqué § 70 *bis*; si les résultats ne sont pas exactement les mêmes que ceux que nous avons annoncés dans le même paragraphe, on aura recours au procédé suivant : on versera dans une partie du mélange suspect, deux ou trois fois son volume d'alcohol à 36 degrés de l'aréomètre de Baumé, et on agitera; il pourra se faire qu'au bout de quelques minutes on obtienne un précipité dont la nature variera suivant les circonstances. A. Tantôt il ne sera formé que d'émétique, phénomène qui tient à ce que l'alcohol s'est emparé de l'eau contenue dans le mélange, et à l'insolubilité de l'émétique dans cette liqueur alcoholique : on laissera reposer le précipité : on décantera la liqueur, on versera de l'eau sur le dépôt, et on obtiendra une dissolution aqueuse d'émétique

que l'on pourra reconnaître à l'aide des réactifs indiqués § 79 *bis*. Pour obtenir les résultats que nous venons d'énoncer, il faut que le mélange contienne une
assez forte proportion d'émétique. *B*. Quelquefois le
précipité, au lieu d'être formé par l'émétique seul,
contiendra quelques-uns des principes fesant partie du
liquide végétal ou animal avec lequel l'émétique avait
été mêlé; c'est ce qui arrivera nécessairement lorsqu'il
y aura dans ces liquides des substances insolubles dans
l'alcohol; alors on aura recours au procédé suivant : on
versera dans le mélange un excès d'*infusum* alcoholique de noix de galle, on obtiendra sur-le-champ un
précipité cailleboté qui renfermera tout le protoxyde
d'antimoine de l'émétique qui fait partie du mélange, et le tannin provenant de la noix de galle employée : on le laissera reposer, puis on décantera le
liquide surnageant, on mettra le précipité sur un filtre,
et après l'avoir lavé et desséché, on le mêlera avec
de la potasse pour le faire rougir dans un creuset; le
tannin sera décomposé, et fournira du charbon qui
s'emparera de l'oxygène du protoxyde d'antimoine, et
laissera de l'antimoine métallique facile à reconnaître
aux caractères indiqués § 70. Ces résultats suffiront
pour affirmer qu'il y avait une préparation antimoniale
dans le mélange dont nous nous occupons.

Le procédé que nous conseillons devrait être mis en
usage s'il s'agissait de découvrir l'émétique qui aurait
été mêlé avec du vin : en effet, lorsqu'on ajoute une
partie de dissolution concentrée d'émétique à dix parties de vin rouge, le liquide fournit un précipité vert
par un excès d'hydrosulfate d'ammoniaque, la noix

de galle le précipite en violet clair, et l'acide sulfurique en violet foncé, nuances qui sont loin de res-
sembler à celles que l'on obtiendrait avec la dissolution aqueuse d'émétique sans mélange.

4° *Tartrate acide de potasse et d'antimoine, solide
uni à diverses substances médicamenteuses solides.* Il
est possible que l'on ait à décider s'il existe de l'émétique dans un médicament solide : or voici les deux
cas qui peuvent se présenter *A. L'émétique n'a pas
été décomposé, ou ne l'a été qu'en partie.* On divise le
médicament, et on le fait bouillir pendant un quart
d'heure avec deux onces d'eau distillée : l'émétique
est dissous, et les caractères de la dissolution aqueuse
sont faciles à constater (*voyez* § 70 *bis*). *L'émétique a
été entièrement décomposé, ou bien il est fortement retenu
par les substances qui entrent dans la composition du
médicament.* Dans ce cas l'ébullition du médicament
dans l'eau est infructueuse pour démontrer sa présence ; et l'on doit s'attacher à démontrer que le médicament dont il s'agit, contient de l'antimoine : pour
y parvenir on calcinera le mélange dans un creuset
avec du charbon pulvérisé et de la potasse, et l'on
obtiendra de l'antimoine métallique, dont les caractères ont été exposés § 70.

5° *Tartrate acide de potasse et d'antimoine combiné
avec des alimens, ou des médicamens liquides ou solides
qui en ont opéré la décomposition.* Parmi les corps dont
nous parlons, on doit citer particulièrement les sucs
des plantes, les décoctions de certains bois, des racines, des écorces, etc. ; la décomposition opérée par
ces liquides est telle, qu'il se forme constamment un

précipité composé d'oxyde d'antimoine et d'une portion de matière végétale. On démontrera la présence de l'antimoine métallique dans ce précipité par les moyens indiqués page 133, 4°. Il est évident que l'on devrait agir de la même manière avec les matières *solides vomies*, ou avec celles que l'on trouverait dans le canal digestif après la *mort*, s'il était prouvé que la portion liquide qui surnage ces matières ne contenait point la substance vénéneuse.

6° *Tartrate acide de potasse et d'antimoine décomposé par nos organes et intimement combiné avec les tissus du canal digestif.* On dessèche les portions du canal digestif qui sont le siége d'une lésion évidente, et l'on agit sur elles comme nous venons de le dire (5°).

Symptômes de l'empoisonnement par l'émétique (voy. § 35).

71. *Lésions de tissu développées par l'émétique.* Indépendamment de l'inflammation plus ou moins vive des parties avec lesquelles l'émétique a été en contact, ce poison détermine encore la phlogose des poumons et du canal digestif.

72. *Action de l'émétique sur l'économie animale.* L'émétique doit être regardé comme un poison susceptible d'occasioner des accidens très-graves et même la mort : si, dans certains cas assez fréquens, les hommes et les animaux avalent sans inconvénient de très-fortes doses d'émétique, cela tient à ce que le sel est rejeté en totalité dès les premiers efforts du vomissement. Les effets délétères du poison se manifestent, soit qu'il ait été injecté dans les veines, dans le canal digestif (si

toutefois il n'est pas entièrement vomi peu de temps après son introduction dans l'estomac) ou dans les cavités tapissées par une membrane séreuse, soit qu'il ait été mis en contact avec le tissu lamineux sous-cutané ou le tissu propre des organes. Il agit particulièrement en enflammant les poumons et la membrane muqueuse qui revêt le canal intestinal depuis le cardia jusqu'à l'extrémité inférieure du rectum. (Magendie). Il est évidemment absorbé.

SEIZIÈME LEÇON.

Du kermès minéral (sous-hydrosulfate d'antimoine) *et du soufre doré.*

Comment peut-on reconnaître que l'empoisonnement a eu lieu par le kermès et par le soufre doré ?

73. Le kermès est composé de protoxyde d'antimoine et d'acide hydrosulfurique. Il est solide, d'un rouge brun plus ou moins foncé, inodore et insoluble dans l'eau. Lorsqu'on le fait bouillir pendant quelques minutes avec une dissolution de potasse caustique, il est décomposé et transformé en protoxyde d'antimoine et en hydrosulfate de potasse : ce dernier est soluble, d'une couleur *jaunâtre*, et tient en dissolution une partie du protoxyde d'antimoine ; la majeure partie de cet oxyde se dépose sous la forme d'une poudre *d'un blanc jaunâtre* ; si après avoir filtré la liqueur, composée d'hydrosulfate de potasse et de protoxyde d'antimoine, on la mêle avec quelques gouttes d'acide nitrique, celui-ci s'empare de la potasse et forme du nitrate de potasse soluble, tandis

que l'acide hydrosulfurique s'unit avec le protoxyde d'antimoine, et donne naissance à de l'hydrosulfate d'antimoine rougeâtre qui se précipite. Lorsque après avoir mêlé le kermès avec son volume de charbon et autant de sous-carbonate de potasse desséché, on le fait rougir dans un creuset pendant un quart d'heure environ, il est décomposé et fournit de l'antimoine métallique, dont les caractères ont été exposés § 70.

74. *Le soufre doré* (sous-hydrosulfate sulfuré d'antimoine) est solide, d'un jaune orangé, inodore et insoluble dans l'eau. Calciné avec du charbon et de la potasse, il se comporte comme le kermès : la dissolution de potasse agit sur lui comme sur le kermès. L'action de ces composés sur l'économie animale est analogue à celle de l'émétique. (*Voy.* § 72.)

Des Oxydes d'antimoine.

Comment peut-on reconnaître que l'empoisonnement a eu lieu par les oxydes d'antimoine?

75. *Protoxyde d'antimoine.* Il est solide et blanc; mêlé avec du charbon pulvérisé, et calciné dans un creuset de terre, il cède son oxygène au charbon, et l'antimoine est mis a nu. (*V.* § 70 pour les caractères de l'antimoine.) Si on le fait bouillir avec de l'acide nitrique il passe à l'état de deutoxyde blanc, insoluble dans ce liquide; d'où il suit qu'il enlève de l'oxygène à l'acide nitrique; aussi celui-ci se trouve transformé en gaz acide nitreux jaune-orangé, *qui se dégage.* Il se dissout dans l'acide hydrochlorique, et fournit un hydrochlorate qui sera décrit § 78.

Deutoxyde d'antimoine. Il est solide et blanc; il

agit sur le charbon et sur l'acide hydrochlorique comme le précédent; mais il n'éprouve aucune altération de la part de l'acide nitrique.

76. *Verre d'antimoine*. (Oxyde d'antimoine sulfuré vitreux.) Le verre d'antimoine est composé de protoxyde d'antimoine, de sulfure d'antimoine et de silice. Il est solide, transparent et couleur d'hyacinthe; il fournit de l'antimoine métallique comme les précédens lorsqu'on le calcine avec du charbon. Si après l'avoir pulvérisé on le chauffe pendant quelques minutes avec de l'acide hydrochlorique, il se dégage du gaz acide hydrosulfurique, et le verre se dissout en entier, à moins qu'il ne renferme une trop grande quantité de silice : la dissolution contient de l'hydrochlorate d'antimoine, dont nous ferons bientôt connaître les caractères. *Théorie*. Le protoxyde d'antimoine qui entre dans la composition du verre se dissout dans l'acide hydrochlorique : le sulfure d'antimoine (composé de soufre et d'antimoine) décompose l'eau faisant partie de l'acide, le soufre s'empare de son hydrogène, et donne naissance à du gaz acide hydrosulfurique qui se dégage ; tandis que l'oxygène de l'eau s'unit à l'antimoine, et forme du protoxyde qui se dissout dans l'acide hydrochlorique. Le verre d'antimoine est vénéneux, et agit à peu près comme l'émétique, § 72.

Du beurre d'antimoine (chlorure d'antimoine).

Comment peut-on reconnaître que l'empoisonnement a eu lieu par le beurre d'antimoine?

77. Le beurre d'antimoine (chlorure d'antimoine) est

(138)

épais, d'une consistance graisseuse, incolore, demi transparent, très-caustique, et fusible au-dessous de la température de l'eau bouillante. Lorsqu'on le met en contact avec l'eau, il se transforme en sous-hydrochlorate d'antimoine blanc, insoluble dans l'eau ; d'où il suit que l'oxygène de l'eau se combine avec l'antimoine du chlorure, tandis que l'hydrogène s'unit avec le chlore pour donner naissance à de l'acide hydrochlorique. Le sous-hydrochlorate produit se dissout l'acide hydrochlorique, et forme de l'hydrochlorate d'antimoine dont nous allons exposer les caractères. Le beurre d'antimoine agit comme un irritant très-énergique, mais il n'est pas absorbé.

Des Hydrochlorates d'antimoine.

Comment peut-on reconnaître l'empoisonnement déterminé par ces hydrochlorates ?

78. Il existe deux hydrochlorates d'antimoine ; dans l'un le métal y est à l'état de protoxyde ; l'autre contient du deutoxyde. La dissolution de ces hydrochlorates est acide, et rougit l'eau de tournesol ; elle est transparente et douée d'une saveur caustique. La potasse, la soude et l'ammoniaque en précipitent l'oxyde d'antimoine blanc. L'eau la décompose, et y fait naître un précipité blanc de sous-hydrochlorate d'antimoine, tandis qu'il reste dans la liqueur un sur-hydrochlorate ou un composé de beaucoup d'acide hydrochlorique et d'une petite quantité d'oxyde d'antimoine. L'acide hydrosulfurique, les hydrosulfates et la noix de galle agissent sur elle comme sur le tartrate acide de potasse et d'antimoine dissous. (*Voyez* § 70 *bis.*) Le nitrate d'argent la

décompose et y fait naître un précipité blanc, composé
de chlorure d'argent et d'oxyde d'antimoine ; lorsqu'on
verse de l'acide hydrochlorique sur ce précipité, l'oxyde
d'antimoine est dissous et le chlorure d'argent reste.

De l'Émétine.

Comment peut-on reconnaître que l'empoisonnement a eu lieu par l'émétine?

79. L'émétine est un alcali végétal découvert par
M. Pelletier dans l'ipécacuanha, et composé d'oxygène,
d'hydrogène et de carbone (1). Il est solide, blanc,
pulvérulent, légèrement amer et très-peu soluble dans
l'eau, quoiqu'il se dissolve plus facilement que la morphine et la strychnine. Mis sur les charbons ardens il
se tuméfie, se décompose à la manière des substances
végétales qui ne contiennent point d'azote, et laisse
un charbon très-léger et spongieux. Il n'attire point
l'humidité de l'air. Tous les acides minéraux le dissolvent, et forment des sels dont la noix de galle précipite des flocons abondans d'un blanc sale. L'acide
nitrique concentré *ne le fait point passer au rouge*,
comme cela a lieu pour la morphine, la strychnine et
la brucine. Il se dissout très-bien dans l'alcohol, et la
dissolution *ramène au bleu le papier de tournesol rougi
par un acide*. Il est peu soluble dans l'éther. L'action
de l'émétine sur l'économie animale est en tout sem-

---

(1) L'émétine décrite pour la première fois par MM. Pelletier et Magendie, est un composé d'émétine, d'un acide
et d'une matière colorante. M. Pelletier est parvenu dans
ces derniers temps à séparer de ce sel l'émétine pure.

blable à celle qu'exerce le tartrate de potasse et d'antimoine. (*Voy.* § 72.)

§ VII. — *Des préparations de bismuth.*

Les préparations de bismuth dont nous croyons devoir nous occuper sont le nitrate et le sous-nitrate (blanc de fard.)

Du nitrate de bismuth.

Comment peut-on reconnaître que l'empoisonnement a eu lieu par le nitrate de bismuth ?

80. Le nitrate de bismuth est *solide*, blanc, crystallisé ou en poudre, inodore, doué d'une saveur styptique, caustique, désagréable. Mis sur les charbons ardens, il se boursoufle et se décompose ; il se dégage du gaz acide nitreux jaune-orangé, et il reste sur les charbons de l'oxyde jaune de bismuth. Lorsqu'on verse de l'acide sulfurique concentré sur ce nitrate pulvérulent, il se dégage des vapeurs blanches d'acide nitrique , d'où il suit que le nitrate est décomposé. Traité par l'eau distillée, il se partage en deux parties bien distinctes : A, l'une soluble est du nitrate acide; B, l'autre insoluble est du sous nitrate (blanc de fard.)

A. Dissolution concentrée de nitrate acide. Elle est incolore, transparente, inodore, douée de la même saveur que celle du nitrate, et rougit l'eau de tournesol. L'acide hydrosulfurique et les hydrosulfates la décomposent, et y font naître un précipité noir de sulfure de bismuth; d'où il suit que l'hydrogène du réactif se combine avec l'oxygène de l'oxyde de bismuth , tandis que le métal s'unit au soufre de l'acide hydrosulfurique.

L'ammoniaque, la potasse et la soude s'emparent de l'acide, et en précipitent l'oxyde blanc hydraté ; il suffit de mêler cet oxyde avec du charbon pulvérisé, et de faire rougir le mélange pendant vingt ou vingt-cinq minutes dans un creuset pour le décomposer, et obtenir le bismuth métallique (1). L'*eau distillée*, versée en grande quantité dans cette dissolution, n'occasionne point de changement remarquable d'abord ; mais au bout de quelque temps la liqueur se trouble, et il se dépose du sous-nitrate de bismuth blanc : la liqueur contient alors du nitrate *très-acide* de bismuth ; d'où il suit que l'eau a décomposé la dissolution : presque tout l'acide est resté dans la liqueur avec un peu d'oxyde, tandis que la majeure partie de l'oxyde s'est précipitée avec un peu d'oxyde.

Dissolution très-acide, et par conséquent très-étendue *de nitrate de bismuth.* Elle se comporte avec la potasse, l'ammoniaque, l'acide hydrosulfurique et les hydrosulfates, comme la dissolution concentrée ; elle rougit fortement l'eau de tournesol : l'eau distillée *ne la trouble point.*

Dissolution de nitrate plus ou moins acide de bismuth, mêlée avec des liquides végétaux ou animaux qui ne l'ont point décomposée. On ne connaît qu'un très-petit nombre de liquides qui jouissent de la propriété de former avec ce sel des mélanges solubles ; par consé-

---

(1) Le bismuth est solide, d'un blanc jaunâtre, lamelleux, brillant, fragile et très-fusible ; il se dissout aisément dans l'acide nitrique : chauffé avec le contact de l'air, il absorbe l'oxygène et passe à l'état d'oxyde jaune anhydre.

quent, la résolution de ce problème fera rarement l'objet des recherches médico-légales. Lorsqu'il faudra prononcer sur un cas de ce genre, on versera dans la liqueur les réactifs dont nous venons de parler; s'ils se comportent comme nous l'avons dit, on affirmera qu'elle renferme une préparation de bismuth. Dans le cas contraire, on la précipitera par un excès d'hydrosulfate de potasse, et le sulfure déposé sera desséché et calciné avec de la potasse dans un creuset; par ce moyen, on obtiendra du sulfure de potasse et du *bismuth métallique*.

Dissolution de nitrate plus ou moins acide de bismuth, mêlée avec des substances qui l'ont décomposée. Ces substances sont le vin, l'albumine, le lait, la bile, les matières des vomissemens, celles que l'on trouve dans le canal digestif après la mort, enfin, les tissus qui composent les organes avec lesquels le sel a été en contact. Les résultats de cette décomposition peuvent varier : tantôt, le sel a été entièrement décomposé, et tout l'oxyde précipité; plus rarement, la décomposition n'a été que partielle, et le liquide qui surnage le précipité contient encore une portion du nitrate que l'on peut découvrir, comme il a été dit § 80. *A*. Quoi qu'il en soit, si le procédé que nous conseillons ne suffit point pour démontrer l'existence du poison, on évaporera la matière suspecte, on la desséchera, on la mêlera avec de la potasse, et on la calcinera dans un creuset pour obtenir le bismuth métallique, dont la présence prouvera l'existence d'un poison de cette espèce.

B. Sous-nitrate de bismuth (blanc de fard). Il est solide, blanc, floconneux, ou sous forme de paillettes nacrées; il est inodore et insoluble dans l'eau. Il se dissout à merveille dans l'acide nitrique, dont la température est un tant soit peu élevée, et donne du nitrate acide dont les caractères ont été exposés § 80. *A.* Mis sur les charbons ardens, il se décompose et fournit du gaz acide nitreux reconnaissable à son odeur, et de l'oxyde jaune de bismuth. L'acide sulfurique concentré le décompose, et en dégage l'acide nitrique sous forme de vapeurs blanches. Mêlé avec du charbon pulvérisé et calciné pendant demi-heure dans un creuset chauffé jusqu'au rouge, il cède son oxygène au charbon, et laisse du bismuth métallique.

Blanc de fard mêlé avec de la farine. (*Voyez* Falsification de la farine, à la fin de ce tome).

Symptômes et lésions de tissu déterminés par le nitrate de bismuth. (*Voy.* § 35 et 6.)

Action de ces composés sur l'économie animale. Le nitrate et le sous-nitrate de bismuth irritent et enflamment les tissus avec lesquels on les met en contact; il est probable que les accidens qu'ils déterminent, et qui amènent souvent la mort, sont le résultat de cette inflammation et de l'excitation sympathique du système nerveux : toutefois, quelques faits sembleraient annoncer qu'une partie de ces poisons pourrait être lentement absorbée, et porterait son action meurtrière sur le cœur.

§ VIII. — *Des Préparations d'or.*

De l'Hydrochlorate d'or (muriate).

Comment peut-on reconnaître l'empoisonnement par l'hydrochlorate d'or?

81. Pour résoudre ce problème d'une manière convenable, nous devons indiquer les moyens de reconnaître l'hydrochlorate d'or 1° à l'état solide; 2° le même sel dissous dans une quantité d'eau variable; 3° dissous et mêlé avec des liquides qui ne le décomposent point, ou qui ne le décomposent qu'en partie; 4° dissous et décomposé par des matières liquides ou solides.

1° *Hydrochlorate acide d'or à l'état solide.* Il est en masse ou sous forme d'aiguilles d'un jaune foncé, douées d'une saveur fortement styptique; l'acide sulfurique concentré le décompose, et en dégage des vapeurs blanches épaisses d'acide hydrochlorique; lorsqu'on le met sur les charbons ardens, il fournit de l'*or métallique*, du gaz acide hydrochlorique et du chlore; il est déliquescent et excessivement soluble dans l'eau : sa dissolution aqueuse jouit de propriétés caractéristiques que nous allons faire connaître.

2° *Hydrochlorate acide d'or dissous dans l'eau. Dissolution concentrée.* Elle est transparente, d'un jaune foncé, et d'une saveur styptique; elle rougit l'eau de tournesol, et tache la peau en pourpre. La potasse et le prussiate de potasse (hydrocyanate) ne la troublent point à la température ordinaire : le premier de ces réactifs y fait naître cependant un précipité d'oxyde brun noirâtre, si elle n'est pas très-acide, et qu'on élève sa température jusqu'au degré de l'ébullition. L'ammoniaque en sépare des flocons d'un jaune rougeâtre, qui passent au jaune serin, si on y ajoute une plus grande quantité d'alcali volatil. Les hydrosulfates solubles la décomposent, et en précipitent du sulfure d'or d'une couleur de chocolat foncé. Le protosulfate de fer, dont l'oxyde est très-avide d'oxygène, décompose cet hydrochlorate, s'empare de l'oxygène de l'oxyde d'or pour passer à l'état de deuto ou de tritosulfate de fer soluble, et l'or se précipite sous la forme d'une poudre brune, susceptible de prendre par le frottement tout l'éclat qui le caractérise : en outre, on voit à la surface du liquide des pellicules d'or excessivement minces. L'hydrochlorate acide d'or est décomposé par le nitrate d'argent qui transforme l'acide hydrochlorique en chlorure d'argent insoluble ; le précipité que l'on obtient est d'une couleur rougeâtre.

Dissolution aqueuse d'hydrochlorate d'or très-étendue. Elle est transparente, d'un jaune clair ; les hydrosulfates y font naître un précipité brun, composé de soufre et d'or : si après avoir lavé et desséché ce précipité on le fait chauffer avec de la potasse solide, on obtient du foie de soufre et de l'or métallique.

3° *Hydrochlorate d'or dissous et mêlé avec des liquides qui ne le décomposent point, ou qui ne le décomposent qu'en partie.* Nous répétons ici ce que nous avons déjà établi tant de fois pour d'autres poisons, savoir, qu'il est impossible de déceler au moyen des réactifs la présence de l'hydrochlorate d'or mêlé avec des liquides colorés, tels que le vin rouge, le *décoctum* de café, etc. Dans ce cas, on aura recours au chlore *concentré* qui décolorera le vin et le café; on laissera reposer le précipité de chlore et de matière végéto-animale qui se formera, et on filtrera : la liqueur se comportera avec l'ammoniaque, le protosulfate de fer, etc., comme nous l'avons dit en parlant de la dissolution d'or. Toutefois, ces menstrues ne fourniraient point de précipité, si la liqueur était trop affaiblie : dans ce cas il faudrait la concentrer par l'évaporation. Si les liquides, mêlés avec l'hydrochlorate d'or, n'étaient point susceptibles d'être décolorés par le chlore, et que les précipités fournis par les réactifs ne fussent point de nature à permettre de conclure à l'existence de ce sel, on devrait avoir recours au procédé suivant.

4° *Hydrochlorate d'or dissous et décomposé par des matières liquides ou solides.* L'albumine, la gélatine, le lait, les fluides contenus dans l'estomac, la bile, plusieurs substances végétales astringentes, les matières vomies, etc., décomposent le sel dont nous parlons, et le transforment en un produit insoluble; d'où il suit que dans certaines circonstances il est impossible de constater sa présence dans le liquide qui fait partie de la matière suspecte : alors on doit évaporer celle-ci dans une capsule de porcelaine jusqu'à ce qu'elle soit desséchée, puis on doit calciner le résidu dans un creuset; quelques minutes d'une chaleur rouge suffiront pour décomposer le nouveau produit qui s'était formé, et pour obtenir de l'or métallique mêlé à du charbon, que l'on séparera comme nous l'avons dit en parlant du cuivre (*voy.* page 117). On devrait agir de la même manière avec les tissus du canal digestif, dans le cas où les essais qui auraient été tentés pour découvrir le poison seraient infructueux.

Symptômes et lésions de tissu produits par l'hydro-chlorate d'or. Appliqué sur les gencives sous forme de frictions et à la dose d'un dixième de grain, l'hydrochlorate d'or augmente la transpiration cutanée et la sécrétion de l'urine; si la dose est plus forte, il occasionne une fièvre plus ou moins intense, et peut donner lieu à l'inflammation de tel ou de tel autre organe (Chrestien). Introduit dans l'estomac, il agit comme les poisons irritans (*voy.* § 35); mais alors son action est beaucoup moins intense que celle du sublimé corrosif. A l'ouverture des cadavres on trouve le plus souvent la membrane muqueuse de l'estomac d'une couleur rosée, offrant çà et là plusieurs petits ulcères. Il est très-vénéneux lorsqu'il est injecté dans les veines, et il paraît occasioner la mort en agissant sur les poumons.

§ IX. — *Des préparations de Zinc.*

Du Sulfate de zinc.

82. 1° *Sulfate de zinc du commerce à l'état solide.* Il est sous forme de masses blanches, souvent tachées de jaune (1), inodores, d'une saveur âcre, styptique, sans action sur l'acide sulfurique concentré, et fournissant du zinc métallique, lorsque après les avoir mêlées avec de la potasse et du charbon pulvérisé, on les fait rougir pendant une demi-heure dans un creuset. Ce sulfate

---

(1) Le sufate de zinc du commerce contient toujours du sulfate de fer et quelquefois du sulfate de cuivre.

se dissout très-bien dans l'eau froide, et la dissolution jouit de propriétés qui la caractérisent. *Le sulfate de zinc solide et pur* diffère du précédent : 1° par sa belle couleur blanche ; 2° parce qu'il est le plus souvent crystallisé en prismes à quatre pans ; 3° par les propriétés de sa dissolution aqueuse.

2° *Sulfate de zinc du commerce dissous dans l'eau. Dissolution concentrée.* Elle est incolore, ou légèrement jaunâtre, douée d'une saveur styptique, inodore et rougit l'eau de tournesol. L'ammoniaque en sépare l'oxyde d'un blanc *verdâtre*, que l'on peut facilement redissoudre dans un excès d'alcali, et qui ne change point de couleur à l'air ; si, au lieu d'en opérer la dissolution, on le dessèche et qu'on le calcine avec du charbon à une température très-élevée, on obtient du zinc métallique. Le prussiate de potasse (hydrocyanate) la précipite en bleu foncé, et les hydrosulfates en noir. L'infusion alcoholique de noix de galle y fait naître un précipité d'un violet foncé. L'hydrochlorate de baryte y occasionne un précipité blanc composé de sulfate de baryte et d'oxyde de zinc ; lorsqu'on traite ce précipité par l'acide nitrique pur, l'oxyde de zinc est dissous, et il reste du sulfate de baryte blanc. *Sulfate de zinc pur* (exempt de fer) *dissous dans l'eau.* Il est incolore, et précipite en *blanc* par l'ammoniaque ; l'oxyde se comporte à l'air, avec le charbon et avec un excès d'ammoniaque, comme nous venons de le dire en parlant du sulfate de zinc du commerce ; le prussiate de potasse le précipite en *blanc*, et les hydrosulfates en *blanc légèrement jaunâtre* ; l'infusion alcoholique de noix de galle lui communique un aspect laiteux sans y occasioner de précipité; l'hydrochlorate de baryte agit sur lui comme sur le sulfate du commerce.

3° *Sulfate de zinc mêlé avec des liquides qui ne le décomposent point, ou qui ne le décomposent qu'en partie.* Les réactifs dont nous venons de parler suffiront pour démontrer la présence du sulfate de zinc, si les liquides avec lesquels il est mêlé sont incolores; au contraire ils seront insuffisans, s'il a été uni à du vin, à du café, etc. : dans ce cas, on aura recours au chlore concentré qui décolorera ces boissons; on filtrera la liqueur, et on verra qu'elle précipite par les réactifs, à peu près comme le fait le sulfate de zinc dissous dans l'eau. Si on avait lieu de soupçonner que le liquide filtré fût trop étendu, on le concentrerait au moyen de l'évaporation, pour que l'action des menstrues devînt plus énergique.

4° *Sulfate de zinc dissous et décomposé par des matières solides ou liquides.* L'albumine, la gélatine, le lait, la bile, les sucs de l'estomac, etc., peuvent décomposer le sulfate de zinc, et le transformer en un produit insoluble : c'est en vain qu'on le chercherait alors dans le liquide faisant partie de la matière suspecte. Il faut s'attacher dans ce cas à démontrer la présence du zinc métallique, en desséchant et en calcinant dans un creuset les matières dont on peut disposer, après les avoir mêlées avec de la potasse et du charbon; cette opération n'est suivie de succès qu'autant que la température du creuset est très-élevée, et que l'on chauffe pendant long-temps. On agirait de la même manière sur les matières vomies, sur celles que l'on trouverait dans le canal digestif après la mort, et même sur les tissus de l'estomac, si les réactifs ne fournissaient point la preuve de l'existence du sulfate de zinc.

Symptômes de l'empoisonnement par le sulfate de zinc. Ils sont semblables à ceux dont nous avons parlé § 35 ; nous observerons seulement qu'étant doué à un très-haut degré de la propriété émétique, le sulfate de zinc ne tarde pas à être vomi, et que le plus ordinairement les accidens qu'il a développés cèdent à l'emploi des médicamens adoucissans que l'on administre.

Lésions de tissu produites par le sulfate de zinc. Elles sont en général peu intenses et de la même nature que celles dont nous avons fait mention § 6.

DIX-SEPTIÈME LEÇON.

§ x. — *Préparations de Plomb.*

Les préparations de plomb dont nous croyons devoir faire l'histoire sont : l'acétate de plomb, les oxydes, le sous-carbonate de plomb et l'eau imprégnée de ce métal.

De l'acétate de plomb (sel ou sucre de saturne).

Comment peut-on reconnaître que l'empoisonnement a eu lieu par l'acétate de plomb ?

Pour résoudre ce problème d'une manière complète, nous devons examiner l'acétate de plomb, 1° à l'état solide ; 2° dissous dans une quantité d'eau variable ; 3° dissous et mêlé avec des liquides qui ne l'ont point décomposé ou qui ne l'ont décomposé qu'en partie ; 4° solide, uni à diverses substances médicamenteuses solides ; 5° combiné avec des alimens ou

des médicamens liquides ou solides qui en ont opéré
la décomposition ; 6° décomposé par nos organes, et
intimement combiné avec les tissus du canal digestif.

1° *Acétate de plomb solide*. Il est blanc, pulvérulent
ou crystallisé, inodore et doué d'une saveur sucrée,
styptique. Mis sur les charbons ardens, il se boursoufle,
se décompose, répand une fumée qui a l'odeur de vinaigre, et laisse de l'oxyde de plomb d'un jaune tirant
plus ou moins sur le rouge : quelquefois même on
aperçoit du plomb métallique, brillant; c'est lorsqu'on
anime la combustion du charbon au moyen d'un
soufflet, et que la température se trouve assez élevée
pour que le charbon enlève l'oxygène à une portion
d'oxyde. Si on verse de l'acide nitrique concentré sur
l'acétate de plomb pulvérulent, il se forme du nitrate
de plomb, et l'acide acétique se dégage en répandant
l'odeur de vinaigre. L'acétate de plomb se dissout à
merveille dans l'eau distillée, et la dissolution jouit
d'un certain nombre de propriétés caractéristiques que
nous allons faire connaître.

83. 2° *Acétate de plomb dissous dans l'eau. Dissolu-*
tion concentrée. Elle est limpide, incolore, inodore,
d'une saveur sucrée, styptique; elle verdit le sirop de
voilettes. La potasse, la soude, l'ammoniaque, les eaux
de chaux, de baryte et de strontiane la décomposent,
se combinent avec l'acide, et y font naître un précipité blanc de protoxyde de plomb hydraté, qui jaunit
à mesure qu'on le dessèche; il suffit de mêler ce précipité avec du charbon, et de faire rougir le mélange
pendant vingt minutes dans un creuset, pour obtenir
du plomb métallique; en effet le charbon s'empara

de l'oxygène de l'oxyde. Si l'on verse de l'acide *sulfu-rique* ou un sulfate soluble dans la dissolution dont nous parlons, on obtient sur-le-champ un précipité blanc de sulfate de plomb ; ce qui prouve que l'acide sulfurique s'est combiné avec le protoxyde de plomb de l'acétate. L'acide hydrosulfurique et les hydrosul-fates solubles la décomposent également et y font naître un précipité de *sulfure* de plomb *noir* : d'où il suit que l'hydrogène de l'acide hydrosulfurique s'est combiné avec l'oxygène du protoxyde de plomb, tandis que le soufre du même acide s'est uni avec le métal. L'acide chromique et les chromates solubles précipitent cette dissolution en jaune serin ; le précipité est du chro-mate de plomb. Si on verse du sous-carbonate de soude dans l'acétate de plomb dissous, on obtient sur-le-champ de l'acétate de soude qui reste en dissolution, et du sous-carbonate de plomb blanc insoluble qui se précipite : ce qui prouve qu'il y a eu double décom-position.

Dissolution aqueuse d'acétate de plomb très-étendue. La dissolution aqueuse d'acétate de plomb peut être assez étendue pour n'éprouver aucun changement sen-sible de la part de la potasse, de l'ammoniaque, des acides sulfurique, hydrosulfurique et chromique. Dans ce cas, on démontrera la présence du plomb en y ver-sant du sous-carbonate de soude ; la liqueur se trou-

---

(1) Le plomb est solide, d'un blanc bleuâtre, brillant, assez mou pour pouvoir être rayé avec l'ongle, très-malléable, et très-fusible ; il se transforme en protoxyde jaune lorsqu'on le fait fondre avec le contact de l'air.

blera sur-le-champ, et, au bout de quelques heures, on obtiendra un précipité blanc de sous-carbonate de plomb (*voyez* plus haut, *Dissolution concentrée*); on décantera la liqueur qui surnage le précipité; on lavera celui-ci avec un peu d'eau distillée, et après l'avoir laissé reposer, on décantera de nouveau; alors on versera quelques gouttes de vinaigre distillé (acide acétique) : sur-le-champ l'acide acétique décomposera le sous-carbonate de plomb, et l'on obtiendra de l'acétate de plomb dissous et concentré, que l'on reconnaîtra comme il a été dit § 83, et du gaz acide carbonique, qui se dégagera en produisant une effervescence plus ou moins vive. A défaut de vinaigre distillé, on emploira deux ou trois gouttes d'acide nitrique; le nitrate obtenu sera soluble dans l'eau et se comportera avec les réactifs comme l'acétate.

84. 3° *Acétate de plomb mêlé avec des liquides qui ne l'ont point décomposé, ou qui ne l'ont décomposé qu'en partie.* S'il est vrai que la plupart des liquides végétaux et animaux décomposent l'acétate de plomb et le transforment en un produit insoluble, il est également vrai que quelques-uns de ces liquides ne lui font subir aucune altération, et que d'autres ne le décomposent que partiellement; il peut donc arriver que l'on soit obligé de démontrer sa présence dans certaines *boissons*, telles que les *vins* et le *café*, dans les *liquides vomis* ou dans ceux que l'on trouve dans le *canal digestif* après la mort de l'individu, et l'on remarque alors ce que nous avons déjà eu occasion d'observer tant de fois, c'est-à-dire que, par son mélange avec des liquides colorés, l'acétate de plomb peut fournir, avec les réactifs, des

précipités d'une nuance différente de celle qu'il aurait donnés s'il eût été simplement dissous dans l'eau.

Pour démontrer la présence d'un sel soluble de plomb dans les liquides dont nous parlons, on fera sur une petite portion les essais que nous avons indiqués § 83, en parlant de la dissolution aqueuse concentrée ou étendue d'acétate de ce métal; si on obtient des précipités semblables à ceux que nous avons décrits dans le même paragraphe, on conclura que le liquide contient un sel de plomb. Si, au contraire, les résultats ne sont pas les mêmes, et que le mélange soit coloré, on en détruira la couleur au moyen du chlore concentré et liquide; il se formera un précipité d'un rouge brun; on le laissera déposer, puis on filtrera; la liqueur filtrée se comportera avec les réactifs comme la dissolution d'acétate de plomb, à moins qu'elle ne soit trop étendue; dans ce cas il faudra la concentrer par l'évaporation jusqu'à ce qu'elle soit réduite au tiers de son volume : ce procédé mérite la préférence sur tous les autres pour découvrir l'acétate de plomb mêlé avec du *vin rouge*, du *décoctum* de *café* ou de *tabac*. Si le médecin chargé de faire ces recherches manquait de chlore ou si la matière qui colore le mélange était de nature à ne pas pouvoir être détruite par cet agent, on verserait dans toute la masse du liquide un excès d'hydrosulfate de potasse qui y ferait naître un précipité de sulfure de plomb *noir* (*voy.* § 83): on laisserait reposer ce précipité; on décanterait la liqueur qui le surnage, et on le laverait sur un filtre : lorsqu'il serait sec on le mêlerait avec son poids de potasse à la chaux (pierre à cautère), puis on chaufferait le mélange

dans un creuset : au bout de dix minutes d'une chaleur rouge, on retirerait le creuset, on le laisserait
refroidir, et on mettrait dans l'eau la matière qu'il
contient ; cette matière serait formée de sulfure de
potasse et de plomb métallique ; le sulfure serait dissous par l'eau et le plomb resterait au fond du vase.

4° *Acétate de plomb solide uni à diverses substances
médicamenteuses solides*, telles que du tabac ou d'autres
poudres. Si l'acétate de plomb dont il s'agit n'a pas été
décomposé, ou qu'il ne soit pas fortement retenu par
les matières qui entrent dans la composition du médicament solide, il suffira de diviser celui-ci et de le faire
bouillir pendant dix ou douze minutes dans l'eau distillée. La dissolution contiendra l'acétate de plomb et
se comportera avec les réactifs comme nous l'avons dit
en parlant de l'acétate de plomb dissous dans l'eau
ou mêlé avec des liquides qui ne l'ont point décomposé. (*Voyez* § 83 et 84.) Supposons maintenant que
l'acétate ait été décomposé, ou qu'il soit très-fortement
retenu par quèlques-unes des substances qui font partie
du médicament ; l'ébullition de celui-ci dans l'eau
sera insuffisante pour démontrer l'existence du plomb ;
dans ce cas, il faudra déssécher le médicament, le
mêler avec de la potasse à la chaux (pierre à cautère)
et du charbon pulvérisé, et faire rougir le mélange
dans un creuset pendant un quart d'heure ; quelque
soit l'état dans lequel se trouve l'acétate, on obtiendra du plomb métallique, dont la présence ne
suffira point pour affirmer que le médicament contenait de l'acétate de plomb, mais bien une préparation de ce métal.

5° *Acétate de plomb combiné avec des alimens ou des médicamens liquides ou solides qui en ont opéré la décomposition.* Parmi les substances dont nous parlons, on doit citer particulièrement l'albumine, le bouillon, le lait, le café, le thé, la matière des vomissemens, et celle que l'on trouve dans le canal digestif après la mort : ces substances décomposent l'acétate de plomb, en s'emparant de l'oxyde avec lequel elles forment des composés insolubles ; quelquefois aussi les sulfates et les carbonates qu'elles renferment transforment une portion de l'acétate en sulfate et en sous-carbonate de plomb : toujours est-il vrai que si la décomposition a été complète, on ne trouve plus d'acétate dans le liquide qui est mêlé avec les parties solides : c'est dans celles-ci qu'il faut chercher à démontrer la présence du plomb en suivant le procédé que nous venons d'indiquer (4°).

6° *Acétate de plomb décomposé par nos organes et intimément combiné avec les tissus du canal digestif.* On dessèche la partie du canal digestif qui est le siége d'une lésion évidente, et on la traite par la potasse et le charbon, comme nous venons de le dire (4°).

85. *Symptômes de l'empoisonnement déterminé par l'acétate de plomb introduit dans l'estomac.* L'acétate de plomb, administré à la dose de plusieurs gros, donne lieu à des accidens semblables à ceux que produisent les autres poisons de cette classe. (*Voy.* § 35.) S'il a été employé à des doses beaucoup plus faibles, il peut déterminer tous les phénomènes de la *colique des peintres,* maladie qui est le plus souvent occasionée par les *émanations de plomb.* Alors le malade éprouve des coliques sourdes de peu de durée qui

ne tardent pas à revenir, et qui sont beaucoup plus
fortes; la bouche est aride, il y a nausées et vomissemens de matières amères, verdâtres ou noirâtres;
ces vomissemens durent quelquefois pendant plusieurs
jours; la constipation est opiniâtre, et ce n'est qu'avec
le plus grand effort que l'on parvient à rendre des
excrémens jaunes, durs, arrondis, semblables à des
crottins; il est fort rare que l'on observe le dévoiement;
l'abdomen s'affaisse surtout vers la région ombilicale
où il est tellement rentré en dedans, qu'il semble
appliqué sur l'épine du dos : cet effet est d'autant
plus marqué que les coliques sont plus intenses. Les
douleurs abdominales diminuent le plus souvent par
une pression modérée sur l'ombilic : presque toujours
cette maladie est sans fièvre, et rarement l'individu
se plaint de céphalalgie, de vertiges, etc.

86. *Lésions de tissus produites par une forte dose
d'acétate de plomb introduit dans l'estomac.* L'acétate
de plomb détermine, dans les tissus du canal digestif,
des altérations semblables à celles que produisent les
autres irritans (*voyez* § 6); quelquefois cependant
on trouve dans l'estomac des animaux qui ont pris
une forte dose de dissolution aqueuse de ce sel, et
qui n'ont point vomi, un enduit membraneux assez
épais, d'une couleur cendrée, que l'on détache facilement en grumeaux, et qui paraît être le résultat de
la décomposition d'une partie de l'acétate par les
fluides contenus dans l'estomac; la membrane muqueuse, placée au-dessous de cet enduit, est d'un gris
foncé, et paraît avoir agi sur le sel comme les fluides
dont nous parlons. *A l'ouverture des cadavres d'indi-*

vidus qui ont succombé à la colique des peintres, on ne découvre aucune trace d'inflammation dans le canal digestif ; le diamètre des gros intestins et du colon en particulier est plus ou moins rétréci. Les autres altérations cadavériques, signalées par les auteurs, sont loin d'être le résultat de l'observation. Il est impossible de découvrir aucune préparation de plomb en faisant l'analyse des matières contenues dans le canal digestif, des excrémens, de l'urine, de la sueur, etc.

87. *Action de l'acétate de plomb sur l'économie animale.* L'acétate de plomb agit comme les poisons irritans énergiques, et peut ocasioner la mort dans l'espace de quelques heures s'il est introduit dans l'estomac à forte dose; tandis qu'il peut être employé à la dose de quelques grains sans déterminer aucun accident fâcheux ; quelquefois cependant il donne lieu à la colique des peintres , affection qui diffère évidemment de celle que produit l'acétate à forte dose. Lorsqu'on injecte dans les veines plusieurs grains de ce sel dissous dans l'eau , il produit des accidens graves suivis d'une mort plus ou moins prompte qui paraît tenir à la lésion du système nerveux.

Du Sous-Acétate de plomb soluble.

Comment peut-on reconnaître que l'empoisonnement a eu lieu par le sous-acétate de plomb soluble ?

88. Le sous-acétate de plomb soluble peut se présenter sous plusieurs états : tantôt il est crystallisé en lames opaques et blanches , tantôt il est en masses d'une forme confuse ; enfin le plus souvent il est dissous

dans l'eau. Cette dissolution, concentrée par l'évaporation, porte le nom d'*extrait de saturne.*

Sous-acétate de plomb dissous dans l'eau. Il est transparent, d'un blanc tirant plus ou moins sur le jaune, d'une saveur sucrée très-astringente : il verdit fortement le sirop de violettes. Les alcalis, l'acide hydrosulfurique, les hydrosulfates, l'acide chromique, les chromates, l'acide sulfurique et les sulfates agissent sur lui, comme sur la dissolution d'acétate de plomb (§ 83); mais il peut en être distingué, en y insufflant, à l'aide d'un tube, de l'air qui sort des poumons, et qui contient une plus grande quantité d'acide carbonique que l'air atmosphérique; en effet, aussitôt que ce gaz est en contact avec le liquide, il le précipite en blanc, tandis qu'il ne trouble point la dissolution *concentrée* d'acétate de plomb : ce précipité est du sous-carbonate de plomb formé aux dépens de l'acide carbonique de l'air et de l'excès d'oxyde de plomb du sous-acétate. La dissolution aqueuse d'acétate de plomb serait également précipitée en blanc par l'air expiré, si, au lieu d'être concentrée, elle était *étendue* d'une assez grande quantité d'eau.

Extrait de saturne ou sous-acétate de plomb dissous et concentré par l'évaporation. Il est liquide, jaunâtre, et présente les mêmes propriétés que la dissolution aqueuse du sous-acétate. Lorsqu'il a été préparé avec du vinaigre contenant de l'acide tartarique, comme cela arrive le plus souvent, il fournit par l'eau distillée un précipité blanc, abondant de tartrate de plomb.

Des Oxydes de plomb.

89. Comment peut-on reconnaître que l'empoisonnement a lieu par les oxydes de plomb ?

Protoxyde. Il peut être sec ou combiné avec l'eau ; dans ce dernier cas il est blanc. Le protoxyde sec porte le nom de *massicot* ou de *litharge* ; le premier est jaune et pulvérulent ; l'autre est sous forme de petites écailles rougeâtres ou jaunâtres. Lorsqu'on fait rougir, pendant quinze ou vingt minutes, dans un creuset, un mélange de protoxyde de plomb et de charbon, on obtient du plomb métallique. L'acide nitrique, chauffé avec le protoxyde dont nous parlons, le dissout sans produire de peroxyde *puce* ; le nitrate résultant précipite comme l'acétate de plomb par les réactifs. (*Voyez* § 83.)

Deutoxyde de plomb (minium). Il est d'un beau rouge très-pesant, et se comporte avec le charbon comme le précédent. L'acide nitrique le décompose, même à froid, et le fait passer en partie à l'état de *trioxyde puce* insoluble dans l'acide, et en partie à l'état de *protoxyde* qui se dissout dans l'acide nitrique ; en sorte que l'on obtient du nitrate de plomb facile à reconnaître, après avoir filtré la liqueur, en la traitant par les réactifs propres à déceler les sels de plomb. (*Voyez* § 83.)

Les oxydes de plomb exercent sur l'économie animale une action analogue à celle des autres composés de plomb.

Du Sous-Carbonate de plomb (céruse).

Comment peut - on reconnaître que l'empoisonnement a été produit par le sous-carbonate de plomb ?

90. Le sous-carbonate de plomb est solide, blanc,
pulvérulent, très-pesant, insipide et insoluble dans
l'eau; il se dissout *avec effervescence* dans l'acide nitrique faible : le nitrate résultant précipite par les
réactifs comme l'acétate de plomb. (*Voyez* 83). *Action
sur l'économie animale.* (*Voyez* § 87.)

De l'Eau imprégnée de plomb.

Comment peut - on reconnaître que l'empoisonnement est produit par de l'eau imprégnée de plomb ?

91. L'eau qui a été transmise par des aquéducs de
plomb, ou qui est tombée sur des toits couverts de
ce métal, peut tenir en dissolution une assez grande
quantité de ce poison pour déterminer des accidens
graves ; il en est de même de celle que l'on a gardée
pendant long-temps dans des vases de plomb exposés
à l'air, ou que l'on a puisée avec des seaux de ce
métal. Elle est transparente, incolore et inodore comme
l'eau ordinaire ; sa saveur est quelquefois légèrement
sucrée et styptique. Les sulfates, les hydrosulfates,
les chromates et les alcalis agissent sur elle comme
sur la dissolution d'acétate de plomb. (*Voyez* § 83).
Les acides en dégagent de l'acide carbonique avec
effervescence, lorsque le plomb y est à l'état de carbonate, ce qui arrive fréquemment. *Action sur l'économie animale.* (*Voyez* § 87.)

Du Vin imprégné de plomb.

92. Le vin aigri qui séjourne sur la litharge très-divisée peut en dissoudre une assez grande quantité pour devenir vénéneux, sans perdre sensiblement sa couleur s'il était coloré ; il acquiert une saveur astringente légèrement sucrée. Les vins blancs lithargirés fournissent avec les réactifs des précipités semblables à ceux que nous avons fait connaître en parlant de l'acétate de plomb (*voyez* § 83) ; quant aux vins rouges , on les analyse comme il a été dit § 84.

DIX-HUITIÈME LEÇON.

§ XI. — *De la Bryone ; de l'Élatérium ; de la Coloquinte ; de la Gomme-Gutte ; du Garou ; du Ricin ; du Pignon d'Inde ; de l'Euphorbe ; de la Sabine ; du Staphysaigre ; de la Gratiole, de l'Anémone ; du Rhus ; du Narcisse et de la Renoncule des prés ; de la Chélidoine,* etc.

93. *Symptômes de l'empoisonnement déterminés par ces substances.* Ils ressemblent beaucoup à ceux qui ont été décrits § 35, excepté, 1° que la saveur de ces poisons est âcre , piquante, ou plus ou moins amère ; 2° que la matière des vomissemens ne rougit point ou rougit à peine l'eau de tournesol.

Lésions de tissu produites par ces poisons (Voy. § 6.)

Action sur l'économie animale. Voy. l'histoire de chacun d'eux.

De la racine de Bryone.

Racine du *Bryoia alba* ou *dioica* (couleuvrée bryone blanche) plante de la famille des cucurbitacées de Jussieu et de la monœcie syngénésie de Linnæus.

Comment peut-on reconnaître que l'empoisonnement a eu lieu par la racine de bryone.

94. *Caractères de cette racine.* Elle est fusiforme, de grosseur variable depuis celle du doigt jusqu'à celle du bras ou de la cuisse d'un enfant; elle est souvent bifurquée et offre alors des parties qui sont comme articulées; elle est charnue, succulente, d'un blanc jaunâtre au dehors, et d'un blanc grisâtre à l'intérieur; son odeur est vireuse et nauséabonde; sa saveur âcre et caustique. *Lorsqu'elle a été desséchée*, elle est blanche, facile à rompre, coupée en rouelles, d'un grand diamètre, marquées par des stries concentriques, d'une saveur amère, âcre, légèrement caustique, et d'une odeur désagréable.

Symptômes de l'empoisonnement par la racine de bryone. (*V.* § 35.)

Lésions de tissu produites par cette racine. (*V.* § 6.)

Action de la racine de bryone sur l'économie animale. Les effets que détermine la racine de bryone sur l'homme et sur les chiens, à la dose d'un ou de deux gros, nous portent à conclure, 1° qu'elle doit être rangée parmi les poisons irritans qui occasionnent la mort, lors même qu'ils ont été appliqués sur le tissu cellulaire de la partie interne de la cuisse; 2° que son action est beaucoup plus intense quand elle a été introduite dans le canal digestif, que dans le cas où elle est appliquée sur des plaies ou sur le tissu lamineux sous-cutané; 3° qu'elle paraît agir spécialement en déterminant une vive inflammation des organes sur lesquels elle a été appliquée, et une irritation sympathique du système nerveux; 4° que ses propriétés délétères résident essentiellement dans le suc et dans la partie soluble dans l'eau; 5° qu'elle produit les mêmes effets sur l'homme que sur les chiens.

De l'Élatérium.

95. L'extrait aqueux du *momordica élatérium* (concombre d'âne, concombre sauvage), plante de la famille des cucurbitacées de Jussieu, et de la monœcie syngenésie de Linnæus, est préparé avec le fruit de cette plante, dont voici les *caractères :* baie ovale ayant la forme d'une olive, peu charnue, coriace, grosse comme la moitié du pouce, d'une couleur d'abord verte, qui devient jaune en mûrissant; elle est uniloculaire, hérissée de piquans mous, s'ouvre avec élasticité et lance les semences au loin; celles-ci sont ovales, anguleuses et comprimées.

Symptômes et lésions de tissu produits par l'extrait d'élatérium. (Voyez § 35 et 6.)

Action de l'élatérium sur l'économie animale. Les expériences que nous avons tentées nous permettent d'établir, 1° que l'extrait d'*élatérium* à la dose de deux à trois gros , détermine la mort des chiens les plus robustes dans l'espace de huit, seize ou vingt-quatre heures, soit qu'on l'introduise dans le canal digestif, soit qu'on l'applique sur le tissu lamineux sous-cutané de la partie interne de la cuisse; 2° que dans ce dernier cas, il est beaucoup moins actif que lorsqu'il a été introduit dans l'estomac ; 3° qu'il agit à la manière des poisons irritans, en enflammant les organes sur lesquels il a été appliqué, et en déterminant une irritation sympathique du système nerveux ; 4° qu'indépendamment de cette action locale, il est absorbé, porté dans le torrent de la circulation, et qu'alors il agit particulièrement sur le rectum ; du moins nous avons constamment observé, même après avoir appliqué l'*élatérium* sur le tissu cellulaire souscutané de la partie interne de la cuisse, que le rectum était phlogosé.

De la Coloquinte.

Fruit du *cucumis colocynthis* (coloquinte ou chicotin), plante de la famille des cucurbitacées de Jussieu et de la monœcie syngénésie de L.

Comment peut-on reconnaître que l'empoisonnement a eu lieu par la coloquinte ?

96. *Caractères du fruit.* Il se rapproche beaucoup de la baie, et il est composé d'une écorce, d'une substance charnue, et d'un grand nombre de graines ; l'écorce est dure, unie, luisante, jaune ou verdâtre ; mais comme le plus souvent le fruit dont nous parlons est privé de son écorce lorsqu'il nous arrive d'Espagne ou de l'Archipel, nous croyons devoir nous attacher à donner la description de celui qui a été écorcé. Il est presque rond, de la grosseur d'une orange, léger, spongieux, sec, d'un blanc jaunâtre, d'une odeur désagréable, et d'une saveur excessivement amère ; la *substance charnue* à laquelle appartiennent les caractères dont nous

parlons, est composée de feuillets membraneux, et présente un très-grand nombre de cellules dans lesquelles se trouvent renfermées plusieurs *graines* petites, planes, oblongues, semblables à des pepins de poires, brunes, et amères à l'extérieur, et dont l'amande est blanche, douce et charnue.

Symptômes et lésions de tissu occasionés par la coloquinte. (*V.* § 35 et 6).

Action de la coloquinte sur l'économie animale. Il résulte de diverses expériences que nous avons faites sur les animaux, et des observations d'empoisonnement recueillies chez l'homme, 1° que la coloquinte, à la dose d'un ou de deux gros, est un poison irritant énergique, susceptible de déterminer la mort dans l'espace de vingt-quatre heures, même lorsqu'elle est appliquée sur le tissu cellulaire de la partie interne de la cuisse ; 2° qu'il est probable qu'elle est absorbée et portée dans le torrent de la circulation ; 3° que ses effets meurtriers paraissent tenir essentiellement à l'inflammation qu'elle détermine de l'organe sur lequel elle a été appliquée, et à l'irritation sympathique du système nerveux ; 4° que ses propriétés vénéneuses résident à la fois dans la partie qui se dissout dans l'eau, et dans celle qui y est insoluble ; 5° qu'elle exerce le même mode d'action sur l'homme que sur les chiens.

De la Gomme-Gutte.

La gomme-gutte est un suc résino-gommeux (composé de quatre-vingts parties de résine et de vingt parties de gomme) qui découle des feuilles et des rameaux du *Guttœfera vera*, et que l'on obtient le plus souvent en incisant l'écorce. Cet arbre appartient à la polygamie monœcie de L.; il croît dans l'île de Ceylan et dans la presqu'île de Camboge. Suivant quelques naturalistes, ce seraient les feuilles et les jeunes pousses du *stalagmitis gambogioïdes* de Wildenow qui fourniraient ce suc.

Comment peut-on reconnaître que l'empoisonnement a eu lieu par la gomme-gutte?

97. *Caractères*. Elle est en masses cylindriques, d'un jaune rougeâtre, passant au jaune serin lorsqu'on la réduit en poudre, ou qu'on la mêle avec de l'eau; elle est très-friable et opaque; sa cassure est brillante; elle n'a point d'odeur; sa saveur est légèrement âcre, et se manifeste particulièrement lorsqu'on la laisse pendant quelque temps dans la bouche; l'eau et l'alcohol la dissolvent en partie, et acquièrent une couleur jaune; la dissolutiou alcoholique est troublée par l'eau, et dépose peu à peu la résine jaune; la gomme gutte est entièrement soluble dans la dissolution aqueuse de potasse.

Symptômes et lésions de tissu occasionés par la gomme-gutte. (*Voyez* § 35 et 6.)

Action de la gomme-gutte sur l'économie animale. Les expériences que nous avons tentées sur les animaux, dans le dessein de constater l'action de la gomme-gutte sur l'économie animale, nous portent à conclure, 1° qu'à la dose d'un ou de deux gros cette substance détermine la mort des chiens les plus robustes, dans l'espace de vingt-quatre heures, si toutefois on empêche le vomissement; 2° qu'on peut la leur administrer impunément à cette même dose, si on leur laisse la faculté de vomir, car alors ils ne tardent pas à la rejeter, et les matières vomies sont d'une couleur jaune serin; 3° qu'étant appliquée sur le tissu cellulaire sous-cutané de ces mêmes animaux , et à la dose de deux à trois gros, elle les fait périr au bout de seize, dix-huit ou vingt-quatre heures; 4° que les effets qu'elle détermine dépendent plutôt de l'inflammation des organes sur lesquels on l'a appliquée et de l'irritation sympathique du système nerveux, que de son absorption et de son transport dans le torrent de la circulation.

Du Garou (sainbois).

Écorce et racine du *Daphne gnidium*, plante de la famille des thymélées de Jussieu, et de l'octandrie monogynie de Linnæus.

Comment peut-on reconnaître que l'empoisonnement a eu lieu par le garou ?

98. *Caractères de l'écorce des tiges*. On la trouve dans le commerce sous la forme de fragmens longs de trois ou quatre pieds, larges de un à deux pouces, très-minces , pliés par le milieu , réunis en bottes et difficiles à rompre. L'épiderme est brun ou d'un gris foncé, demi-transparent, offrant des rides transversales qui sont le résultat de la dessiccation, tacheté çà et là, et d'une manière assez régulière, de petits tubercules blancs. Immédiatement au-dessous de l'épiderme, on découvre des filamens soyeux, très-fins , blancs et lustrés , au-dessous desquels se trouvent des fibres longitudinales très-tenaces ; l'intérieur de l'écorce est

d'un jaune de paille ; sa saveur est âcre, piquante, caustique ; son odeur très-faible et légèrement nauséabonde. Nous croyons devoir noter que l'on trouve aussi dans le commerce les rameaux de la plante dont nous parlons ; l'écorce est alors appliquée sur le bois et on peut la détacher aisément pour constater les caractères qui viennent d'être indiqués.

Racine de garou. Elle est longue, de la grosseur du pouce, fibreuse, grise à l'extérieur, blanche au dedans, inodore, et d'une saveur très-âcre.

Symptômes et lésions de tissu occasionés par l'écorce de garou. (*Voyez* § 93 et 6.)

Action du garou sur l'économie animale. Les effets que détermine l'écorce de garou finement pulvérisée, sur l'homme et sur les chiens, à la dose d'un ou de deux gros, nous permettent de conclure 1° qu'elle doit être rangée parmi les poisons irritans susceptibles d'occasioner la mort, lors même qu'elle a été mise en contact avec le tissu cellulaire de la partie interne de la cuisse ; 2° qu'elle agit avec moins d'énergie quand elle est appliquée sur des plaies ou sur le tissu cellulaire sous-cutané, que dans le cas où on l'introduit dans le canal digestif ; 3° qu'elle détermine une inflammation très-énergique et une irritation sympathique du système nerveux ; 4° que la mort qui est la suite de l'empoisonnement par cette substance doit être attribuée à la lésion dont nous parlons, plutôt qu'à l'absorption du poison ; 5° qu'elle paraît agir sur l'homme comme sur les chiens.

Du Ricin.

Le ricin (*ricinus communis*, ou *palma-christi*) est

une plante de la famille des tithymaloïdes de Jussieu, et de la monœcie monadelphie de Linnæus.

Comment peut-on reconnaître que l'empoisonnement a eu lieu par les graines de ricin?

99. *Caractères des graines.* Elles sont oblongues, un peu aplaties, obtuses à leurs extrémités, et du volume d'un petit haricot; le *test* (enveloppe extérieure), est mince, très-lisse, luisant, gris, jaspé ou tacheté de noir et de blanc; il est dur et cassant; l'amande est blanche, très-huileuse et légèrement âcre. Ces graines sont renfermées au nombre de trois dans un fruit verdâtre (capsule) à trois loges, à trois valves, hérissé d'épines molles. On pense assez généralement que l'âcreté de cette graine réside dans le *test* et dans le *germe* : suivant M. Guibourt, au contraire, le *test* est insipide, tandis que l'amande et le germe contiennent un principe âcre dont on peut les priver par l'ébullition dans l'eau.

Smyptômes et lésions de tissu occasionés par les graines de ricin. (Voy. § 93 et 6.)

Action des graines de ricin sur l'économie animale. Il résulte des expériences que nous avons tentées sur les chiens, et des observations d'empoisonnement recueillies chez l'homme, 1º que les graines de ricin introduites dans l'estomac à la dose d'un ou de deux gros produisent des accidens fâcheux qui ne tardent pas à être suivis de la mort, si toutefois elles ne sont pas expulsées avec les matières des vomissemens et des selles; 2º qu'elles déterminent dans l'estomac et dans le rectum une inflammation assez vive, à laquelle succède une irritation sympathique du système nerveux, que

l'on peut considérer comme étant la cause de la mort ;
3° que leur action paraît être la même sur les chiens
que sur l'homme.

Du Pignon d'Inde.

Le pignon d'Inde ou de Barbarie (noix médicinale
de Barbarie, noix des Barbades) est la graine du *jatro-
pha curcas* de Linnæus; plante de la famille des tithymaloïdes, très=voisine du *ricinus communis*, et de la monœcie monadelphie de Linnæus. A l'Ile-de-France on
donne ce nom au fruit du *ricinus inermis* de L.

Comment peut - on reconnaître que l'empoisonnement a eu lieu par cette graine ?

100. *Caractères.* Graine oblongue, convexe en dehors,
légèrement anguleuse du côté interne, presque cylindrique. *Coque* ou tunique extérieure mince, sèche,
cassante, *rugueuse*, *brune ou noirâtre*, *et nullement jas-
pée*, ou *tachetée de noir et de blanc. Amande* moins blanche que celle du ricin , souvent même jaunâtre ou d'un
jaune foncé, et douée d'une saveur beaucoup plus
âcre. Ces graines sont renfermées au nombre de trois
dans une capsule à trois loges, grosse comme une
noix, d'abord verte, puis jaune, enfin noirâtre.

D'après MM. Pelletier et Caventou, le pignon d'Inde
est composé d'albumine non coagulée, d'albumine coagulée, de gomme, de fibres ligneuses, d'une *huile* et
d'un *acide particulier*, auquel ils ont donné le nom
d'acide jatrophique. (*Voy.* Journal de pharmacie,
année 1818.)

*Symptômes et lésions de tissu occasionés par le pignon
d'Inde. (V.* § 93 et 6.)

Action du pignon d'Inde sur l'économie animale. Les expériences que nous avons tentées sur les animaux, et celles qui ont été faites par MM. Pelletier et Caventou, nous permettent de conclure : 1º que le pignon d'Inde jouit de propriétés vénéneuses très-énergiques, et qu'à la dose d'un demi-gros il peut déterminer la mort des chiens les plus robustes dans l'espace de vingt-quatre heures, lors même qu'il a été appliqué sur le tissu cellulaire sous-cutané de la partie interne de la cuisse ; 2º que son action est plus vive dans le cas où il est introduit dans l'estomac, que lorsqu'il est appliqué sur des plaies ou sur le tissu cellulaire sous-cutané ; 3º que ses effets meurtriers dépendent plutôt de l'inflammation qu'il occasionne, et à laquelle succède une irritation sympathique du système nerveux, que de son absorption ; 4º que l'*huile* retirée de cette graine agit de la même manière sur l'homme que sur les chiens, les merles, les mouches, etc., soit qu'on l'introduise dans l'estomac, soit qu'on l'applique sur le tissu cellulaire sous-cutané ; 5º que l'action de cette huile est incomparablement plus vive que celle de la graine, puisqu'il suffit de l'employer à la dose de quelques grains pour déterminer la mort de quelques-uns de ces animaux, et pour donner lieu à des accidens fâcheux chez les autres ; 6º que le principe acide odorant (l'acide jatrophique) est extrêmement actif ; MM. Pelletier et Caventou pensent même que l'huile dont nous avons parlé doit ses propriétés vénéneuses à cet acide.

De l'Euphorbe.

L'euphorbe est le suc condensé obtenu par incision

des *euphorbia officinarum, antiquorum et canariensis,* espèces du genre *euphorbia,* de la famille des tithymaloïdes de Jussieu, et qui a été rangé dans la dodécandrie trigynie de Linnæus, quoiqu'il soit monoïque.

Comment peut-on reconnaître que l'empoisonnement a eu lieu par l'euphorbe?

101. *Caractères.* Il est en larmes irrégulières ou en grains isolés, demi-transparens, jaunâtres à l'extérieur, blanchâtres à l'intérieur, un peu friables, quelquefois percés d'un ou de deux petits trous coniques, se rejoignant par la base, et dans lesquels on voit souvent des débris ligneux ou des épines (aiguillons) de l'arbrisseau. Il est presque inodore ; sa saveur, d'abord presque nulle, devient bientôt âcre et caustique ; sa cassure est vitreuse ; réduit en poudre, il irrite les narines, lors même qu'il est à une grande distance. On trouve encore dans le commerce une autre variété d'euphorbe en masses irrégulières, mollasses, mêlées de corps étrangers, et d'une couleur plus foncée que le précédent.

L'euphorbe ne contient point de gomme ; il est formé de résine, de cire, de malate de chaux et de potasse, de ligneux, de *bassorine,* d'eau et d'huile volatile.

Symptômes et lésions de tissu occasionés par l'euphorbe. (Voyez § 93 et 6.)

Action de l'euphorbe sur l'économie animale. Elle est semblable à celle qu'exerce le garou. (*Voyez § 98.*) On observe des effets analogues lorsqu'on introduit dans l'estomac de l'homme et des chiens l'*euphorbia lathyris* (épurge), *cyparissias, tyrucalli, peplus, helioscopia, verrucosa, platyphyllos, palustris, hiberna, cha-*

racias, *amygdaloïdes*, *sylvatica*, *exigua*, *mauritanica*, *nerifolia* et *esula*.

De la Sabine.

Comment peut-on reconnaître que l'empoisonnement a eu lieu par les feuilles de sabine?

La sabine (*juniperus sabina*) est un arbrisseau de la famille des conifères de Jussieu, et de la diœcie monadelphie de Linnæus; on connaît deux variétés de cet arbrisseau, la grande et la petite sabine.

102. *Caractères des feuilles de la petite sabine.* Feuilles très-petites, toujours vertes, résineuses, d'une odeur forte très-désagréable, d'une saveur amère, semblables à celles du tamaris, très-serrées les unes contre les autres, appliquées sur les rameaux et comme embriquées, droites, opposées alternativement, décurrentes à leur base, à pointe aiguë; celles que l'on remarque à l'extrémité des rameaux supérieurs sont un peu lâches.

Symptômes et lésions de tissu occasionés par les feuilles de sabine. (*Voyez* § 93 et 6.)

Action des feuilles de sabine sur l'économie animale. Il résulte des diverses expériences que nous avons faites sur les animaux, 1º que la sabine doit être considérée comme un poison irritant assez énergique, susceptible de développer l'inflammation des organes sur lesquels on l'applique et de déterminer la mort des chiens les plus robustes dans l'espace de vingt-quatre heures, lorsqu'elle est employée à la dose d'un ou de deux gros; 2º que son action paraît un peu moins vive dans le cas où on la met en contact avec le tissu cellulaire sous-cutané, que lorsqu'on l'introduit dans le canal digestif ; 3° qu'indépendamment de l'irritation locale qu'elle exerce, elle est absorbée, portée dans le torrent de la circulation, et qu'elle paraît agir spécialement sur le système nerveux et sur le rectum ; du moins, pour ce qui concerne cet intestin, nous pouvons affirmer l'avoir vu constamment enflammé dans l'empoisonnement dont il s'agit, lors même que la sabine avait été appliquée sur le tissu lamineux sous-cutané de la partie interne de la cuisse.

Du staphysaigre.

Comment peut on reconnaître que l'empoisonnement a eu lieu par la graine de staphysaigre ?

Le staphysaigre (*delphinium staphysagria*) est une plante de la famille des renonculacées de Jussieu, et de la polyandrie trigynie de Linnæus.

103. *Caractères des graines.* Elles sont de la grosseur d'un petit pois, anguleuses (le plus souvent triangulaires ou quadrangulaires), courbées de manière qu'elles présentent une convexité d'un côté et une concavité de l'autre ; le *test* (enveloppe extérieure) est mince, fragile, fortement ridé ou chagriné, d'un brun tirant le plus souvent sur le noir, et d'une saveur âcre et amère ; l'*amande* est huileuse, blanche, rousse ou brune, surtout lorsque la graine est desséchée ; sa saveur est également âcre ; albumen corné, embryon droit supérieur ; radicule inférieure. Ces graines répandent une odeur désagréable ; elles sont renfermées dans une capsule triangulaire. MM. Lassaigne et Feneulle ont prouvé, dans ces derniers temps, qu'elles contien-

nent de l'acide malique combiné avec un alcali nouveau, auquel ils ont donné le nom de *delphine*, deux
principes amers, l'un brun, l'autre jaune, de l'huile
volatile et de l'huile grasse, de l'albumine, une matière animalisée, du muqueux, du mucoso-sucré et des
sels minéraux.

De la Delphine.

104. La delphine peut être reconnue aux caractères
suivans : elle est solide, blanche, pulvérulente, opaque,
à moins qu'elle ne soit humide, car alors elle devient
crystalline; sa saveur est d'abord très-amère, puis âcre;
elle est inodore. On peut la fondre et lui donner l'aspect
de la cire liquéfiée; si on élève davantage sa température, elle se boursoufle, noircit, répand une fumée
blanche, inflammable à l'air, et laisse un charbon très-
léger. Elle est à peine soluble dans l'eau, tandis que
l'alcohol et l'éther la dissolvent très-facilement; la
dissolution alcoholique *verdit fortement le sirop de
violettes et ramène au bleu l'eau de tournesol rougie
par un acide.* L'acide nitrique concentré, loin de la
faire passer au *rouge*, comme cela a lieu pour la morphine, la strychnine et la brucine, lui communique
une teinte *jaune.* Le sulfate, le nitrate, l'hydrochlorate, l'oxalate et l'acétate de delphine sont très-solu-
bles dans l'eau; leur saveur est excessivement amère
et âcre; les alcalis en précipitent la delphine, sous
forme de gelée.

*Symptômes et lésions de tissu déterminés par le sta-
physaigre. (Voyez § 93 et 6.)*

Action du staphysaigre sur l'économie animale. 1° Le

staphysaigre, réduit en poudre et introduit dans l'estomac de l'homme et des chiens à la dose d'une once, détermine la mort dans l'espace de quarante à cinquante heures ; 2º il agit avec plus d'énergie lorsqu'on l'applique sur le tissu cellulaire sous-cutané ; 3º il doit ses propriétés vénéneuses à la delphine, substance très-active, mais qui se trouve enveloppée dans une grande quantité d'albumine, de muqueux et d'huile ; 4º le *décoctum* aqueux, obtenu avec une quantité donnée de staphysaigre, est beaucoup plus énergique que la graine à la même dose, parce qu'il renferme le malate acide de delphine dégagé d'une grande partie des substances faisant partie du staphysaigre ; 5º par la même raison, la graine humectée agit avec plus d'intensité que lorsqu'elle est sèche ; 6º les effets qu'elle produit sur l'économie animale dépendent de son absorption, de la lésion du système nerveux et de l'irritation locale qu'elle exerce.

Action de la delphine. 1º Six grains de delphine délayés dans deux onces d'eau et introduits dans l'estomac des chiens, dont on lie ensuite l'œsophage, déterminent, au bout de quelques minutes, des nausées et des efforts de vomissement ; cet état dure pendant deux heures environ ; alors, et quelquefois plus tard, les animaux sont agités, parcourent rapidement le laboratoire pendant quelques minutes, puis éprouvent des vertiges, et deviennent tellement faibles qu'ils ne peuvent plus se soutenir. Ils sont immobiles et couchés sur le côté. Quinze, vingt ou trente minutes après, la position étant toujours la même, ils sont agités de légers mouvemens convulsifs dans les extrémités, et dans les muscles qui meuvent l'os maxillaire inférieur : cet état dure une, deux ou trois heures, et se termine par la mort. Les organes de l'ouïe et de la vue exercent leurs fonctions presque jusqu'au dernier moment : on observe des déjections alvines pendant la première période de l'empoisonnement. A l'ouverture des cadavres, on trouve la membrane muqueuse de l'estomac légèrement phlogosée, et tapissée d'un mucus noirâtre et filant ; le ventricule gauche du cœur contient du sang noir ; les poumons sont plus denses et moins crépitans que dans l'état naturel ; 2° six grains de delphine dissous dans la plus petite quantité possible d'acide acétique faible, et introduits dans l'estomac, produisent les mêmes effets, mais d'une manière beaucoup plus rapide : les animaux périssent ordinairement dans l'espace de quarante à cinquante minutes ; il est rare alors que l'on trouve l'estomac enflammé ; 3° la delphine est le principe actif du staphysaigre ; 4° elle est absorbée et porte son action sur le système nerveux ; indépendamment de cette action à laquelle il faut attribuer les accidens qu'elle détermine, elle produit une irritation locale, susceptible d'enflammer les tissus, lorsque la mort n'a pas suivi de près son ingestion.

DIX-NEUVIÈME LEÇON.

De la Gratiole.

La gratiole est une plante de la famille des scrophulariées de Jussieu et de la diandrie monogynie de Linnæus. (*V.* planche 1re.)

105. *Caractères du genre*. Calice de cinq sépales, accompagné à sa base de deux bractées; corolle tubuleuse,
bilabiée; lèvre supérieure émarginée; lèvre inférieure
à trois divisions obtuses et égales; quatre étamines dont
deux seulement sont fertiles, les deux autres avortant
presque constamment; style court terminé par un stigmate un peu oblique et concave.

Gratiole officinale (Gratiola officinalis, Linn. Sp.).

Sa racine est une espèce de souche rampante, rameuse, émettant des radicules chevelues de ses nœuds.
Sa tige est herbacée, dressée, un peu rameuse, marquée d'un sillon longitudinal rompu à chaque paire
de feuilles, et haute d'environ un pied. Les feuilles sont
opposées, sessiles, ovales, lancéolées, aiguës, glabres,
un peu denticulées sur leurs bords. Les fleurs sont solitaires, rougeâtres, grandes, dressées, portées sur un
pédoncule aplati, à peu près de la longueur de la fleur,
et offrant, à son sommet, deux bractées lancéolées, aiguës, entières, redressées et plus longues que le calice.
Calice composé de cinq folioles, ou sépales lancéolés,
aigus, un peu inégaux; le supérieur étant plus grand
que les quatre autres. Corolle bilabiée; tube allongé,
un peu plissé longitudinalement; limbe à deux lèvres,
la supérieure échancrée, l'inférieure à trois lobes égaux
et arrondis; les deux latéraux sont un peu redressés.
Étamines au nombre de quatre, dont deux seulement
sont fertiles et anthérifères, attachées à la partie supérieure du tube, deux autres avortées et sous forme de
filamens capillaires attachés à la base du tube. L'ovaire
est ovoïde, terminé en pointe à son sommet; il offre

deux loges polyspermes, et est appliqué sur un disque hypogyne jaunâtre, qui forme un bourrelet circulaire autour de sa base. Le style un peu oblique, glabre, légèrement épaissi à son sommet, est terminé par un stigmate concave. Le fruit est une capsule ovoïde, glabre, à deux loges, et s'ouvrant en deux valves.

La gratiole croît dans les lieux humides, sur le bord des étangs aux environs de Paris. Elle est en fleurs au mois de juillet.

Symptômes produits par la gratiole. Indépendamment des symptômes qui sont le résultat de l'irritation occasionée par cette plante, et que nous avons exposés en détail § 93, la gratiole paraît avoir déterminé dans certaines circonstances tous les accidens de la *nymphomanie*, ainsi que le délire qui accompagne ce misérable état. (Bouvier, *Gazette de santé*, du premier août 1816.) Les femmes qui font le sujet des quatre observations rapportées par ce praticien avaient la peau lisse, garnie de poils très-noirs, les veines très-développées, le pouls très-fort, et les membres chauds ; elles étaient habituellement sujettes aux flueurs blanches, aux affections hystériques, et à la constipation.

Lésions de tissu développées par la gratiole. (V. § 6.)

Action de la gratiole sur l'économie animale. Il résulte des expériences faites sur les animaux, et des observations recueillies chez l'homme 1° que les feuilles et l'extrait aqueux de gratiole doivent être rangés parmi les poisons irritans énergiques susceptibles de déterminer l'inflammation des organes avec lesquels ils ont été mis en contact ; 2° que la mort occasionée par ces poisons peut être le résultat de leur injection dans l'estomac, dans l'intestin rectum, et dans les veines, ou de leur application sur le tissu cellulaire sous-cutané de la partie interne de la cuisse ; 3° que dans ce dernier cas les effets de l'extrait de gratiole sont moins marqués que lorsqu'il a été introduit dans le canal digestif ; son action est encore plus vive quand il a été injecté dans les veines ; 4° que ces poisons ne sont pas absorbés, et qu'ils agissent en enflammant les tissus sur lesquels on les applique, et en déterminant une irritation sympathique du système nerveux ; 5° qu'ils produisent sur l'homme les mêmes effets que sur les chiens ; 6° qu'il n'est pas encore mis hors de doute que la décoction de feuilles de gratiole, introduite sous forme de lavement, exerce une action spéciale sur les organes de la génération de la femme ; 7° que néanmoins les observations rapportées par le docteur Bouvier tendent à faire croire qu'il en est ainsi.

De l'Anémone pulsatille.

L'anémone est une plante de la famille des renonculacées de Jussieu et de la polyandrie polygynie de Linnæus.

106. *Caractères du genre.* Involucre à trois feuilles simples ou découpées, placé à une certaine distance de la fleur, et d'où sortent une ou plusieurs fleurs pédicellées ayant chacune de cinq à neuf pétales ; capsules très-nombreuses, surmontées d'une queue plumeuse ou d'une simple pointe.

Anémone pulsatille (Anemone pulsatilla, L. Spec., 759).

Tige haute de deux centimètres, cylindrique, velue,

sans feuilles, portant à son sommet une fleur violette assez grande; feuilles radicales, pétiolées, allongées, deux fois ailées, velues, blanchâtres dans leur jeunesse, presque glabres dans un âge plus avancé, à découpures fines et pointues; fleur à pétales oblongs, droits, et un peu velus en dehors; involucre profondément découpé en lanières velues et étroites, placé à deux centimètres au-dessous de la fleur; étamines nombreuses, plus courtes que la corolle; plusieurs capsules ramassées en tête, surmontées d'une queue plumeuse; graines terminées par une longue arête velue. On la trouve sur le bord des bois et dans les pays montagneux.

Symptômes et lésions de tissu produits par l'anémone pulsatille. (*V.* § 93 et 6.)

Action de l'anémone pulsatille sur l'économie animale. Les effets que détermine l'anémone pulsatille chez l'homme, et les expériences faites sur les chiens, nous portent à conclure 1° que les feuilles, la racine, et l'extrait aqueux de cette plante fraîche, doivent être considérés comme des poisons irritans énergiques; 2° qu'ils produisent dans les parties sur lesquelles ils ont été appliqués une inflammation intense, suivie bientôt de tous les symptômes qui annoncent la stupéfaction du système nerveux; 3° que la mort occasionée par ces poisons arrive plus promptement s'ils ont été introduits dans le canal digestif, que dans le cas où ils ont été appliqués sur le tissu cellulaire sous-cutané de la partie interne de la cuisse; 4° qu'indépendamment de l'action locale qu'ils exercent, et qui suffit pour rendre raison des phénomènes auxquels ils donnent lieu, ils paraissent être absorbés et portés dans le torrent de la circulation pour agir ultérieurement sur le système nerveux ; 5° que les effets des feuilles sont beaucoup moindres, et même nuls, lorsqu'elles ont été desséchées.

Du Rhus radicans et du Toxicodendron.

Le rhus radicans est une plante de la famille des térébinthacées de Jussieu, et de la pentandrie digynie de Linnæus ; il doit être considéré comme une variété du *rhus toxicodendron,* d'après M. Bosc.

107. *Caractères des feuilles.* Elles sont alternes, ternées, et naissent ordinairement au nombre de quatre ou cinq sur la pousse de l'année ; il y a un pétiole commun presque cylindrique, plus ou moins velu, renflé à sa base, long de deux à trois pouces, et large d'une ligne ; chacune des folioles est ovale, lancéolée, acuminée, glabre ou velue, anguleuse ou entière ; les angles, lorsqu'il y en a, sont toujours en petit nombre, obtus, et ne se montrent qu'à la moitié, et plus souvent aux deux tiers de la longueur de la feuille ; les moyennes sont longues de trois pouces sur deux de largeur ; les inférieures sont presque sessiles, et partagées d'une manière inégale par la nervure ; la supérieure est longuement pétiolée.

Action du rhus radicans sur l'économie animale. Les observations recueillies jusqu'à ce jour sur les effets de cette plante permettent de conclure 1° que la partie la plus active est celle qui se dégage à l'état de gaz, lorsqu'elle ne reçoit pas les rayons directs du soleil ; 2° qu'elle agit à la manière des poisons irritans : aussi a-t-on remarqué souvent que plusieurs personnes ont éprouvé une cuisson brûlante, suivie d'inflammation, de démangeaison, de la chute de l'épiderme, etc., pour avoir touché des feuilles de cette plante, ou pour avoir plongé les mains sous un cylindre couvert d'un étui de carton noir contenant une certaine quantité du gaz qu'elle exhale; 3° que l'extrait aqueux enflamme aussi les organes sur lesquels il est appliqué, et qu'il peut déterminer la mort à la dose de plusieurs gros, soit qu'il ait été injecté dans l'estomac ou dans les veines, soit qu'il ait été mis en contact avec le tissu cellulaire sous-cutané de la partie interne de la cuisse; 4° qu'indépendamment de cette inflammation le *rhus radicans* paraît exercer une action stupéfiante sur le système nerveux.

De la Chélidoine.

La chélidoine est une plante de la famille des papavéracées de Jussieu et de la polyandrie monogynie de Linnæus.

108. *Caractères du genre.* Calice caduc à deux folioles ovales, concaves : corolle à quatre pétales : ovaire portant un stigmate en tête à deux lobes épais : capsule allongée, presque cylindrique, semblable à une silique, composée de deux ou de trois valves; graines, adhérant le long de deux placenta situés entre les sutures des valves, et persistant même après leur séparation.

Chélidoine éclaire (Chelidonium majus).

Tige cylindrique, rameuse, légèrement velue, s'élevant jusqu'à cinq décimètres; feuilles grandes, molles, découpees, ailées ou profondément pinnatifides, à lobes ou découpures arrondis ou obtus, vertes en dessus et d'une couleur glauque en dessous; fleurs jaunes et plus petites que celles de plusieurs espèces de chélidoine; leurs pédoncules particuliers sont réunis sur les pédoncules communs en manière d'ombelles; les siliques sont grêles, lisses, et n'ont pas six centimètres de longueur. (Lamarck et Decandolle.) On la trouve partout, dans les haies, les fentes des vieux murs et les masures, surtout à l'ombre. Toutes les parties de la chélidoine fournissent, lorsqu'on les incise, un suc jaunâtre, amer, caustique et d'une odeur désagréable.

Symptômes et lésions de tissu produits par la chélidoine. (Voyez § 93 et 6.)

Action de la chélidoine sur l'économie animale. Les expériences que nous avons faites sur les chiens prouvent, 1° que le suc des feuilles de chélidoine, et l'extrait de la même plante doivent être rangés parmi les poisons irritans; 2° qu'étant introduits dans le canal digestif, ou appliqués sur le tissu lamineux sous-cutané de la partie interne de la cuisse, ils ne tardent pas à déterminer l'inflammation des organes qu'ils touchent; 3° que la mort qu'ils occasionnent doit être attribuée à cette inflammation et à l'irritation sympathique du système nerveux; 4° qu'il est probable qu'ils sont absorbés et portés dans le torrent de la circulation.

Du Narcisse des prés.

Le narcisse des prés est une plante de la famille des narcissées de Jussieu et de l'héxandrie monogynie de Linnæus. (*Voy.* planche 2.)

109. *Caractères du genre.* L'ovaire est infère ; le calice tubuleux à sa base a le limbe partagé en six divisions étalées ; du sommet du tube s'élève un nectaire pétaloïde , de forme variée, tantôt monophylle et campanulé , d'autrefois court ou divisé ; les six étamines sont cachées dans le tube ; le stigmate est trilobé ; le fruit est une capsule à trois loges, s'ouvrant en trois valves. Les fleurs jaunes ou blanches sont renfermées dans une spathe mince et scarieuse.

Narcisse faux Narcisse (Narcissus pseudo narcissus, L.)

Son bulbe est arrondi, formé d'écailles très-serrées ; ses feuilles sont allongées, étroites, aplaties, obtuses, un peu plus courtes que la hampe. Celle-ci est longue d'environ un pied , très-comprimée , et offrant deux côtés tranchans ; elle est terminée par une seule fleur jaune, grande, un peu penchée, qui sort d'une spathe membraneuse fendue longitudinalement d'un seul côté ; le limbe du calice est à six divisions ovales , aiguës , étalées, jaunes ; le nectaire est très-grand , campaniforme , allongé, jaune ; son bord est légèrement frangé et d'une couleur plus vive. Les six étamines sont renfermées dans l'intérieur du tube qu'elles ne dépassent pas. Le style est simple , terminé par un stigmate trilobé ; la capsule est obovoïde, comme à six côtes ; elle est à trois loges et s'ouvre en trois valves.

Le narcisse faux narcisse, ou des bois, croît dans les bois ombragés. Il n'est pas rare aux environs de Paris, où il fleurit pendant les mois de mars et d'avril.

Symptômes et lésions de tissu produits par le narcisse des prés. (*Voy.* § 93 et § 6.)

Action du narcisse des prés sur l'économie animale, Les expériences que nous avons tentées sur les chiens avec l'extrait de cette plante nous permettent de conclure, 1° qu'il doit être considéré comme un poison irritant, susceptible d'occasioner la mort dans l'espace de quelques heures lorsqu'il est employé à la dose de deux ou trois gros ; 2° qu'il est essentiellement émétique ; 3° qu'indépendamment de l'inflammation qu'il développe dans les organes avec lesquels il a été mis en contact, et qui en général est peu intense, il est absorbé et porté dans le torrent de la circulation ; 4° qu'il paraît agir spécialement sur le système nerveux en détruisant la sensibilité, et sur la membrane muqueuse de l'estomac dont il détermine l'inflammation, lors même qu'il a été appliqué sur des plaies ou sur le tissu lamineux sous-cutané de lapartie interne de la cuisse ; 5° que son action est moins énergique lorsqu'il a été introduit dans le canal digestif, que dans les cas d'application extérieure dont nous venons de parler.

De la Renoncule des prés.

La renoncule est une plante de la famille des renonculacées de Jussieu, et de la polygandrie polyginie de Linnæus. (*Voyez* planche 3.)

110. *Caractères du genre.* Calice formé de cinq sépales caduques ; corolle de cinq pétales offrant à leur base

interne une petite fossette glanduleuse; étamines et pistils en grand nombre; les fruits sont des akènes ordinairement terminées par un petit crochet oblique.

Renoncule âcre (Ranunculus acris, Linn., Sp. 779.)

Sa racine est formée de longues fibres blanchâtres, presque simples; ses feuilles radicales sont pétiolées, velues, divisées très-profondément en trois ou cinq lobes digités, incisés, dentés et aigus; dans les feuilles de la tige, ces lobes sont linéaires, entiers; les pétioles, légèrement velus, sont dilatés et membraneux à leur base. La tige est dressée, haute d'environ deux pieds, fistuleuse, simple et un peu velue dans sa partie inférieure, divisée supérieurement en rameaux allongés, cylindriques, non striés, qui servent de support aux fleurs. Celles-ci, d'un beau jaune, sont nombreuses et comme paniculées; les cinq sépales du calice, légèrement concaves, sont étalés et pointus; les pétales sont subcordiformes, un peu émarginés à leur sommet. Les fruits, ramassés en tête, sont assez gros, lisses, terminés par un petit crochet peu recourbé.

Cette espèce est très-commune dans les bois un peu couverts et humides. Elle fleurit durant une partie de l'été.

Symptômes et lésions de tissu produits par la renoncule des prés. (*V*. § 93 et 6.)

Action de la renoncule des prés sur l'économie animale. Il résulte des expériences faites sur les chiens, et des observations recueillies chez l'homme, 1° que le suc obtenu en triturant les feuilles de cette plante avec de l'eau, ainsi que l'extrait aqueux de la même plante, sont vénéneux, et susceptibles d'occasioner une mort prompte; 2° qu'ils agissent en déterminant une inflammation intense des organes avec lesquels on les a mis en contact, et par suite une irritation sympathique du système nerveux; 3° que leur action est moins vive lorsqu'ils ont été appliqués sur le tissu lamineux sous-cutané de la partie interne de la cuisse, que dans le cas où ils ont été introduits dans le canal digestif; 4° qu'ils ne paraissent pas être absorbés; 5° qu'ils produisent les mêmes effets sur les chiens que sur l'homme.

On remarque que les espèces suivantes offrent des propriétés vénéneuses analogues : *ranunculus sceleratus*, *ranunculus flammula*, *ranunculus bulbosus*, *ranunculus ficaria*, *ranunculus thora*, *ranunculus arvensis*, *ranunculus alpestris*, *ranunculus polyanthemos*, *ranunculus illyricus*, *ranunculus gramineus*, *ranunculus asiaticus*, *ranunculus aquatilis*, *ranunculus platanifolius*, *ranunculus bregnius*, et *ranunculus sardoüs*.

III. Indépendamment des végétaux irritans dont nous venons de parler, il en est encore un certain nombre dont nous nous bornerons à faire connaître les noms, parce qu'ils ont été moins étudiés que les précédens, que leurs usages sont beaucoup moins nombreux, et que d'ailleurs tout porte à croire qu'ils agissent de la même manière. Ces végétaux sont :

Les *rhododendron chrysanthum et ferrugineum*.

La couronne impériale (*fritillaria imperialis.*)

La pédiculaire des marais (*pedicularis palustris.*)

Le *cyclamen europæum*.

La joubarbe des toits (*sedum acre.*)

Le *plumbago europæa*.

La scammonée (*convolvulus scammonea.*)

Les *cerbera ahovaï* et *manghas.*

Les *cynanchum erectum* et *vimiale.*

Les *lobelia longiflora* et *syphilitica.*

Les *apocynum androsæmifolium, cannabinum* et *venetum.*

Les *asclepias gigantea* et *vincetoxicum.*

L'*hydrocotile vulgaris.*

Les *clematitis vitalba, flammula, recta* et *integrifolia.*

Le *pastinaca sativa annosa.*

Les *sœlantus quadragonus, Forskalii* et *glandulosus.*

Le *phytolacca decandra.*

Le *croton tiglium.*

Les *arum maculatum, esculentum, seguinum, dracunculus, dracontium, virginicum, colocasia* et *arborescens.*

Le *calla palustris.*

Des Cantharides.

Comment peut-on reconnaître que l'empoisonnement a eu lieu par les cantharides?

La cantharide des boutiques (*cantharis vesicatoria, meloe vesicatorius, lytta vesicatoria*), est un insecte de l'ordre des coléoptères (1), de la section

---

(1) Les *coléoptères* ont quatre ailes, dont les deux supérieures, pliées simplement en travers, sont en forme d'étui crustacé et à suture droite; ils ont des mandibules et des mâchoires pour la mastication.

des hétéromères (1), de la famille des trachélides (2).
(*Voyez* fig. 4, pl. 21.)

112. *Caractères du genre cantharide.* Crochets des
tarses profondément bifides; élytres de la longueur
de l'abdomen (3), flexibles, recouvrant deux ailes; antennes filiformes, manifestement plus courtes que le
corps, avec le troisième article beaucoup plus long que
le précédent; palpes maxillaires un peu plus gros à leur
extrémité; corps allongé, presque cylindrique; tête
grosse, presqu'en cœur; corselet (thorax) petit, comparativement à la longueur du corps, presque carré,
un peu plus étroit que l'abdomen; articles des tarses
entiers; mandibules se terminant en une pointe entière. *Cantharide vésicatoire.* Vert doré, antennes noires.

Caractères de la poudre des cantharides. Lorsqu'elle
est impalpable, elle est d'un gris verdâtre, parsemée
de points brillans d'un très-beau vert; son odeur est
âcre et nauséabonde; chauffée sur une plaque de
fer rougie au feu, elle se charbonne et dégage une
fumée d'une odeur fétide semblable à celle de la corne
qui brûle. L'eau, l'éther et l'alcohol lui communiquent une teinte jaune, tirant légèrement sur le vert
lorsqu'on emploie l'éther, et sur le rouge si on fait

---

(1) Les *hétéromères* ont cinq articles aux tarses antérieurs,
et quatre aux deux derniers.

(2) Les *trachélides* ont la tête triangulaire ou en cœur,
séparée du corselet par un rétrécissement brusque en forme
de *col*.

(3) Élytres, du grec ἔλυτρον, gaine, enveloppe, étui, ailes
supérieures des insectes qui en ont quatre.

usage d'alcohol concentré et qu'on le laisse agir pendant long-temps.

113. *Caractères de l'alcohol cantharidé* (teinture alcoholique des pharmacies, préparée avec l'eau-de-vie ordinaire). Elle est précipitée en *blanc* par l'eau ; en *rose clair* par l'eau de tournesol ; en *blanc* tirant légèrement sur le *jaune*, et seulement au bout de quelques instans, par le prussiate de potasse. et de fer ; en *jaune clair* par les hydrosulfates solubles, et le précipité est grumeleux ; en *blanc*, par le sous-carbonate de potasse ; le précipité est pulvérulent, et ne paraît qu'au bout de quelques instans ; en *jaune verdâtre* par les acides hydrochlorique et sulfurique ; le précipité est composé de très-petites lames, et avant de se ramasser, la liqueur était trouble et d'un *jaune serin ;* en *jaune* par l'acide nitrique : ce mélange présente à sa surface, au bout de vingt-quatre heures, une matière grasse, rougeâtre, d'une odeur semblable à celle de la graisse que l'on a fait chauffer avec l'acide nitrique.

Symptômes déterminés par les cantharides. Les cantharides introduites dans l'estomac, donnent lieu à la plupart des symptômes dont nous avons fait mention §93, à l'occasion des substances irritantes ; nous croyons seulement devoir faire remarquer que les malades éprouvent plus particulièrement une odeur nauséabonde et infecte, une ardeur considérable dans la vessie, et presque toujours un priapisme opiniâtre et très-douloureux ; l'urine est quelquefois sanguinolente. On observe aussi la plupart de ces symptômes lorsque la poudre de cantharides a été appliquée à forte dose sur la peau, et mieux encore sur le tissu cellulaire sous-cutané.

Lésions de tissu produites par les cantharides. Les parties qui ont été en contact avec les cantharides sont le siége d'une inflammation ordinairement très-intense, (*voyez* § 6); la vessie et les organes génitaux sont le plus souvent phlogosés lorsque la poudre de cet insecte a été appliquée sur la peau ou sur le tissu cellulaire, tandis que le canal digestif semble être dans l'état naturel ; mais il est rare qu'on découvre des traces d'inflammation dans la vessie et dans les parties génitales, quand la mort est le résultat de l'introduction des cantharides dans l'estomac, à moins que les animaux n'aient succombé deux, trois ou quatre jours après l'empoisonnement.

Action des cantharides sur l'économie animale. 1° La poudre des cantharides est un poison irritant énergique pour l'homme, soit qu'on l'introduise dans le canal digestif, soit qu'on l'applique sur des plaies ou sur la peau ; 2° elle détermine une vive inflammation des parties qu'elle touche, qui ne tarde pas à être suivie d'une action marquée sur le système nerveux, et à laquelle il faut attribuer la mort ; 3° elle est absorbée, portée dans le torrent de la circulation, et agit sur la vessie et sur les organes génitaux ; en effet, on découvre quelquefois l'inflammation de ces parties après la mort, et dans le cas où il est impossible de constater cette lésion, on peut s'assurer que l'individu soumis à l'influence des cantharides, a éprouvé le priapisme, une grande ardeur de vessie et beaucoup de difficulté à expulser l'urine, qui d'ailleurs est fort rare, rouge, et quelquefois sanguinolente ; 4° la partie active des cantharides réside dans la matière blanche découverte par M. Robiquet (cantharidine), et dans le principe volatil huileux ; aussi la poudre privée par l'ébullition de ce dernier principe seulement, agit-elle avec moins d'énergie que celle que l'on n'a pas fait bouillir dans l'eau, et elle n'exerce plus d'action délétère si on l'a dépouillée à la fois des deux principes dont nous parlons, en la traitant à plusieurs reprises par l'eau bouillante ; 5° l'huile verte et la substance jaune soluble dans l'alcohol et insoluble dans l'éther, ne jouissent d'aucune propriété vénéneuse ; 6° l'action des extraits aqueux et alcoholique est plus vive que celle de la poudre, parce qu'ils renferment, sous le même poids, plus de *cantharidine ;* mais elle serait encore plus énergique s'ils n'avaient point été débarrassés du principe volatil par l'ébullition.

Des Animaux qui produisent des accidens graves lorsqu'ils sont introduits dans l'estomac.

114. Il résulte d'un très-grand nombre d'observations faites par le docteur Chisholm, que l'on pêche dans les mers des Indes occidentales, et dans certains endroits seulement, des *poissons* que l'on peut manger sans inconvénient, excepté depuis le mois de février jusqu'au mois de juillet, époque pendant laquelle ils contractent des qualités délétères, sans qu'on puisse en assigner la véritable cause. Voici l'énumération de ces poissons : le *perca major* de Brown, le *coracinus fuscus,* le *sparus chrysops,* le *coryphæna hippurus* de Lacépède, le *scomber maximus,* le *marœa conger,* le *clupæa thryssa* de Linnæus, le *coracinus minor* et quelques variétés du *cancer ruricola.*

La plupart de ces poissons déterminent, peu de temps après leur introduction dans l'estomac, une démangeaison générale, des douleurs atroces dans plusieurs régions de l'abdomen et à l'œsophage, des nausées, des déjections alvines et des vomissemens fréquens, l'accélération du pouls, des vertiges, la perte de la vue, des sueurs froides, l'insensibilité et la mort. Quelquefois on observe aussi que la peau se couvre de taches larges, d'une couleur vermeille, ou que l'épiderme tombe comme dans certaines espèces de lèpre. Cette maladie peut se terminer d'une manière fâcheuse dans l'espace de quelques minutes, d'une demi-heure ou de plusieurs heures. Il n'est pas rare, lorsque les symptômes que nous venons de décrire cèdent à un traitement convenable, d'observer pendant plusieurs jours la paralysie des membres abdominaux.

Des Moules.

115. Il est parfaitement démontré que des individus ont éprouvé, peu de temps après avoir mangé des moules fraîches, des symptômes analogues à ceux que déterminent certains poisons irritans; mais il n'est guère possible, dans l'état actuel de la science, d'indiquer au juste la cause des accidens produits par ces mollusques, et que l'on a fait dépendre tour à tour d'une altération morbide qu'ils auraient éprouvée, des substances dont ils se nourrissaient, d'une petite étoile de mer que l'on y trouverait constamment pendant les mois où elles sont nuisibles, d'une matière que l'on appelle *crasse*, et qui se trouve dans la mer; enfin d'une disposition particulière de l'estomac des personnes qui les

mangent, etc. Voici les symptômes que l'on a observés dans cette espèce d'empoisonnement : malaise général, pesanteur d'éstomac, nausées, vomissemens, douleur à l'épigastre et dans plusieurs parties de l'abdomen, anxiétés précordiales, respiration difficile, stertoreuse, ou spasmodique et convulsive; menaces de suffocation, pouls accéléré, petit, serré; tuméfaction générale ou partielle; démangeaison quelquefois insupportable sur diverses parties du corps, suivie le plus ordinairement d'une éruption de vésicules, ou de pétéchies blanches; quelquefois rougeur de la peau; enchiffrènement; refroidissement des extrémités; délire; soubresauts des tendons; sueurs froides, etc. Ces symptômes disparaissent presque toujours par l'usage d'un traitement approprié; ils peuvent néanmoins être suivis de la mort, et alors on découvre des traces d'inflammation dans l'estomac et dans les intestins.

Du Verre.

116. Le verre et l'émail en poudre ne jouissent d'aucune propriété vénéneuse. Administrés sous forme de fragmens aigus, ils peuvent quelquefois irriter et enflammer l'estomac, comme le ferait tout autre corps dont l'action serait mécanique.

VINGTIÈME LEÇON.

DEUXIÈME CLASSE.

Des Poisons narcotiques.

117. Le mot *narcotique*, dérivé du grec νάρκη, *assoupissement*, a été employé pour désigner un très-grand

nombre de poisons qui n'agissent pas évidemment de
la même manière ; ainsi la plupart des substances narcotico-âcres ont été confondues avec les narcotiques ;
il en a été de même de quelques poisons tirés de la
classe des irritans. Aujourd'hui on désigne sous ce nom
tous les poisons qui agissent primitivement sur le système nerveux et sur le cerveau en particulier, sans déterminer l'inflammation des parties qu'ils touchent, et
qui donnent lieu à quelques-uns des symptômes suivans : engourdissement, pesanteur de tête, somnolence, vertiges, sorte d'ivresse, assoupissement, état
comme apoplectique, délire furieux ou gai, douleurs
légères d'abord, puis insupportables ; cris plaintifs,
mouvemens convulsifs, partiels ou généraux ; faiblesse
ou paralysie des membres, et en particulier des membres abdominaux ; dilatation de la pupille ; sensibilité
diminuée des organes des sens ; nausées, vomissemens,
surtout si la substance narcotique a été appliquée sur
la peau ulcérée ou sur le rectum ; pouls fort, plein,
fréquent ou rare ; respiration comme dans l'état naturel ou un peu accélérée.

118. Lorsque cet empoisonnement se termine par la
mort, on observe que les vaisseaux du cerveau et des
méninges sont souvent engorgés de sang ; les poumons
sont quelquefois d'une couleur violette, ou d'un rouge
plus foncé que dans l'état naturel ; alors leur tissu est
serré, gorgé de sang, et peu crépitant, du moins dans
quelques-unes de leurs parties. Le sang contenu dans
les cavités du cœur et dans les veines ne conserve pas
toujours sa fluidité, comme on l'a annoncé ; car on le
trouve souvent coagulé peu de temps après la mort.

Les autres organes ne sont le siége d'aucune lésion remarquable, et si on a quelquefois découvert une inflammation du canal digestif, elle était évidemment produite par des substances irritantes mêlées avec le poison narcotique, ou bien elle existait avant l'empoisonnement.

119. Les poisons narcotiques sont absorbés et portés dans le torrent de la circulation, et ils déterminent les mêmes accidens, soit qu'ils aient été mis en contact avec la peau ulcérée, le tissu lamineux sous-cutané, le canal digestif, la plèvre ou le péritoine, soit qu'ils aient été injectés dans les veines. On est loin de remarquer cette uniformité d'action dans la plupart des poisons irritans.

De l'Opium.

Avant de parler de l'opium, nous croyons devoir faire connaître la morphine et le principe crystallisable de Derosne, substances qui entrent dans sa composition, et qui produisent sur l'économie animale des effets propres à éclairer son histoire toxicologique.

De la Morphine.

Comment peut-on reconnaître l'empoisonnement par la morphine ?

120. La morphine est solide, blanche, ou colorée en jaune ou en brun, suivant son degré de pureté; elle crystallise en parallélipipèdes, et n'a point d'odeur. Lorsqu'on la met sur des charbons ardens, elle se décompose à la manière des substances végétales qui ne contiennent point d'azote, et laisse du charbon; si on

la fait fondre dans un petit tube de verre dont la température est fort peu élevée, elle devient transparente, mais elle reprend son opacité aussitôt que le tube commence à se refroidir : elle est presque insoluble dans l'eau; l'alcohol la dissout facilement à chaud, et la laisse déposer en grande partie par le refroidissement. *Cette dissolution, d'une saveur amère, jouit de propriétés alcalines;* en effet, elle ramène au bleu la couleur du tournesol, rougie par un acide. L'acide nitrique du commerce, versé par gouttes sur la morphine, lui communique une belle *couleur rouge*; l'acide acétique faible la dissout rapidement à froid; du reste, tous les acides peuvent se combiner avec elle et former des *sels* crystallisables.

Symptômes et lésions de tissu déterminés par la morphine. Ils ne diffèrent point de ceux que produit l'opium. (*V.* § 125.)

121. *Action de la morphine sur l'économie animale.* Il résulte des expériences faites sur les chiens, et des observations recueillies chez l'homme, 1° que la morphine pure et à l'état solide peut être introduite dans l'estomac des chiens les plus faibles à la dose de dix ou douze grains, sans donner lieu à aucun phénomène sensible; ce qui tient à la grande difficulté avec laquelle les sucs de l'estomac en opèrent la dissolution; toutefois, s'il y avait dans ce viscère une assez grande quantité d'acide libre, la morphine serait dissoute, et occasionnerait tous les symptômes de l'empoisonnement; 2° qu'elle n'agit point lorsqu'on l'applique à l'état solide sur le tissu lamineux sous-cutané de la partie interne de la cuisse des chiens;

3º que les sels de morphine produisent sur l'homme et sur les animaux les mêmes effets que l'extrait aqueux d'opium ; le sulfate et l'hydrochlorate agissent avec moins d'énergie que l'acétate, ce qui dépend probablement de ce que les acides sulfurique et hydrochlorique neutralisent mieux les propriétés vénéneuses de la morphine que l'acide acétique ; 4º que l'action de douze grains de morphine dissoute dans l'acide acétique est plus vive que celle de la même dose d'extrait aqueux d'opium : cela tient à ce qu'il y a beaucoup moins de douze grains de morphine dans cette quantité d'extrait ; mais il est extrêmement probable que si on faisait dissoudre douze grains de morphine dans les acides qui font partie de l'extrait aqueux d'opium, on obtiendrait des effets beaucoup plus intenses qu'avec douze grains de cet alcali dissous dans l'acide acétique, parce que les acides de l'opium neutralisent probablement la morphine avec moins d'énergie que l'acide acétique ; dans ce cas, l'alcali, étant plus libre, agirait avec plus de force ; 5º que la dissolution de morphine dans l'huile d'olives exerce sur l'économie animale une action beaucoup plus intense que celle de l'extrait aqueux d'opium : ainsi, une dissolution huileuse contenant six grains de morphine est aussi énergique que douze grains d'extrait ; 6º qu'il est probable, d'après quelques observations recueillies chez l'homme, que la morphine dissoute dans l'alcohol agit encore avec plus d'intensité que la dissolution huileuse, mais que ce fait ne peut pas être constaté sur les chiens, l'alcohol, affaibli au point de n'exercer aucune action sur ces animaux, dissolvant une si petite quantité de morphine , qu'il est impossible de déterminer chez eux le moindre effet ; 7° que les préparations solubles de morphine sont absorbées; aussi leur action est-elle beaucoup plus vive lorsqu'on les injecte dans les veines , que dans le cas où on les applique sur le tissu cellulaire ou sur le canal digestif; 8° qu'elles agissent sur l'économie animale comme l'extrait aqueux d'opium. (*Voy*. page 208. 13° pour les détails relatifs à cet extrait, et pour le rôle que joue la morphine dans l'empoisonnement par l'opium.)

Du Principe crystallisable de Derosne.

Comment peut-on reconnaître l'empoisonnement par le principe de Derosne?

122. Le principe de Derosne, appelé aussi *sel de Derosne*, *narcotine*, etc., existe dans l'opium indépendamment de la morphine. Il est solide , blanc ou légèrement coloré en jaune, inodore, insipide et crystallisé en prismes droits à base rhomboïdale. Chauffé graduellement dans un tube de verre, il fond comme les graisses, à une température peu élevée, devient transparent, et se conserve dans cet état même après le refroidissement : si on élève davantage la température , ou qu'on le mette sur des charbons ardens, il se décompose et répand une fumée épaisse, d'une odeur ammoniacale. Il est à peine soluble dans l'eau froide ; l'alcohol bouillant le dissout à merveille , et le laisse déposer en grande partie par le refroidissement. Il est très-soluble dans l'éther; l'huile d'olives et celle d'amandes douces le dissolvent lentement à une température inférieure à celle de l'ébul-

lition. *Aucune de ces dissolutions ne jouit de propriétes alcalines.* L'acide acétique, quel que soit son degré de concentration, ne le dissout qu'à la température de l'ébullition ; l'acide nitrique du commerce le dissout à froid sans le faire passer *au rouge* : la dissolution est jaune. Ces caractères suffisent pour distinguer le principe dont nous parlons de la morphine.

123. *Action du principe de Derosne sur l'économie animale.* Il résulte des expériences que nous avons faites sur les chiens, 1° que dix ou douze grains du principe de Derosne peuvent être appliqués sur le tissu cellulaire de la partie interne de la cuisse, sans occasioner le moindre accident ; 2° que huit, dix ou douze grains du même principe, dissous dans six ou huit gros d'huile d'olives, et introduits dans l'estomac, déterminent les effets suivans : quinze ou dix-huit heures après leur administration, les animaux éprouvent des nausées qui ne tarderaient pas à être suivies de vomissement, si on ne s'opposait point à l'expulsion des matières contenues dans l'estomac ; ils paraissent plus faibles et comme dans un état de stupeur ; leurs extrémités postérieures fléchissent peu à peu ; la respiration est un peu accélérée : bientôt après ils se relèvent pour se porter en avant, et semblent plus éveillés. Cet état dure plusieurs heures, jusqu'à ce que la faiblesse soit assez considérable pour forcer les animaux à se coucher sur le ventre ou sur le côté, attitude dans laquelle ils meurent au bout de quelques heures. La mort est précédée de légers mouvemens convulsifs dans les membres ; elle arrive à la fin du deuxième, du troisième ou du quatrième jour ; du reste, on n'observe

ni vertiges , ni paralysie des extrémités , ni cris plaintifs , ni secousses convulsives fortes , comme cela a lieu
avec la morphine et avec l'opium ; les organes des sens
exercent librement leurs fonctions. A l'ouverture du
cadavre, on ne découvre point d'altération marquée
dans le canal digestif; 3° qu'un grain du même principe dissous dans l'huile, et injecté dans la veine jugulaire, produit un état de stupeur analogue à celui dont
nous venons de parler, et peut occasioner la mort dans
l'espace de vingt-quatre heures; 4° que douze grains
dissous dans environ deux gros de vinaigre concentré
peuvent être injectés dans le tissu cellulaire de la partie
interne de la cuisse, sans qu'il en résulte d'inconvénient notable, tandis que la même dose d'acétate de
morphine, appliquée sur le même tissu , donne lieu à
tous les symptômes de l'empoisonnement. (*Voy*. page
2o8. 3° pour le rôle que joue ce principe dans l'empoisonnement par l'opium.)

De l'Opium.

Comment peut-on reconnaître que l'empoisonnement a eu lieu par l'opium?

124. L'opium est formé de morphine, de deux acides
dont l'un a reçu le nom d'acide méconique, et paraît se
trouver dans l'opium à l'état de méconate , de principe
crystallisable (de Derosne), d'une substance ayant quelque analogie avec le caoutchouc, de gomme, d'amidon, de résine, d'huile fixe, et d'une matière végéto-
animale ; enfin, on y trouve quelquefois du sable, des
cailloux, des débris de fibres végétales.

Caractères de l'opium. Solide, d'un brun rougeâtre

en dehors, légèrement luisant, opaque, pliant, susceptible d'adhérer aux doigts, d'une odeur *particulière*, nauséabonde, d'une saveur âcre, amère, chaude, soluble en partie et à toutes les températures dans l'eau et dans les acides faibles, se ramollissant dans l'eau chaude de manière à fournir une pâte molle. Mis sur les charbons ardens, il se décompose comme les substances végéto-animales, répand une fumée épaisse d'une odeur ammoniacale, et laisse du charbon pour résidu. Il brûle avec flamme lorsqu'on l'approche d'une bougie allumée.

Dissolution aqueuse d'opium. Liquide transparent, ayant l'*odeur* et la saveur de l'opium, rougissant le papier de tournesol, et précipitant en jaune brunâtre par une petite quantité d'ammoniaque ; ce précipité renferme de la morphine et du principe de Derosne.

Extrait aqueux d'opium. Il est solide, brun, doué d'une saveur amère, et d'une odeur qui ressemble à celle de quelques autres extraits, mais qui diffère essentiellement de celle de l'opium. Il se dissout très-bien dans l'eau ; la dissolution rougit le papier de tournesol, et précipite des flocons d'un blanc jaunâtre (morphine et sel de Derosne) par l'eau de chaux ou par une petite quantité d'ammoniaque.

Laudanum liquide de Sydenham. Liquide préparé avec l'opium, le safran, la cannelle, le girofle et le vin d'Espagne. Il offre une couleur rouge-orangée foncée ; sa saveur est extrêmement amère ; son odeur à la fois de safran et de girofle est très-forte ; sa consistance est assez épaisse ; il rougit le papier de tournesol. L'eau distillée ne le trouble point : il en est de même de l'ammoniaque; l'eau de chaux y fait naître un précipité blanc-jaunâtre, soluble dans un excès d'eau de chaux.

125. *Symptômes de l'empoisonnement par l'opium.* Les symptômes que l'on observe chez les personnes soumises à l'influence de l'opium ou de son extrait sont très-variables; quelquefois le malade éprouve un délire qui le porte à extravaguer, puis tombe dans un assoupissement profond. Dans d'autres circonstances il y a propension au sommeil, état comateux, assoupissement ; cependant le malade peut être réveillé pour quelques minutes à l'aide d'une forte secousse. Les yeux sont immobiles, languissans et abattus, la pupille dilatée, l'iris insensible à la lumière ; les muscles des membres et du tronc sont dans le relâchement ; il y a immobilité et insensibilité parfaites. On observe des nausées, des vomissemens ; la déglutition est difficile ou impossible ; la respiration, souvent peu apparente, est quelquefois pénible, stertoreuse et interceptée : l'état du pouls varie extraordinairement suivant les individus, et chez la même personne, suivant l'époque de la maladie et plusieurs autres circonstances qu'il est difficile d'apprécier ; quelquefois les artères temporales battent avec une sorte de frémissement ; la face est pâle comme cadavéreuse : il peut y avoir distorsion de la bouche. Ces symptômes augmentent, et la mort arrive.

Lorsqu'on administre une forte dose d'opium à des chiens, on observe constamment les mêmes phénomènes : assoupissement, pesanteur de tête, vertiges, faiblesse des extrémités postérieures qui ne tardent pas à être paralysées ; le pouls est plein, fort, souvent accé-

léré ; cris plaintifs, mouvemens convulsifs d'abord légers, mais qui deviennent bientôt tellement intenses
que l'animal est déplacé : sa tête se renverse sur le dos ;
ses extrémités se roidissent par intervalles ; loin d'être
profondément endormi, il peut être réveillé au moindre
contact, par le plus léger bruit, et il n'est pas rare alors
de déterminer un accès convulsif plus ou moins fort.
Tous ces symptômes augmentent d'intensité ; les extrémités postérieures finissent par être entièrement paralysées, et la mort arrive ordinairement peu d'heures
après l'empoisonnement.

Lésions de tissu produites par l'opium. (*V.* § 118.)

126. *Action de l'opium sur l'économie animale.*
1° L'opium en substance détermine la mort des chiens
les plus robustes dans l'espace de vingt à trente
heures, lorsqu'il a été introduit dans l'estomac à la
dose de deux ou trois gros.

2° L'extrait aqueux d'opium obtenu avec de l'eau
froide, et qui n'a subi qu'une évaporation, est beaucoup plus actif que l'opium en substance, et que les
extraits préparés en suivant un autre procédé ; en effet,
il occasionne la mort des chiens dans l'espace de trois
ou quatre heures, quand il a été introduit dans l'estomac à la dose de deux ou trois gros.

3° Il agit avec plus d'énergie lorsqu'il est injecté
sous forme de lavement, à moins qu'il ne soit subitement rejeté.

4° Son action est encore plus vive quand il est appliqué sur le tissu cellulaire, et surtout lorsqu'on l'introduit dans les veines, dans la plèvre ou dans le péritoine.

5° Injecté dans la carotide, il détermine encore la mort avec plus de rapidité.

6° Il en faut une assez grande quantité pour tuer les animaux dans la vessie desquels il a été introduit.

7° Son application sur le cerveau n'est pas mortelle.

8° L'extrait d'opium privé de *morphine et du principe de Derosne*, peut être administré à forte dose sans déterminer les symptômes de l'empoisonnement, et s'il conserve quelquefois une légère action, cela tient à ce que la séparation de ces principes n'a pas été complète.

9° L'extrait d'opium, *privé seulement du principe de Derosne* au moyen de l'éther, comme l'a indiqué M. Robiquet, jouit de toutes ses propriétés vénéneuses, agit avec la même énergie, et paraît même plus excitant que celui qui contient encore le même principe.

10° L'eau distillée d'opium, fortement saturée du principe qui se volatilise, peut déterminer des vertiges, le sommeil, et même la mort, si elle a été prise à forte dose.

11° Le marc d'opium, ou l'opium épuisé par l'eau, dans lequel il y a beaucoup de principe de Derosne et de la morphine, administré en substance à la dose de deux gros, occasionne des accidens analogues à ceux que produit le principe de Desrone (*voy.* § 123); néanmoins les animaux se rétablissent d'eux-mêmes au bout de quelques jours.

12° Deux gros du même marc, laissés pendant dix heures dans un mélange de deux onces d'eau et de deux onces de vinaigre du commerce, puis introduits dans l'estomac, déterminent la mort des chiens dans l'espace de trente à quarante heures, après avoir donné lieu à des accidens semblables à ceux que produit le principe de Derosne ; ce que l'on peut expliquer facilement par la rapidité avec laquelle le vinaigre affaibli dissout le principe de Derosne et la morphine qui font partie du marc. Ce résultat s'accorde à merveille avec un fait que nous avons établi dans notre Traité de Toxicologie, savoir, que l'opium agit avec plus d'énergie lorsqu'il est administré avec l'eau vinaigrée, que dans le cas où il est simplement mêlé à l'eau ; en effet, l'eau ne dissout point les principes actifs du marc, tandis que l'eau vinaigrée s'empare de tout ce que l'eau simple aurait pu dissoudre , et en outre du principe de Derosne , et de la morphine qui restent dans le marc.

13°. D'après ce qui précède , et d'après ce qui a été dit aux articles morphine et principe de Derosne, nous croyons pouvoir établir, *A* , que l'opium doit ses propriétés vénéneuses à un sel de morphine et au principe de Derosne ; *B* , que ces deux composés agissent d'une manière différente , que nous avons signalée en faisant leur histoire ; *C* , que l'action de l'opium résulte de l'action combinée de ces deux composés ; *D* , que c'est au *sel de morphine* qu'il faut *particulièrement* attribuer les effets toxiques de l'opium , puisque l'extrait, privé de principe de Derosne , et contenant encore le sel dont nous parlons , tue les animaux dans le même espace de temps que l'extrait ordinaire ; *E* , que le principe de Derosne ne peut pas être considéré comme le principe excitant de l'opium , tandis que la morphine en serait le principe narcotique , comme vient de l'annoncer M. Robquet , d'après les expériences de M. Magendie (1). (*Voy*. le premier bulletin de la société médicale d'émulation.)

14°. L'opium ne détruit point la contractilité des muscles avec lesquels il a été mis en contact ; un cœur, plongé dans une dissolution d'opium, se contracte encore pendant long-temps. Il agit sur le cerveau après avoir été absorbé et porté dans le torrent de la circulation.

15° Ses effets délétères ne dépendent point de l'action qu'il exerce sur les extrémités nerveuses de l'estomac, puisque les animaux, soumis à l'influence de l'opium, et auxquels on a coupé la paire vague des deux côtés, meurent dans le même espace de temps que si la section n'eût pas été faite.

16° L'opium n'agit point sur l'économie animale comme les boissons alcoholiques. (*Voy*. Alcohol.)

De la Jusquiame.

La jusquiame est une plante de la famille des solanées de Jussieu, et de la pentandrie monogynie de Linnæus. (*Voyez* planche 4.)

---

(1) On peut se convaincre de cette vérité en administrant comparativement à deux chiens de même force à peu près, douze grains de morphine et de principe de Derosne dissous dans l'huile d'amandes douces (*voy*. pour les effets, § 121 et 123). Nous ne savons à quoi attribuer la différence qui existe entre les résultats des expériences de M. Magendie et les nôtres ; le principe crystallisable dont nous avons fait usage avait été préparé par M. Derosne ; l'extrait aqueux d'opium privé de ce principe par l'éther, et qui

127. *Caractères du genre.* Calice campanulé, allongé, persistant, à cinq dents; corolle infundibuliforme, à cinq angles inégaux et obtus; cinq étamines déclinées; capsule à deux loges, s'ouvrant par une espèce de couvercle qui occupe son tiers supérieur.

Jusquiame noire (Hyosciamus niger, Linn. sp. 257).

Sa racine est fibreuse et annuelle; sa tige, haute de dix-huit pouces à deux pieds, est cylindrique, épaisse, rameuse à sa partie supérieure, toute couverte de poils longs et visqueux : ses feuilles sont éparses, alternes, et quelquefois opposées en même temps sur le même pied; elles sont grandes, ovales, aiguës, profondément sinueuses sur les bords, sessiles, molles, velues et visqueuses. Ses fleurs, d'un jaune sale, sont veinées de lignes pourpres; elles sont presque sessiles, disposées en longs épis et toutes tournées d'un même côté. Le calice est monosépale, campanulé, persistant, à cinq dents grandes écartées et aiguës; il est visqueux et velu à l'extérieur. La corolle est infundibuliforme, oblique et irrégulière; son tube est cylindrique, plus étroit que le calice; le limbe est à cinq divisions inégales et obtuses. Les étamines, au nombre de cinq, sont déclinées, à peine saillantes hors de la corolle : leurs filets sont subulés et velus; les anthères sont ovoïdes, à deux loges de couleur pourpre foncée.

---

produit le même effet que l'extrait ordinaire, nous avait été fourni par M. Robiquet; enfin nous avons tellement varié et multiplié les expériences, que nous n'hésitons pas à soutenir la conclusion que nous venons de tirer.

L'ovaire est presque globuleux, glabre, à deux loges renfermant chacune un très-grand nombre de petits ovules attachés à deux trophospermes convexes et appliqués sur le milieu de la cloison; cet ovaire est surmonté par un style violacé que termine un stigmate simple, convexe et glanduleux. Le fruit est une sorte de capsule ovoïde très-obtuse, enveloppée de toutes parts par le calice, offrant deux loges qui renferment une grande quantité de petites graines réniformes : elle s'ouvre par une espèce d'opercule ou de couvercle placé à sa partie supérieure, à la manière des boîtes à savonnette. Ce caractère distingue le genre jusquiame de toutes les autres plantes de la famille des solanées.

La jusquiame croît très-abondamment aux environs de Paris, le long des chemins, des murailles, dans les décombres et les lieux incultes ; elle fleurit en été.

Symptômes et lésions de tissu produits par la jusquiame noire. (*Voyez* § 117 et 118.)

Action de la jusquiame noire sur l'économie animale. Les expériences que nous avons faites sur les chiens, et les observations d'empoisonnement recueillies chez l'homme, nous permettent de conclure 1° que le suc, le décoctum des racines de jusquiame noire en pleine végétation, les feuilles et l'extrait aqueux de la même plante convenablement préparés, jouissent de propriétés vénéneuses très-énergiques, susceptibles de déterminer la mort dans un court espace de temps ; 2° que le suc obtenu avec la racine est plus actif que celui que fournissent les feuilles; 3° que ses effets sur l'économie animale sont beaucoup moins marqués, si au lieu de l'employer lorsque la jusquiame est en pleine végétation, on en fait usage au commencement du printemps; 4° que l'extrait aqueux obtenu par décoction de la plante peu développée ou trop desséchée jouit à peine de propriétés vénéneuses, tandis qu'il est doué d'une grande activité s'il a été préparé avec le suc de la plante fraîche en pleine végétation, que l'on a fait évaporer au bain-marie; 5° que les effets fâcheux de ces substances se manifestent peu de temps après leur emploi, soit qu'on les applique sur le tissu lamineux sous-cutané de la partie interne de la cuisse, soit qu'on les introduise dans l'estomac ou dans l'intestin rectum, soit enfin qu'on les injecte dans les veines; 6° que ce dernier mode d'introduction est celui qui est le plus promptement suivi d'accidens graves; 7° que l'empoisonnement produit par la plante dont nous parlons n'est point le résultat d'une action locale, puisqu'il est impossible de découvrir la moindre trace d'irritation sur les parties sur lesquelles elle a été appliquée; 8° qu'il doit être attribué à son absorption et à l'action remarquable qu'elle exerce sur le système nerveux, et en particulier sur le cerveau; 9° qu'elle détermine une sorte d'aliénation mentale à laquelle succède une stupéfaction marquée; 10° qu'elle paraît agir sur l'homme comme sur les chiens.

Les *hyosciamus albus*, *aureus*, *physaloïdes* et *scopolia*, jouissent également de propriétés vénéneuses très-marquées, et paraissent exercer sur l'économie animale le même mode d'action que l'espèce précédente.

De l'acide hydrocyanique (prussique).

Comment peut-on reconnaître que l'empoisonnement a eu lieu par l'acide hydrocyanique ?

Pour résoudre cette question d'une manière convenable, nous croyons devoir exposer les caractères physiques et chimiques de l'acide hydrocyanique *pur*, et de celui de Scheele, qui contient une très-grande quantité d'eau.

128. *Acide hydrocyanique pur, découvert par M. Gay-Lussac.* Il est liquide à la température ordinaire, sans couleur et transparent ; il est doué d'une odeur très-forte, insupportable, semblable à celle des amandes amères ; sa saveur, d'abord fraîche, devient âcre et irritante ; il rougit faiblement l'eau de tournesol. Il est très-volatil et entre en ébullition à 26° 5′, th. centigr., sous une pression de 76 centimètres. Lorsqu'on en verse une ou deux gouttes sur l'extrémité d'une petite bande de papier, il crystallise en partie, même à la température de 20°, th. centigr. ; une autre portion se vaporise presque instantanément : cette propriété, qui n'appartient qu'à ce liquide, dépend de ce que la partie qui se transforme en vapeur, enlève assez de calorique à l'autre portion pour la faire passer à l'état solide. Abandonné à lui-même dans un vaisseau fermé, il se décompose, brunit et finit par noircir ; cette décomposition, qui a quelquefois lieu en moins d'une heure, s'opère presque constamment avant le quinzième jour. Il s'enflamme à l'air par l'approche d'un corps en combustion. Il est peu soluble dans l'eau : l'alcohol le dissout plus facilement. Il fournit du

bleu de Prusse, lorsque après l'avoir étendu d'eau on le mêle avec du fil de fer et qu'on l'expose à l'air. Il précipite le nitrate d'argent en blanc.

129. *Acide hydrocyanique de Scheele.* Il ne diffère du précédent que parce qu'il est étendu d'eau : comme lui il est liquide, incolore et transparent; il offre la même odeur et la même saveur, mais à un degré moins prononcé; il n'altère point la couleur du papier de tournesol lorsqu'il a été privé de l'acide sulfurique dont on s'est servi pour le préparer (1); néanmoins celui que l'on trouve dans le commerce rougit sensiblement cette couleur; il est moins volatil que le précédent, et ne se congèle point lorsqu'on en verse quelques gouttes sur du papier à la température ordinaire de l'atmosphère; il n'éprouve point la même altération que l'acide découvert par M. Gay-Lussac, quand on le laisse dans un vaisseau fermé; il ne s'enflamme point lorsqu'on le met en contact avec un corps allumé; mais si on le chauffe et qu'on reçoive sa vapeur dans un récipient, celle-ci est susceptible de s'enflammer par l'approche d'un morceau de soufre allumé (Scheele). Si on le mêle avec quelques gouttes de potasse dissoute dans l'eau, et qu'on ajoute du sulfate de fer dissous, *il se forme un précipité brun-rougeâtre*, qui disparaît par l'addition d'une petite quantité d'acide sulfurique; alors la liqueur est *bleue*, et *il ne tarde pas à se déposer du bleu de Prusse* : quelquefois le précipité bleu paraît sur-le-champ. L'acide hydrocyanique de Scheele, mis en contact avec

---

(1) Mémoires de Scheele, tom. II, pag. 165.

du fil de fer et de l'air, fournit du bleu de Prusse au bout de quelques heures.

130. *Symptômes de l'empoisonnement déterminé par l'acide hydrocyanique.* On observe chez les animaux soumis à l'influence de l'acide hydrocyanique un trouble momentané de la respiration, la paralysie générale ou partielle, et les différens degrés du narcotisme. (*V.* § 117.) Indépendamment de ces effets, qui sont communs à tous les animaux, on remarque une *douleur épigastrique* dans l'homme et dans le chien; des *convulsions* dans les animaux à sang chaud diurnes, les crustacés et les insectes aériens, tandis que les mammifères nocturnes, les oiseaux de nuit, les animaux à sang froid, et les insectes aquatiques, n'en éprouvent point; le *vomissement*, chez les bimanes, les carnivores, les oiseaux rapaces, passereaux, gallinacés, phénomène que l'on n'observe presque jamais dans les rongeurs, et jamais dans les chevaux, les plantigrades, les reptiles batrachiens, sauriens, ophidiens, les insectes, et les zoophytes; *la perte du mouvement et de la sensibilité des membres thoraciques* avant celle des membres abdominaux, dans les taupes, les lézards, les écrevisses, les insectes, ce qui a lieu dans un ordre inverse pour les autres animaux; des *déjections abondantes* dans les carnassiers; la *salivation* chez ces mêmes animaux, et quelquefois dans l'homme; une *sécrétion* particulière aux gastéropodes, aux vers à sang rouge, etc. L'invasion de ces divers symptômes est soudaine, la marche de la maladie très-rapide. (Coulon, Recherches sur l'acide hydrocyanique.)

Lésions de tissu produites par l'acide hydrocyanique.

L'acide hydrocyanique ne détermine point l'inflammation des tissus sur lesquels il a été appliqué; et si des observateurs dignes de foi ont émis une opinion contraire, c'est que l'acide hydrocyanique qui faisait le sujet de leurs observations avait agi sur les organes en même temps que des substances irritantes. Les vaisseaux dont l'ensemble constitue le système sanguin veineux sont gorgés de sang noir, huileux, épais. La contractilité des muscles volontaires d'abord, puis celle du cœur et des intestins, est anéantie immédiatement ou peu de temps après la mort. Plusieurs parties du corps, et surtout l'estomac, le sang et le cerveau exhalent assez souvent une odeur d'amandes amères. Les cadavres peuvent être conservés long‑temps sans se pourir. (*Voy.* § 118 *pour les autres lésions produites par les narcotiques*.)

Action de l'acide hydrocyanique sur l'économie animale. 1° L'acide hydrocyanique de M. Gay-Lussac est le plus actif de tous les poisons connus; celui de Scheele qui contient beaucoup d'eau n'agit avec autant d'intensité que le précédent, qu'autant qu'il est employé à une dose beaucoup plus forte; du reste, à cette différence près, leur mode d'action est identique; 2° les effets de l'acide hydrocyanique sont moins marqués lorsqu'il a été dissous dans l'eau, que dans le cas où il a été dissous dans l'alcohol et surtout dans l'éther; 3° il perd ses propriétés vénéneuses par son exposition prolongée à l'air, la vapeur d'acide hydrocyanique qui se dégage alors tendant sans cesse à ramener le liquide à l'état aqueux; 4° il jouit encore d'une assez grande énergie quand il a été transformé en partie en une substance charbonneuse par son séjour dans des vaisseaux fermés, à moins qu'il ne se soit écoulé assez de temps pour que sa décomposition ait été complète ; 5º il est nuisible aux différentes classes d'animaux, plus à ceux qui ont le sang chaud qu'aux autres : parmi les insectes, ceux qui ont un point de contact avec les animaux à sang froid, comme les aquatiques, périssent plus lentement que les aériens qui se rapprochent davantage des animaux à sang chaud ; mais, dans ces derniers, les parties cessent de se mouvoir dans un ordre inverse à celui qui a lieu pour les animaux à sang chaud ; 6º son action est d'autant plus intense, tout étant égal d'ailleurs, qu'il est employé en plus grande quantité, qu'il reste plus long-temps en contact avec les organes, que les individus sont plus jeunes, la sensibilité plus exquise, la circulation plus active, et que les organes de la respiration ont plus d'étendue ; 7º il exerce son action délétère, quel que soit le tissu sur lequel il ait été appliqué, les nerfs, la dure-mère et tous les organes blancs exceptés ; 8º cependant il est des animaux, tels que les chiens et les lapins, dont la peau est tellement dure, qu'il serait impossible de déterminer l'empoisonnement chez eux en appliquant cet acide sur le système cutané ; 9º l'intensité de son action varie suivant la partie avec laquelle il a été mis en contact ; ainsi il est très-vénéneux lorsqu'il est introduit dans le système artériel ; il l'est moins, injecté dans le système veineux, la trachée-artère, les poumons ; moins encore s'il est introduit dans les cavités séreuses ; son action est moins énergique lorsqu'on l'administre à l'intérieur sous forme de boisson ou de lavement ; enfin il agit encore plus faiblement quand on l'applique sur des blessures , et la mort arrive plutôt dans le cas ou la blessure a été faite aux membres antérieurs ; 10° il agit avec moins d'énergie lorsqu'il est appliqué sur une partie qui ne communique plus avec le cerveau ou avec la moelle épinière ; 11° il est absorbé , porté dans le torrent de la circulation pour agir d'abord sur le cerveau, et ensuite sur les poumons , sur les organes du sentiment et sur les muscles des mouvemens volontaires dont il détruit l'irritabilité ; 12° il anéantit également la contractilité du cœur et des intestins ; 13° il paraît agir sur l'homme comme sur les chiens. (Résultats des travaux de MM. Schrader, Ittner, Robert, Gazan , Callies , et surtout d'Emmert et de M. Coulon.)

131. Le laurier cerise, le pêcher, le merisier à grappes, les amandes amères , etc., contiennent de l'acide hydrocyanique et une huile essentielle : il en est de même de leurs eaux distillées. Les exemples d'empoisonnement chez l'homme par ces diverses substances sont tellement nombreux et bien constatés, qu'il est impossible de les révoquer en doute , soit qu'on attribue les effets délétères qu'elles produisent à l'acide hydrocyanique, ou à l'huile exclusivement, soit qu'on les fasse dépendre de l'un et de l'autre. L'action de ces poisons étant à peu près la même que celle de l'acide hydrocyanique, nous renvoyons à cet article pour les *symptômes, les lésions de tissu*, etc. ; nous observerons seulement qu'ils agissent avec moins d'énergie que cet acide.

On reconnaîtra les eaux distillées de ces plantes, 1° à leur odeur d'amandes amères, 2° à la propriété qu'elles ont de fournir du bleu de Prusse au bout de quelques heures lorsqu'on les mêle avec une petite quantité de potasse ou de magnésie, dé sulfate de fer et d'acide sulfurique. (*Voy.* § 129.)

De la Laitue vireuse.

La laitue est une plante de la famille des chicoracées de Jussieu.

132. *Caractères du genre.* Involucre oblong, embriqué, composé de folioles membraneuses sur les bords ; réceptacle glabre, ponctué ; aigrette pédicellée, capillaire, molle et fugace.

Laitue vireuse, lactuca virosa. Tige lisse, cylindrique, dure, blanchâtre, haute de six à neuf décimètres, offrant çà et là quelques épines vers sa partie inférieure : feuilles inférieures oblongues, dentelées, non lobées, se soutenant dans une position horizontale, lisses, embrassantes, oreillées à leur base, et ayant leur côte postérieure très-épineuse ; les feuilles supérieures sont entières, sagittées, et présentent seulement quelques dents presque épineuses à leurs oreillettes. Fleurs jaunes, petites, formant un panicule allongé, et peu garni. On la trouve dans les champs, les haies et sur le bord des murs.

Symptômes et lésions de tissu déterminés par la laitue vireuse. (*Voy.* § 117 et 118.)

Action de la laitue vireuse sur l'économie animale. Les faits recueillis jusqu'à ce jour s'accordent pour prouver, 1° que la laitue vireuse agit sur le système nerveux à la manière des narcotiques; 2° que l'extrait de cette plante est plus énergique lorsqu'il a été préparé en faisant évaporer le suc à une douce chaleur, que dans le cas où il a été obtenu par l'ébullition des diverses parties de la plante dans l'eau; 3° que l'action du suc et de l'extrait est beaucoup plus vive quand ils sont injectés dans la veine jugulaire, que lorsqu'ils ont été appliqués sur le tissu cellulaire sous-cutané de la partie interne de la cuisse; dans ce dernier cas, les effets sont plus marqués que lors de leur introduction dans l'estomac.

133. Après avoir fait connaître en détail les poisons narcotiques les plus actifs, nous croyons devoir indiquer succinctement les noms et les principales propriétés de ceux qui agissent avec moins d'énergie, et de quelques autres dont les effets sur l'économie animale n'ont pas encore été suffisamment constatés.

Diverses espèces de solanum. Les baies et l'extrait aqueux de *solanum dulcamara* (douce-amère) peuvent être administrés à l'homme et aux chiens à des doses très-fortes, sans qu'il en résulte d'inconvénient marqué (Dunal.) L'extrait de *solanum nigrum* (morelle) est peu vénéneux ; néanmoins il est absorbé, et détruit la sensibilité et la motilité, lorsqu'il a été convenablement préparé; il détermine la mort des chiens dans l'espace de quarante à quarante-huit heures, s'il a été introduit dans l'estomac à la dose de six à sept gros; il agit avec plus d'énergie quand il est appliqué sur le tissu cellulaire de la partie interne de la cuisse. Les *baies* sont loin d'être aussi vénéneuses qu'on l'a cru; les auteurs qui ont parlé de leurs effets délétères les ont probable-

ment confondus avec ceux que détermine l'*atropa belladona*, planté qui était rangée parmi les *solanum* par
les botanistes antérieurs à Tournefort. Le *solanum sufcatum* paraît jouir d'une plus grande activité que le précédent. Le suc des *solanum villosum*, *nodiflorum*, *mi-
niatum*, est légèrement narcotique. (*Voyez* le beau
Mémoire de M. Dunal publié en 1813.)

If (*Taxus baccata.*) Le suc des feuilles d'if, et
l'extrait qu'il fournit par l'évaporation, ont déterminé quelquefois un léger narcotisme ; les *baies* ne
paraissent jouir d'aucune propriété malfaisante.

Actœa spicata.
Physalis somnifera.
Azalea pontica.
Ervum ervilia.
Lathyrus cicera.
Peganum harmela.
Paris quadrifolia.
Safran. Il est très-peu délétère pour les chiens.

VINGT ET UNIÈME LEÇON.

TROISIÈME CLASSE.

Des Poisons narcotico - âcres.

134. On ne devrait désigner sous ce nom que les poisons qui déterminent à la fois le narcotisme et l'inflammation des parties qu'ils touchent ; mais il n'en est pas
ainsi, les auteurs ayant rangé parmi les poisons narcotico-âcres un très-grand nombre de substances qui
n'enflamment point les tissus, et d'autres qui ne produisent le narcotisme qu'après avoir donné lieu à la

plus vive excitation; d'où nous croyons pouvoir conclure que cette classe renferme des objets fort dispa-
rates, dont il est impossible d'indiquer les caractères
dans une définition générale. Il nous semble utile d'é-
tablir plusieurs groupes dans chacun desquels nous
rangerons les poisons qui se rapprochent le plus par
leur mode d'action.

§ 1er — *De la Scille ; de l'OEnanthe* crocata *; de
l'Aconit ; de l'Ellébore ; du Colchique ; de la
Belladona ; du Datura ; du Tabac ; de la Digitale ; des diverses espèces de Ciguës ; et du
Laurier-Rose.*

135. *Symptômes déterminés par ces poisons.* Agitation, cris aigus, délire plus ou moins gai ; mouvemens
convulsifs des muscles de la face, des mâchoires et des
membres ; pupilles souvent dilatées ; pouls fort, fréquent, régulier ou petit, lent, irrégulier ; douleurs
plus ou moins aiguës à l'épigastre et dans diverses parties de l'abdomen ; nausées, vomissemens opiniâtres,
déjections alvines. Quelquefois, au lieu d'une grande
agitation, on observe une sorte d'ivresse, un grand
abattement, de l'insensibilité, un tremblement général, et les malades n'ont aucune envie de vomir. Les
symptômes que nous venons d'énumérer peuvent ne
pas se présenter tous chez le même individu ; mais
ceux qui se sont manifestés ne cessent jamais complétement pour reparaître quelque temps après, comme
cela a lieu pour les poisons rangés dans deux autres
groupes de cette classe dont nous parlerons bientôt.

136. *Lésions de tissu produites par ces poisons.* Les or-

ganes qui ont été pendant quelque temps en contact avec
les substances qui font l'objet de ce paragraphe, sont le
siége d'une inflammation plus ou moins intense, semblable à celle que produisent les irritans. (*Voy*. § 6.)
Les poumons , le sang et le cerveau présentent des altérations analogues à celles que développent les poisons
narcotiques. (*Voy*. § 118.)

137. *Action de ces poisons sur l'économie animale.*
Nous dirons en parlant de chacun d'eux tout ce qu'il
importe de connaître à cet égard ; nous croyons devoir nous borner ici à indiquer qu'ils sont tous absorbés,
qu'ils agissent particulièrement sur le cerveau ou sur
quelques autres parties du système nerveux, et que
l'inflammation qu'ils déterminent ne peut pas être regardée comme la cause de la mort.

De la Scille.

Comment peut-on reconnaître que l'empoisonnement a eu lieu par la bulbe de scille ? (*Scilla maritima*,
plante de la famille des liliacées de Jussieu et de
l'hexandrie monogynie de Linnæus.)

138. La bulbe de scille rouge (ognon) est très-volu-
mineuse ; elle offre souvent la grosseur d'une tête d'enfant ; elle est composée de plusieurs lames ou squames
superposées ; les plus extérieures de ces tuniques sont
grandes , larges , minces , transparentes , rouges , presque sèches , et friables ; les plus intérieures sont
blanches , très-épaisses ; celles qui sont placées entre
les deux couches dont nous parlons sont très-amples ,
épaisses et recouvertes d'une pellicule d'un blanc
rosé ; elles renferment un suc visqueux sans odeur ,

très-amer et très-irritant. La bulbe de scille répand une odeur subtile, fort âcre et pénétrante, comme celle de raifort. D'après M. Vogel elle est composée de *scillitine*, de gomme, de tannin, de citrate de chaux, de matière sucrée, de ligneux, et d'un principe âcre et irritant.

Symptômes et lésions de tissu produits par la scille. (*V.* § 135 et 136.)

Action de la scille sur l'économie animale. Les faits observés chez l'homme, et les expériences que nous avons faites sur les chiens, nous portent à conclure 1° que la scille, peu de temps après son administration, excite le plus souvent des nausées et des vomissemens; 2° qu'elle détermine l'irritation et l'inflammation des organes sur lesquels elle a été appliquée, et ces effets sont d'autant plus marqués que l'animal soumis à l'influence de ce poison tarde plus à périr; 3° que les accidens qu'elle produit ne doivent point être attribués à l'inflammation dont nous parlons, mais à l'action qu'elle exerce sur le système nerveux après avoir été absorbée; 4° que cette absorption est suivie de symptômes fâcheux, et même de la mort, lorsqu'on applique sur le tissu cellulaire sous-cutané de la partie interne de la cuisse un demi-gros ou un gros de poudre de scille mêlée avec autant d'eau; 5° que la difficulté de respirer qu'éprouvent les animaux empoisonnés par cette substance paraît tenir à l'influence nerveuse plutôt qu'à une lésion organique des poumons; 6° que c'est probablement à la scillitine que la scille doit ses propriétés vénéneuses.

De l'OEnanthe crocata.

L'œnanthe crocata est une plante de la famille des ombellifères de Jussieu, et de la pentandrie digynie de Linnæus. (*V*. planche 13.)

139. *Caractères du genre*. L'involucre est composé de plusieurs folioles linéaires, ainsi que les involucelles; les pétales des fleurs centrales sont égaux, cordi-formes; ceux des fleurs de la circonférence sont iné-gaux entre eux; les fruits sont ovoïdes, allongés, marqués de côtes longitudinales, couronnés par les cinq dents du calice et par les deux styles, qui sont fort longs et persistans.

OEnanthe crocata. (*OEnanthe safranée, Lin., Sp.* 365.)

Sa racine, qui est vivace, est composée d'un fais-ceau de tubercules charnus, allongés, de la grosseur du petit doigt, remplis d'un suc laiteux blanchâtre qui devient d'une couleur jaune-safranée quand il est exposé à l'air; sa tige est dressée, rameuse, cylindri-que, fistuleuse, cannelée, haute de trois à quatre pieds, également laiteuse. Les feuilles sont grandes, à pé-tioles dilatés à la base, trois fois ailées et formées de folioles profondément incisées, et à divisions obtuses; elles sont vertes et luisantes; les ombelles sont com-posées de rayons courts et nombreux, en sorte que les ombellules sont très-rapprochées les unes des autres; l'involucre est formé par plusieurs petites folioles linéaires, ainsi que les involucelles; les fleurs sont blanches et serrées les unes contre les autres; les pétales des fleurs extérieures sont inégaux et plus grands ; les deux styles sont grêles et très-longs ; les fruits sont ovoïdes, allongés, relevés de côtes longitudinales, et couronnés par les cinq dents du calice et par les deux styles, qui sont persistans.

Cette plante croît dans les prés et les lieux humides de la France.

Action de l'œnanthe crocata sur l'économie animale. Les accidens produits chez l'homme par la racine d'œnanthe crocata nous permettent d'établir 1º qu'elle doit être rangée parmi les substances vénéneuses ; 2º qu'elle détermine le plus ordinairement les symptômes suivans lorsqu'elle est introduite dans l'estomac : chaleur vive au gosier et à la région épigastrique, cardialgie, diarrhée, somnolence, vertiges, aliénation d'esprit, convulsions violentes, état spasmodique très-marqué des muscles de la mâchoire ; la peau se couvre quelquefois de taches rosacées, de figure irrégulière, et qui s'élargissent successivement ; 3º qu'elle développe une inflammation plus ou moins vive dans les organes avec lesquels elle a été mise en contact ; 4º que ses effets délétères paraissent dépendre de son absorption et de son action sur le système nerveux.

De l'Aconit napel.

L'aconit est une plante de la famille des renonculacées de Jussieu, et de la polyandrie trigynie de Linnæus. (*Voyez* planche 6.)

140. *Caractères du genre.* Calice coloré, pétaloïde, caduc, pentasépale ; sépale supérieur, en forme de casque grand et concave en dessous ; corolle le plus souvent

formée de deux pétales (nectaires, Lin.) longuement unguiculés à la base, terminés supérieurement par une sorte de petit capuchon, dont l'ouverture inférieure offre une petite languette allongée. Ces deux pétales sont cachés sous le sépale supérieur; les capsules sont au nombre de trois ou de cinq.

Aconit napel (Aconitum napellus, Lin. sp. 751).

Sa racine est vivace, pivotante, napiforme, allongée, noirâtre, donnant naissance à une tige dressée, simple, cylindrique, glabre, haute de trois à quatre pieds. Les feuilles sont alternes, pétiolées, partagées jusqu'a la base de leur limbe en cinq ou sept lobes allongés, subcunéiformes, profondément incisés et découpés en lanières étroites et aiguës. Les fleurs sont grandes, d'un bleu violet, occupant la partie supérieure de la tige; elles sont un peu pédonculées et disposées en un épi long souvent d'un pied. Le calice est pétaloïde, irrégulier, formé de cinq sépales inégaux; un supérieur plus grand, en forme de casque ou de capuchon, est dressé, convexe; deux latéraux planes, inégalement arrondis, poilus sur leur face interne; deux inférieurs, un peu plus petits, ovales, entiers, également poilus à leur face interne. La corolle est formée de deux pétales irréguliers, longuement onguiculés et canaliculés à la base, terminés supérieurement par une espèce de petit capuchon recourbé à son sommet, qui est calleux, offrant antérieurement à son ouverture une petite languette roulée en dessus; ces deux pétales sont dressés et cachés sous le sépale supérieur. Les étamines, au nombre d'environ trente, sont d'inégale grandeur,

beaucoup plus courtes que le calice; les filets sont
planes à leur partie inférieure, subulés à leur partie
supérieure, les plus extérieurs sont recourbés en dehors; les anthères sont cordiformes. Trois pistils occupent le centre de la fleur, et sont allongés, glabres
presque cylindriques, terminés en pointe au sommet;
l'ovaire, qui en forme la plus grande partie, est à
une seule loge qui renferme environ une vingtaine
d'ovules, disposés sur deux rangées longitudinales et
attachés du côté interne. Le fruit est formé de trois
capsules allongées, qui s'ouvrent par une suture longitudinale placée du côté interne.

L'aconit napel croît dans les pâturages élevés des
montagnes, dans le Jura, la Suisse, etc. Il fleurit en
mai et juin.

*Symptômes et lésions de tissu produits par l'aconit
napel. (Voyez* § 135 *et* 136.)

Action de l'aconit napel sur l'économie animale. Les
effets produits sur l'homme et sur les chiens par
l'aconit napel nous portent à conclure, 1° que les
feuilles, la racine et les extraits aqueux et résineux de
cette plante jouissent de propriétés vénéneuses très-
énergiques, susceptibles de déterminer la mort dans
un court espace de temps; 2° que la racine paraît plus
active que les feuilles, et l'extrait résineux plus que
l'extrait aqueux; 3° que ce dernier est incomparablement moins actif lorsqu'il a été préparé en faisant
bouillir la plante et en évaporant le décoctum à une
température élevée, que dans le cas où il a été obtenu
en exprimant le suc de la plante fraîche, et en le concentrant à l'aide d'une chaleur douce; 4° que les effets

fâcheux de ces diverses substances se manifestent peu
de temps après leur emploi, soit qu'on les ait introduites dans l'estomac ou dans le rectum, soit qu'on les
ait appliquées sur le tissu lamineux sous-cutané de la
partie interne de la cuisse, soit enfin que l'on ait injecté dans les veines le liquide par lequel elles ont été
traitées pour en dissoudre le principe actif; 5° que ce
dernier mode d'introduction est celui qui est le plus
promptement suivi d'accidens graves; 6° que l'empoisonnement déterminé par cette plante est le résultat
de son absorption, de l'action spéciale qu'elle exerce
sur le système nerveux, et notamment sur le cerveau;
7° qu'elle produit une espèce d'aliénation mentale;
8° qu'indépendamment de ces effets elle occasionne
une inflammation plus ou moins intense des organes
sur lesquels on l'applique; 9° enfin qu'elle paraît agir
sur l'homme comme sur les chiens.

Les *aconitum cammarum*, *anthora* et *lycoctonum*
sont également très-vénéneux, et paraissent exercer sur
l'économie animale le même mode d'action que le précédent.

De l'Ellébore noir.

L'ellébore noir est une plante de la famille des renonculacées de Jussieu et de la polyandrie polyginie de
Linnæus. (*Voyez* planche 7.)

141. *Caractères du genre.* Calice formé de cinq sépales, obtus et assez grands, persistans; corolle composée de huit a dix pétales (nectaires, Linn.), tubuleux,
retrécis inférieurement, tronqués au sommet; étamines
nombreuses; fruits capsulaires, allongés, à une seule

loge, renfermant plusieurs graines elliptiques attachées sur deux rangées longitudinales. Les racines de toutes les espèces sont violemment purgatives.

Ellébore noir (Helleborus niger, Linn. Sp. 783).

Souche ou tige souterraine, horizontale, charnue, comme articulée, présentant la cicatrice des feuilles dont la base a servi à la former ; elle est noirâtre à l'extérieur, blanche en dedans, donnant naissance par son extrémité supérieure aux feuilles, et par les déférens de sa surface extérieure aux fibres radicellaires, qui sont simples, très-allongées, charnues, brunâtres et deviennent noires en se desséchant. Les feuilles, toutes radicales, sont pétiolées, pédalées, à sept ou huit lobes très-profonds, obovales, lancéolés, acuminés, coriaces, glabres, dentés en scie dans leur partie supérieure ; les pétioles sont cylindriques, rougeâtres, longs de deux à six pouces, dilatés et membraneux à leur partie inférieure. Les hampes sont de la même hauteur que les pétioles, et supportent une ou deux fleurs roses, très-grandes, pédonculées et penchées ; ces fleurs sont accompagnées d'une ou de deux bractées foliacées, de figure variable, vertes ou colorées en rose. Le calice est grand, pétaloïde, coloré, comme campanulé, ouvert, formé de cinq ou six sépales très-grands, inégaux, obovales, arrondis, très-obtus ; les cornets ou pétales (nectaires de Linnæus), au nombre de dix à douze, sont beaucoup plus courts que le calice ; ils sont pedicellés, un peu arqués, inégalement tronqués à leur orifice, qui est comme bilabiée ; leur couleur est jaune-verdâtre. Les étamines sont extrêmement nombreuses, et moitié plus courtes que le calice. Les pistils, au nombre de six ou huit, quelquefois même davantage, réunis et rapprochés au centre de la fleur, sont glabres; l'ovaire est oblong, comprimé latéralement, un peu courbé, se terminant supérieurement en un style allongé, recourbé en dehors à son sommet, marqué sur son côté interne d'un sillon glanduleux, qui s'élargit à sa partie supérieure, et forme le stigmate. Les pistils se changent en autant de capsules à une seule loge, renfermant plusieurs graines, et s'ouvrant par une suture longitudinale qui règne sur le côté interne.

L'ellébore noir fleurit depuis le mois de décembre jusqu'en février et mars. Il croît dans les lieux ombragés et frais des montagnes en Dauphiné, en Provence, dans les Vosges. Les jardiniers le désignent sous le nom de *rose de Noël*, époque à laquelle il est toujours en fleurs.

142. *Symptômes déterminés par la racine d'ellébore noir.* « Peu de temps après avoir administré cette racine aux animaux des classes supérieures, dit M. Schabel (1), la respiration devient pénible et lente; les battemens du cœur se ralentissent, et peu de minutes après l'envie de vomir se manifeste; l'animal vomit des matières bilieuses et muqueuses; il salive et présente tous les phénomènes que l'on observe ordinairement dans les

____

(1) *Dissertatio inauguralis de effectibus veneni radicum veratri albi et hellebori nigri*, par Schabel, *Tubingæ*, 1817. La plupart de ces symptômes avaient déjà été décrits par nous dans la première édition de la Toxicologie générale. (Année 1815.)

grandes douleurs de ventre ; il chancelle , vacille comme s'il avait des vertiges, et s'affaiblit de plus en plus. On remarque un tremblement dans les muscles des extrémités postérieures d'abord, puis, et seulement dans certaines circonstances, dans ceux des pates antérieures ; il arrive tantôt que la respiration et la circulation sont plus rares et plus irrégulières; tantôt, au contraire, ces fonctions sont altérées, et alors la respiration est douloureuse. Les animaux halètent comme les chiens qui ont très-chaud, la langue est pendante; la faiblesse des muscles augmente à un tel point que la démarche devient impossible, et l'animal reste étendu par terre : à cette époque, lès efforts pour vomir cessent le plus ordinairement, les convulsions se déclarent, augmentent de temps à autre, et ne tardent pas à être suivies de l'opisthotonos, de l'emprosthotonos et de la mort. »

« Dans certaines circonstances, la respiration et les mouvemens du cœur deviennent plus rares; ceux-ci sont intermittens tandis que la respiration est pénible; la chaleur intérieure et extérieure diminue, phénomène qui est de la plus haute importance pour les physiologistes. Plus tard, la sensibilité diminue, l'animal languit et reste couché; la respiration est rare et faible, et de temps à autre on aperçoit quelques signes de vie qui s'éteint par degrés. Quelquefois, surtout chez les oiseaux, ces poisons agissent comme purgatifs; ils déterminent rarement l'éternument; la pupille est resserrée ou dilatée. »

143. *Lésions de tissu produites par la racine d'ellébore noir.* Lorsque les animaux soumis à l'influence de cette

racine tardent quelque temps à périr, on voit que les parties qui ont été en contact avec le poison sont enflammées ; il en est de même de l'intestin rectum. Les poumons sont gorgés de sang, plus pesans que l'eau et parsemés de taches brunes ; quelquefois ils sont emphysémateux. Les gros troncs veineux et les cavités droites du cœur renferment une grande quantité de sang noir qui est fluide, si on a procédé à l'ouverture du cadavre peu de temps après la mort. Les vaisseaux et la vésicule biliaires, ainsi que les intestins grêles, contiennent beaucoup de bile. Le foie est souvent gorgé de sang.

Action de la racine d'ellébore noir sur l'économie animale. Il résulte des expériences tentées sur les animaux et des observations recueillies chez l'homme, 1° que la racine de cette plante est vénéneuse pour les mammifères, les oiseaux, les reptiles, les mollusques, les insectes, et probablement pour tous les autres animaux; 2° que ses propriétés délétères résident dans la partie soluble dans l'eau ; 3° qu'elle agit avec moins d'énergie si on l'introduit dans le canal digestif, que dans le cas où on la met en contact avec des plaies saignantes, ou avec la membrane muqueuse des voies aériennes, ou avec le tissu cellulaire sous-cutané; 4° que son action est nulle quand on la place sur l'épiderme, les organes fibreux ou les nerfs; 5° que sa dissolution aqueuse injectée dans les vaisseaux sanguins, dans les cavités séreuses, ou appliquée sur des organes pourvus de vaisseaux sanguins, est beaucoup plus active que lorsqu'on la met en contact avec toute autre partie; 6° que la racine dont nous parlons est absorbée, portée

dans le torrent de la circulation, et détermine des vomissemens violens et diverses lésions du système nerveux, auxquelles les animaux ne tardent pas à succomber; 7° que néanmoins elle peut ne pas occasioner
la mort, lorsque ayant été introduite dans l'estomac,
on laisse aux animaux la faculté de vomir; 8° qu'aucune des substances vénéneuses employées jusqu'à ce
jour ne détermine aussi promptement le vomissement
que cette racine lorsqu'elle est appliquée sur des plaies
saignantes; 9° que la mort, qui est le résultat de cet empoisonnement, a le plus souvent lieu en une demi-heure
ou une heure; quelquefois elle n'arrive qu'au bout de
plusieurs heures; dans d'autres circonstances, quelques
minutes suffisent pour la déterminer.

De l'Ellébore blanc.

L'ellébore blanc (*veratrum album*) appartient à la
famille des joncoïdes de Jussieu et à la polygamie
monœcie de Linnæus.

144. *Caractères de la racine.* Elle a la forme d'un
cône tronqué; elle est noirâtre et ridée au dehors,
blanche à l'intérieur et d'une saveur âcre; sa longueur
est de deux ou trois pouces, sa largeur d'environ un
pouce : les radicules sont nombreuses, longues de
trois à quatre pouces, de la grosseur d'une plume de
corbeau, blanches à l'intérieur et jaunâtres à l'extérieur. La racine d'ellébore blanc est formée de gallate
acide de *vératrine*, de matière grasse composée d'élaine,
de stéarine et d'acide volatil, d'une matière colorante
jaune, d'amidon, de ligneux et de gomme.

*Symptômes et lésions de tissu déterminés par la ra-
cine d'ellébore blanc. (Voy. § 142 et 143.)*

Action de l'ellébore blanc sur l'économie animale.
Tout ce que nous venons de dire en parlant de la racine d'ellébore noir s'applique à la racine de cette plante ; nous ajouterons seulement que l'ellébore blanc doit toutes ses propriétés vénéneuses à la *vératrine* qu'il renferme.

De la Vératrine.

145. La vératrine est une substance végétale alcaline, composée d'oxygène, d'hydrogène et de carbone, récemment découverte par MM. Pelletier et Caventou, dans la racine d'ellébore blanc, dans les graines de cévadille (*veratrum sabadilla*) et dans la racine de colchique (*colchicum autumnale*). Elle est solide, blanche, pulvérulente, inodore, d'une saveur excessivement âcre sans mélange d'amertume, fusible à la température de $50^{\circ} + 0^{\circ}$, et ayant alors l'apparence de la cire. Elle est décomposée par le feu, et laisse un charbon volumineux. Comme la morphine et la strychnine, elle est très-peu soluble dans l'eau ; l'alcohol la dissout à merveille ; ce *solutum ramène au bleu le papier de tournesol rougi par un acide ;* elle est moins soluble dans l'éther que dans l'alcohol. L'acide *nitrique* se combine avec la vératrine sans la faire passer *au rouge* comme cela a lieu avec la morphine, la strychnine et la brucine ; elle forme, avec les acides des sels incrystallisables et avec excès d'acide : cette dernière propriété la rapproche de la picrotoxine. (*Voy.* § 166.)

Action de la vératrine sur l'économie animale. Il résulte des expériences faites sur les chiens par M. Magendie, 1° que la vératrine exerce sur l'économie animale une action analogue à celle de l'ellébore blanc, du colchique et de la cévadille d'où elle est extraite ; 2° qu'elle détermine promptement l'inflammation des tissus sur lesquels on l'applique ; 3° qu'étant injectée dans les veines, elle exerce encore une action irritante sur le gros intestin ; 4° que si elle est introduite dans le canal digestif à très-petite dose, elle ne produit que des effets locaux ; tandis qu'elle est absorbée et produit le tétanos, si la quantité employée est plus considérable ; elle le produit à plus forte raison lorsqu'on l'injecte directement dans les veines. (Journal de physiologie expérimentale, n° 1er.)

Du Colchique (Colchicum autumnale), *de l'hexandrie trigynie de L. et de la famille des colchicées.*

Comment peut-on reconnaître que l'empoisonnement a eu lieu par la racine de colchique ?

146. *Caractères.* « Le colchique, tel que le commerce le présente, est un corps ovoïde, de la grosseur d'un marron, convexe d'un côté, et présentant la cicatrice occasionée par la petite tige (1), creusé longitudinalement de l'autre ; d'un gris jaunâtre à l'extérieur, et marqué de sillons uniformes causés par la dessiccation ; blanc et farineux à l'intérieur, d'une odeur nulle, d'une saveur âcre et mordicante (Guibourt). » Le colchique a été analysé par MM. Pelletier et Caventou, et a fourni les mêmes principes que la racine d'ellébore blanc, et en outre une très-grande quantité d'inuline.

---

(1) Une des deux tiges à fleur ; elle est enveloppée d'une spathe.

(237)

Action du colchique sur l'économie animale. La racine fraîche de colchique contient un suc laiteux,
âcre et caustique dans lequel se trouve le gallate
acide de vératrine ; elle nous paraît agir sur l'économie animale, à peu près comme la racine d'ellébore
blanc, mais avec moins d'intensité : et si plusieurs
auteurs ont élevé des doutes sur les propriétés vénéneuses de cette racine, cela tient probablement à ce
qu'ils l'ont employée lorsqu'elle n'était pas en pleine
végétation, ou bien lorsque le principe actif avait
été détruit en partie par la dessiccation.

De la Belladone (Atropa belladona).

La belladone est une plante de la famille des solanées de Jussieu, et de la pentandrie monogynie de
Linnæus. (*Voy*. planche 5.)

147. *Caractères du genre*. Le calice est à cinq divisions
profondes ; la corolle campanulée, plus longue que
le calice, partagée en cinq lobes peu profonds et égaux
entre eux ; les étamines, au nombre de cinq, ont des
filets filiformes ; le fruit est une baie cérasiforme, offrant
deux loges et un grand nombre de graines.

Atropa belladone (Atropa belladona, L. Sp. 260).

Sa racine est vivace, épaisse et rameuse ; sa tige est
dressée, haute de deux à quatre pieds, cylindrique,
velue, rameuse, dichotome. Ses feuilles, alternes ou
géminées à la partie supérieure de la tige, sont grandes,
courtement pétiolées, ovales, aiguës, velues et presque
entières. Les fleurs sont grandes, solitaires, pédonculées, pendantes, de couleur violette très-foncée ; elles

offrent un calice campaniforme, un peu velu, à cinq divisions ovales, aiguës; une corolle monopétale régulière, en cloche allongée, rétrécie inférieurement en un tube court, et présentant cinq lobes égaux, obtus, peu profonds. Les cinq étamines sont plus courtes que la corolle, à la base de laquelle elles sont insérées ; les filets sont subulés, les anthères presque globuleuses. Le pistil se compose d'un ovaire ovoïde, aminci en pointe, à deux loges polyspermes, entouré et appliqué sur un disque hypogyne jaunâtre; d'un style grêle et cylindrique, à peu près de la longueur de la corolle, terminé par un stigmate aplati, convexe, légèrement bilobé. Le fruit est une baie arrondie, un peu aplatie, de la grosseur d'une cerise, d'abord verte, puis rouge, et enfin presque noire à l'époque de sa parfaite maturité; elle est environnée par le calice et offre deux loges qui contiennent plusieurs graines réniformes.

La belladone est très-commune aux environs de Paris; on la trouve le long des vieux bâtimens, dans les décombres, etc. Elle fleurit pendant les mois de juin, juillet et août.

Symptômes et lésions de tissu produits par la belladona. (Voyez § 135 et 136.)

Action de la belladona sur l'économie animale. Il résulte des expériences faites sur les chiens et des observations recueillies chez l'homme 1° que les feuilles, la racine, les baies, le suc et l'extrait aqueux de belladona sont très-vénéneux, et susceptibles de déterminer des accidens fâcheux peu de temps après leur emploi; 2° qu'ils occasionnent des symptômes analogues à ceux dont nous avons parlé § 135, qui dès lors sont insuffisans pour caractériser cet empoisonnement comme on l'avait pensé ; 3° qu'ils n'agissent pas tous avec la même énergie ; 4° que l'extrait préparé en évaporant à une très-douce chaleur le suc de la plante fraîche est incomparablement plus actif que les extraits du commerce, dont l'énergie est, au reste, très-variable, suivant la manière dont ils ont été obtenus ; 5° que l'intensité des effets de ces poisons varie suivant l'organe avec lequel ils ont été mis en contact : ainsi leur action est plus vive lorsqu'on les injecte dans les veines que dans le cas où ils ont été appliqués sur le tissu lamineux sous-cutané de la partie interne de la cuisse, et leur introduction dans l'estomac est suivie d'effets moins fâcheux que ce dernier mode d'application, tout étant égal d'ailleurs ; 6° qu'ils enflamment les tissus sur lesquels on les applique ; mais que la phlogose qu'ils déterminent est trop légère pour qu'il soit permis de la regarder comme la principale cause de la mort ; 7° que celle-ci doit être attribuée à l'absorption du poison, à son transport dans le torrent de la circulation et à son action sur le système nerveux, et en particulier sur le cerveau ; 8° qu'ils paraissent agir sur l'homme comme sur les chiens.

Du Datura stramonium.

Le datura est une plante de la famille des solanées de Jussieu, et de la pentandrie monogynie de Linnæus. (*Voyez* planche 8.)

148. *Caractères du genre.* Le calice est grand, dilaté à sa base, plus rétréci à la partie supérieure, à cinq dents, et comme à cinq angles ; la corolle tubuleuse

à sa base, est en forme d'entonnoir; elle offre cinq plis longitudinaux qui correspondent aux cinq dents de son limbe; le stigmate est bifide; les cinq étamines attachées au tube de la corolle. Le fruit est une capsule à quatre loges, communiquant ensemble deux à deux, par leur partie supérieure, et s'ouvrant en quatre valves.

Stramoine pomme épineuse (Datura stramonium, Linnæus, sp. 255).

C'est une plante annuelle, dont la tige dressée, rameuse, cylindrique, creuse intérieurement, glabre, s'élève à trois ou quatre pieds. Ses feuilles sont alternes, grandes, pétiolées, glabres, ovales, aiguës, anguleuses et sinueuses sur leurs bords. Ses fleurs sont très-grandes, solitaires, situées ordinairement à la bifurcation des rameaux; le calice est vert, vésiculeux, à cinq angles et à cinq dents; la corolle est grande, blanche ou légèrement lavée de violet; son tube, plus long que le calice, va en s'évasant insensiblement pour former le limbe, qui offre cinq dents, cinq angles et cinq plis. La capsule est ovoïde, hérissée de pointes roides; elle est à quatre loges, qui renferment chacune un grand nombre de graines réniformes, brunes et à surface chagrinée, attachées à un trophosperme saillant; elle s'ouvre en quatre valves.

Cette plante paraît originaire d'Amérique; elle s'est naturalisée en France avec tant de profusion, qu'elle y paraît indigène. Elle fleurit en été et en automne.

Symptômes et lésions de tissu produits par le datura stramonium (*Voyez* § 135 et 136.)

Action du datura stramonium sur l'économie animale. Les feuilles, la racine, le suc, l'extrait de cette plante, ainsi que le décoctum des capsules, agissent avec la plus grande énergie sur l'homme et sur les chiens : leur mode d'action a tant de rapports avec celui de la belladona, que nous croyons pouvoir nous dispenser de le faire connaître pour éviter des répétitions fastidieuses ; nous observerons seulement que le *datura* paraît exciter plus fortement le cerveau et déterminer une action générale plus intense que la *belladona*.

De la Poudre de tabac.

149. *Symptômes et lésions de tissu produits par le tabac.* (*Voy.* § 135 et 136.)

Action du tabac sur l'économie animale. Les diverses expériences qui ont été faites sur les chiens, et les observations recueillies chez l'homme, prouvent, 1° que les feuilles de tabac dont on fait une aussi grande consommation dans le commerce sont très-vénéneuses, soit qu'on les applique sur le tissu cellulaire sous-cutané de la partie interne de la cuisse, soit qu'on les introduise dans le canal digestif; 2° qu'elles produisent une irritation locale susceptible de développer une inflammation plus ou moins vive; 3° que les accidens fâcheux qui sont la suite de leur emploi, et parmi lesquels on distingue surtout des vomissemens opiniâtres et un tremblement général, paraissent dépendre particulièrement de l'absorption de leur principe actif et de son action sur le système nerveux; 4° que ce principe réside dans la portion soluble dans l'eau : en

16

effet on observe que le tabac qui a été traité à plusieurs reprises par l'eau bouillante, conserve à peine
quelque action sur l'économie animale, tandis que le
liquide dans lequel on l'a fait bouillir jouit des propriétés vénéneuses les plus énergiques ; 5° que l'activité de ce principe est plus grande lorsqu'on l'injecte
dans l'anus, que dans le cas où il est appliqué sur le
tissu cellulaire sous-cutané de la partie interne de la
cuisse, et à plus forte raison que lorsqu'il est introduit dans l'estomac ; 6° que l'*huile* empyreumatique
préparée en distillant les feuilles de tabac à la température de 100° th. centigr., jouit de la plus grande
énergie, lorsqu'on la met en contact avec la langue
ou l'intestin rectum ; 7° qu'elle agit sur le système nerveux d'une manière qu'il n'est pas encore facile de
déterminer ; 8° qu'elle n'agit point directement sur le
cerveau, ni sur les troncs des nerfs ; 9° que ces divers
poisons paraissent déterminer les mêmes effets chez
l'homme que sur les chiens.

L'extrait de *nicotiana rustica* est moins actif que le
précédent ; il produit des accidens analogues.

De la Digitale pourprée.

La digitale est une plante de la famille des scrophulariées de Jussieu et de la didynamie angiospermie de
Linnæus. (*Voy*. planche 9.)

150. *Caractères du genre*. Calice persistant, à cinq
divisions profondes et inégales. Corolle irrégulièrement évasée, à limbe ouvert, oblique, à quatre ou cinq
lobes inégaux ; style terminé par un stigmate bifide ;
capsule ovoïde, acuminée, s'ouvrant en deux valves.

Feuilles alternes ; fleurs disposées en longs épis.

Digitale pourprée (Digitalis purpurea, Linn. Sp.).

Racine bisannuelle, allongée, garnie de fibrilles nombreuses ; tige dressée, simple, cylindrique, tomenteuse, blanchâtre, haute de deux à trois pieds. Feuilles alternes, pétiolées, grandes, ovales, aiguës, denticulées et sinueuses sur les bords, blanchâtres et tomenteuses en dessous, d'un vert clair en dessus. Fleurs très-grandes, d'un beau rouge pourpre, pédonculées, accompagnées chacune à leur base d'une bractée foliacée, formant à la partie supérieure de la tige un long épi dans lequel les fleurs sont toutes penchées et tournées d'un seul côté. Le calice est monosépale, tomenteux en dehors, profondément partagé en cinq lanières un peu inégales, lancéolées, aiguës. La corolle est monopétale, irrégulière, courtement tubuleuse à sa base, considérablement dilatée à sa partie supérieure, qui est partagée en cinq lobes irréguliers et arrondis ; elle est de couleur pourpre-clair, tachée en dedans de points noirs environnés d'un cercle blanc, et garnis de quelques poils longs et mous. Les étamines, au nombre de quatre, sont didynames, et appliquées contre la partie supérieure de la corolle ; les anthères sont formées de deux loges arrondies, écartées à leur partie inférieure ; les filets sont un peu aplatis et un peu courbés à leur base, vers le point où ils s'attachent à la corolle. Le pistil se compose : 1° d'un ovaire central, pyramidal et terminé en pointe à son sommet ; il offre deux loges contenant

un grand nombre d'ovules attachés à un gros trophos-
permie, saillant sur le milieu de la cloison; 2° d'un
style assez long, cylindrique, un peu incliné vers la
partie inférieure de la corolle; 3° d'un stigmate petit
et légèrement bifide. Le fruit, qui succède à ce pistil,
est une capsule ovoïde, un peu pointue, environnée à
sa base par le calice, et s'ouvrant lors de sa maturité
en deux valves.

La digitale pourprée n'est point rare aux environs
de Paris; elle y croît dans les bois montueux, à Meu-
don, Versailles, Ville-d'Avray, etc. Elle est excessivement commune dans le Nivernais et dans d'autres
provinces de la France, où elle couvre tous les champs.
Elle fleurit en juin, juillet et août.

*Symptômes et lésions de tissu produits par la digitale
pourprée (Voy. § 135 et 136.)*

Action de la digitale sur l'économie animale. Il résulte des expériences faites sur les chiens, et des observations recueillies chez l'homme, 1° que les feuilles,
les extraits aqueux et résineux, ainsi que la teinture
alcoholique de digitale pourprée, jouissent de propriétés vénéneuses très-énergiques à une certaine dose;
2° que la poudre est moins active que l'extrait aqueux,
et celui-ci moins que l'extrait résineux; 3° que l'intensité des effets déterminés par ces poisons varie suivant
l'organe avec lequel ils ont été mis en contact; ainsi
l'action des extraits de digitale introduits dans l'estomac est moins vive que s'ils avaient été appliqués sur
le tissu lamineux sous-cutané de la partie interne de la
cuisse, et dans ce dernier cas elle est moins énergique
que lorsqu'ils ont été injectés dans la veine jugulaire;

4º qu'ils déterminent d'abord le vomissement ; 5º qu'ils exercent sur les organes de la circulation une action qui varie suivant la disposition des individus ; en effet, tantôt les battemens du cœur sont ralentis, tantôt ils sont accélérés, intermittens, etc.; d'autres fois il est impossible d'observer le moindre changement dans la manière dont la circulation s'opère (1) ; 6º que les effets meurtriers de ces composés dépendent de leur absorption et de leur action sur le cerveau, dont ils déterminent une sorte de stupéfaction momentanée ; 7º qu'indépendamment de cette action ils enflamment les tissus avec lesquels on les met en contact ; 8º que l'extrait résineux, introduit dans l'estomac, ou appliqué sur le tissu cellulaire sous-cutané, semble agir particulièrement sur le cœur ou sur le sang ; du moins on trouve ce fluide coagulé lorsqu'on ouvre les cadavres immédiatement après la mort ; 9º que la digitale paraît agir sur l'homme comme sur les chiens.

De la grande Ciguë (Conium maculatum).

La grande ciguë est une plante de la famille des ombellifères de Jussieu, et de la pentandrie digynie de Linnæus. (*Voyez* planche 10.)

---

(1) Le docteur Gérard, médecin distingué de Beauvais, pense que la digitale est un puissant sédatif du cœur et du système nerveux, pourvu qu'elle soit placée dans un estomac sain ; car si cet organe est affecté de phlegmasie aiguë ou chronique, au lieu de ralentir la circulation, la digitale détermine des phénomènes opposés. (Dissertation inaugurale soutenue à l'école de Paris. Année 1819.)

151. *Caractères du genre.* L'ovaire est infère, le limbe du calice entier ; les cinq pétales inégaux, obcordés ; le fruit est globuleux, comme didyme ; chaque moitié latérale est relevée de cinq côtes longitudinales tuberculeuses. Les fleurs sont blanches ; l'involucre se compose de quatre à huit folioles réfléchies ; les involucelles sont formés d'une seule foliole large, trifide, dirigée du côté externe des ombellules.

Grande ciguë (Cicuta major, Lam. Fl. fr. 3, p. 1041. Conium maculatum, L. Sp. 349).

Racine bisannuelle, allongée, fusiforme, blanche et un peu rameuse, de la grosseur du doigt indicateur. Tige herbacée, dressée, très-rameuse, glabre, cylindrique, striée, offrant des taches d'une couleur pourpre foncée, haute de trois à six pieds, fistuleuse. Feuilles alternes, sessiles, très-grandes, tripinnées, à folioles ovales, lancéolées, incisées et denticulées, les plus inférieures presque pinnatifides, d'une couleur verte foncée, un peu luisante en dessus. Fleurs blanches, petites, ombellées ; ombelles composées d'environ dix à douze rayons, à la base desquels on trouve un involucre régulier de quatre à huit petites folioles réfléchies, lancéolées, aiguës, étroites ; ombellules accompagnées d'un involucelle formé d'une seule foliole étalée, tournée en dehors, large et profondément trifide. Ovaire infère, globuleux, strié, rugueux, biloculaire. Limbe du calice formant un petit bourrelet circulaire entier. Corolle de cinq pétales étalés, un peu inégaux, obcordiformes. Cinq étamines alternes avec les pétales, un peu plus longues qu'eux ; filets subulés ; an-

thères globuleuses à deux loges blanchâtres. Le sommet
de l'ovaire est surmonté d'un disque épigyne blanchâtre, à deux lobes un peu aplatis, qui se confon-
dent avec deux styles très-courts, divergens, terminés
chacun par un petit stigmate globuleux. Le fruit est
presque globuleux et comme didyme, offrant, sur
chaque moitié latérale, cinq côtes saillantes et tuberculeuses.

La grande ciguë croît dans les lieux incultes, le long
des fossés, dans les décombres. Elle fleurit au mois de
juin.

De la Ciguë aquatique (Cicutaria aquatica, de Lamk.).

La ciguë aquatique est une plante de la famille des
ombellifères de Jussieu, et de la pentandrie digynie
de Linnæus. (*Voyez* planche 11 *bis.*)

152. *Caractères du genre.* L'involucre général est
composé d'une à trois folioles linéaires; quelquefois il
manque entièrement; les involucelles sont formés de
plusieurs petites folioles très-étroites, quelquefois aussi
longues que les ombellules; les pétales sont étalés,
presque égaux, subcordiformes, leur sommet étant relevé en dessus. Le fruit est globuleux, presque didyme;
il est couronné par les deux styles et les cinq petites
dents du calice : chacune de ses faces latérales offre
cinq côtes peu saillantes et d'une couleur plus foncée.

Cicutaire aquatique (Cicutaria aquatica, Lamk. *Ciguë
vireuse*, Cicuta virosa, Linnæus).

Plante vivace, dont la racine, assez grosse, blanchâtre et charnue, est garnie de fibres allongées, et

creusée intérieurement de lacunes ou cavités remplies d'un suc laiteux et jaunâtre. Sa tige est dressée, rameuse, cylindrique, creuse, glabre, striée, verte, haute de deux à trois pieds. Ses feuilles, surtout les inférieures, sont très-grandes, décomposées, tripinnées ; les folioles sont lancéolées, aiguës, étroites, très-profondément et irrégulièrement dentées en scie ; assez souvent, deux ou trois de ces folioles sont réunies et confluentes par leur base ; les pétioles des feuilles inférieures sont cylindriques, creux, striés longitudinalement ; les feuilles supérieures, moins composées, ont des folioles presque linéaires et dentées. Les ombelles situées à l'extrémité des ramifications de la tige, sont composées de dix à quinze rayons presque égaux ; l'involucre, quand il existe, est formé le plus souvent d'une seule foliole linéaire ; les involucelles sont de plusieurs folioles linéaires, aussi longues et même plus longues que l'ombellule elle-même. Les fleurs sont petites et blanches ; les pétales étalés, en rose, sont presque égaux entre eux ; ils sont ovales, un peu concaves, subcordiformes, ayant le sommet relevé en dessus. Les deux styles sont assez courts et divergens. Les fruits sont globuleux, presque didymes, couronnés par les styles et les cinq dents du calice, et offrent sur chacune de leurs faces convexes et latérales, cinq côtes peu saillantes et simples.

La *Cicutaire aquatique* ou *Ciguë vireuse*, croît en France, sur le bord des fossés, des ruisseaux et des étangs (1).

____

(1) Il existe à l'égard de cette plante une erreur très-

De la petite Ciguë (OEthusa cynapium).

La petite ciguë est une plante de la famille des ombellifères de Jussieu et de la pentandrie digynie de Linnæus. (*Voy*. planche 12.)

---

grave, et qui nous paraît des plus dignes d'être signalées. Presque toutes les figures que l'on a données, dans ces derniers temps, du *cicuta virosa*, représentent une autre espèce du même genre, originaire de l'Amérique septentrionale, et que l'on cultive dans tous les jardins de botanique, savoir, le *cicuta maculata*, L. Bulliard nous paraît être le premier qui, dans son *Herbier de la France*, ait commis cette erreur ; en effet la plante qu'il a représentée, planche 151, sous le nom de *cicuta virosa*, est évidemment le *cicuta maculata* ; il aura infailliblement dessiné sa figure d'après un échantillon cueilli dans un jardin où la plante de l'Amérique septentrionale prospère très-bien. La plupart de ceux qui après lui ont voulu donner une figure de la ciguë vireuse, ont simplement copié la sienne, et ont par conséquent commis la même erreur que lui ; ainsi la figure de la Flore du *Dictionnaire des Sciences médicales*, et plusieurs autres ne représentent pas la ciguë vireuse.

C'est afin de relever cette erreur et de la rendre patente aux yeux de tous les médecins et des botanistes, que nous avons fait figurer comparativement ces deux plantes ; notre planche 11 *bis* représente la véritable ciguë vireuse (*cicutaria aquatica*, Lamk.) ; le dessin en a été exécuté sous la direction de M. Achille Richard fils, à qui nous devons la communication de ces observations ; il a été fait d'après des échantillons authentiques recueillis en Picardie et en Alsace.

Notre planche 11 donne la figure de la *cicuta maculata* que

153. *Caractères du genre*. Le caractère distinctif de ce genre d'avec la ciguë est d'offrir un fruit dont les côtes sont lisses au lieu d'être tuberculeuses. Le limbe de son calice est subquinquédenté; les pétales inégaux,

---

l'on a jusqu'à présent représentée comme la véritable ciguë vireuse.

Voici au reste les caractères distinctifs de ces deux espèces que l'on peut suivre comparativement sur les deux figures que nous en donnons.

1° La *ciguë vireuse* a une racine blanchâtre, charnue, perpendiculaire, creusée intérieurement de lacunes pleines d'un suc laiteux.

La ciguë maculée a une racine longue et rampante horizontalement sous la terre, et qui donne naissance, par ses ramifications, aux tiges.

2° La ciguë vireuse a la tige entièrement verte.

La ciguë *maculée* est marquetée de taches pourpres comme la grande ciguë (*conium maculatum*, Lin.).

3° Les folioles de la ciguë vireuse sont très-allongées, lancéolées, étroites, aiguës, profondément découpées en dents de scie irrégulières.

Dans la ciguë maculée les folioles sont ovales, aiguës, régulièrement dentées en scie.

4° Enfin dans la ciguë vireuse les folioles des involucelles sont aussi longues et souvent plus longues que les ombellules, tandis qu'elles sont constamment plus courtes dans la ciguë maculée.

Nous pourrions pousser plus loin cet examen comparatif, mais nous croyons en avoir dit assez pour bien faire ressortir les différences spécifiques qui existent entre ces deux plantes, différences que l'on saisira encore plus facilement en comparant les deux figures que nous en donnons ici.

blancs et obcordés; le fruit globuleux, offrant dix stries lisses. L'involucre manque souvent, ou se compose d'une à deux folioles; les involucelles sont formés de quatre à cinq folioles linéaires, allongées, rabattues et pendantes d'un seul côté.

Éthuse petite ciguë (OEthusa cynapium, Linn. Sp. 367).

Racine annuelle, fusiforme, terminée en pointe très-longue, blanche, donnant naissance à des ramifications latérales grêles. Tige dressée, rameuse, cylindrique, fistuleuse, lisse, glabre, glauque, souvent rougeâtre dans sa partie inférieure, haute de trois à quatre pieds, à rameaux courts et peu étalés. Feuilles alternes, sessiles, bi ou tripinnées, à segmens très-aigus, incisés et dentés, d'un vert foncé, luisantes en dessous. Fleurs blanches, disposées en ombelles planes, composées d'environ une vingtaine de rayons inégaux; ceux de la circonférence plus longs que ceux du centre. Point d'involucre. Involucelles de quatre à cinq folioles linéaires, rabattues et pendantes d'un seul côté. Ovaire infère, ovoïde, subglobuleux, strié : limbe du calice offrant cinq petites dents. Corolle de cinq pétales, presque égaux, obcordés, étalés. Cinq étamines, un peu plus longues que les pétales. Disque épigyne, blanchâtre, à deux lobes couronnant le sommet de l'ovaire; deux styles, divergens, courts, terminés par deux stigmates très-petits. Fruit globuleux, un peu comprimé, d'un vert foncé, offrant cinq côtes saillantes, lisses sur chacune de ses moitiés latérales.

La petite ciguë est très-commune dans les lieux cultivés, les jardins potagers, etc., où elle croît souvent mélangée avec le persil et le cerfeuil. Elle fleurit en juillet.

Caractères propres à la distinguer du persil. Les pétales du persil sont arrondis, égaux, courbés en cœur, (*voy.* pl. 12, fig. 2). Les ombelles du persil sont toujours pédonculées et souvent garnies d'une collerette à une seule foliole ; les ombelles de la petite ciguë sont dépourvues de collerette générale. Les feuilles du persil ont une odeur agréable ; celles de la petite ciguë répandent une odeur nauséeuse lorsqu'on les froisse entre les doigts. Les feuilles de la petite ciguë sont d'un vert noirâtre en dessus, et luisantes en dessous ; enfin la racine du persil est plus grosse que celle de la petite ciguë.

Symptômes et lésions de tissu produits par ces trois espèces de ciguë. (*Voyez* § 135 et 136.)

Action de ces diverses espèces de ciguë sur l'économie animale. Les expériences tentées sur les animaux vivans et les observations recueillies chez l'homme nous permettent de conclure 1° que les feuilles, la racine et le suc de ces plantes en pleine végétation, jouissent de propriétés vénéneuses très-énergiques ; 2° que l'extrait aqueux obtenu en évaporant *au bain-marie* le suc fourni par les feuilles ou les racines en pleine végétation, est encore plus actif ; tandis qu'il jouit à peine de quelques propriétés toxiques, ou même qu'il est tout-à-fait inerte lorsqu'il a été préparé en évaporant à une température élevée, le décoctum aqueux de la poudre *sèche ;* 3° que ces diverses parties sont beaucoup moins actives quand les plantes dont nous parlons ont été cueillies quelque temps avant la floraison ; 4° que leurs effets sont beaucoup plus marqués lorsqu'on les applique sur le tissu lamineux sous-cutané de la partie interne de la cuisse, que dans le cas où on les introduit dans l'estomac ; 5° que le suc des feuilles et des racines, ainsi que l'extrait aqueux, agissent encore avec beaucoup plus d'énergie, quand on les injecte dans la veine jugulaire, que lors de leur application sur le tissu cellulaire sous-cutané ; 6° que ces diverses préparations enflamment les tissus avec lesquels on les met en contact ; 7° qu'indépendamment de cette lésion, elles sont absorbées, portées dans le torrent de la circulation, et vont agir sur le système nerveux, et particulièrement sur le cerveau ; action à laquelle il faut attribuer la mort, qu'elles déterminent ; 8° qu'elles paraissent agir sur l'homme comme sur les chiens ; 9° que la ciguë aquatique (*virosa*, de Linnæus) est plus vénéneuse que la grande ciguë ; 10° que le suc fourni par les feuilles de cette dernière qui n'est pas encore en pleine végétation, paraît plus actif que celui que l'on peut obtenir avec les racines, tout étant égal d'ailleurs.

Du Laurier-Rose.

154. *Symptômes et lésions de tissu produits par le laurier-rose. (Voy. § 135 et 136.)*

Action du laurier-rose sur l'économie animale. Il résulte des observations recueillies chez l'homme, et des expériences faites sur les chiens, les chevaux, les moutons, etc., 1° que le bois et les feuilles du laurier-rose, ainsi que l'extrait et l'eau distillée de ces mêmes feuilles, jouissent de propriétés vénéneuses plus ou moins énergiques ; 2° que l'extrait est plus actif que les feuilles, dont l'énergie surpasse de beaucoup celle de l'eau dis-

tillée; 3° que l'activité de ces poisons varie suivant l'organe avec lequel ils ont été mis en contact ; ainsi l'extrait détermine des accidens beaucoup plus fâcheux,
lorsqu'il est injecté dans la veine jugulaire, que dans le
cas où il a été introduit dans l'estomac, ou appliqué
sur le tissu cellulaire sous-cutané de la partie interne de
la cuisse; 4° qu'ils occasionnent presque constamment
le vomissement ; 5° qu'ils enflamment légèrement les
tissus sur lesquels on les applique; 6° qu'indépendamment de cette lésion ils sont absorbés, portés dans le
torrent de la circulation, et qu'ils agissent sur le système nerveux et sur le cerveau, dont ils déterminent
la stupéfaction.

VINGT-DEUXIÈME LEÇON.

§ II. — *De la Noix vomique; de la Fève de
Saint-Ignace; de l'Upas tieuté et de la Strychnine.*

Comment peut-on reconnaître que l'empoisonnement a eu lieu par l'une ou l'autre de ces substances?

De la Noix vomique.

La noix vomique est la graine du *strychnos nux
vomica*, arbre des Indes orientales et de l'île de Ceylan, rangé par Linnæus dans la pentandrie monogynie, et par Jussieu dans un groupe voisin de la famille des apocynées.

155. *Caractères.* Graine ronde, large d'environ un
pouce, aplatie comme des boutons, épaisse de deux
à trois lignes, de couleur jaune-grisâtre, offrant vers

le centre, de l'un et de l'autre côté, une sorte d'ombilic. Toute la surface de cette graine est recouverte d'un nombre infini de soies très - courtes, très-serrées (sorte de velours), de couleur cendrée, fauve, cornée ou noirâtre, fixées obliquement sur une pellicule très-mince, et dirigées du centre à la circonférence où celles d'une des deux faces s'entre-croisent avec celles de l'autre ; un des points de cette circonférence, un peu plus saillant que les autres, doit donner issue à la plantule. L'intérieur de cette graine est corné, ordinairement blanc et demi - transparent, quelquefois noir et opaque ; il offre une grande cavité dont les parois se touchent, et sont partout de l'épaisseur d'environ une ligne. Cette graine est inodore, et douée d'une saveur âcre très-amère.

Elle est formée, suivant MM. Pelletier et Caventou, de *strychnine*, combinée avec un acide nouveau auquel on a donné le nom d'*igasurique*, de cire, d'une huile concrète, d'une matière colorante jaune, de gomme, d'amidon, de bassorine et de fibre végétale.

De la Fève de Saint-Ignace (Noix igasur des Philippines).

La fève de Saint-Ignace est la graine de l'*ignatia amara*, petit arbre des îles Philippines, rangé dans la pentandrie monogynie, à côté des strychnos, avec lesquels il a beaucoup de rapports.

156. *Caractères des graines.* Elles sont grosses comme des olives, arrondies et convexes d'un côté, anguleuses et à trois ou quatre faces de l'autre, offrant à une extrémité la cicatrice du point d'attache. Leur

substance intérieure est cornée, demi-transparente, plus ou moins brune et très-dure ; elles sont opaques à leur surface, et comme recouvertes d'une efflorescence grisâtre qui y adhère, et qu'on peut plus facilement gratter avec un couteau que le reste. Elles ont une saveur très-amère et sont inodores. (Guibourt, Histoire abrégée des drogues simples.) Ces graines sont entassées au nombre de vingt environ dans une enveloppe ligneuse et épaisse, qui constitue une sorte de drupe ou de baie pyriforme ovale, uniloculaire, de la grandeur et de la forme d'une poire de bon chrétien.

La fève de Saint-Ignace est formée des mêmes principes que la noix vomique, mais dans des proportions différentes ; ainsi elle paraît contenir à peu près trois fois autant de strychnine que la noix vomique. (Pelletier et Caventou.)

De l'Upas tieuté.

157. L'upas tieuté est un extrait obtenu en faisant évaporer le suc d'un végétal sarmenteux, du genre des strychnos (*voy.* noix vomique), qui croît au Java ; il est employé par les naturels du pays pour empoisonner leurs flèches.

De la Strychnine.

158. La strychnine, décrite d'abord sous le nom de *vauqueline*, est un alcali végétal auquel on doit attribuer les propriétés vénéneuses de la noix vomique, de la fève de Saint-Ignace et du *strychnos colubrina*, comme nous l'avons dit en parlant de ces graines. Il

découvert en 1818 par MM. Pelletier et Caventou : on le reconnaîtra aux caractères suivans. Il a l'apparence d'une poudre blanche qui pourtant est l'assemblage d'une multitude de prismes à quatre pans, presque microscopiques et terminés par des pyramides à quatre faces surbaissées ; il est inodore, et doué d'une saveur amère insupportable ; il *verdit* le sirop de violettes et *rétablit la couleur bleue* du papier de tournesol rougi par un acide, lorsqu'il a été dissous dans l'alcohol. Mis sur les charbons ardens, il se boursoufle, se décompose à la manière des substances végétales qui ne contiennent point d'azote, répand une fumée assez épaisse et laisse un charbon très-volumineux. Il est inaltérable à l'air et insoluble dans l'eau ; du moins il faut six mille six cent soixante-sept parties de ce liquide à la température de dix degrés pour en dissoudre une partie ; l'eau bouillante en dissout un peu plus du double. Il se dissout beaucoup mieux dans l'alcohol et dans les huiles volatiles, surtout à l'aide de la chaleur. Il se combine avec les acides convenablement affaiblis, et forme des sels en général solubles dans l'eau. L'acide *nitrique* concentré exerce sur la strychnine une action remarquable ; il lui communique sur-le-champ une couleur *amarante*, qui passe instantanément au *rouge* de sang ; à cette couleur succède une teinte jaune qui devient de plus en plus prononcée et passe au verdâtre.

Symptômes de l'empoisonnement déterminé par ces substances. L'homme et les chiens soumis à l'influence de l'un ou de l'autre de ces poisons présentent les phénomènes suivans : malaise général ; contraction générale de tous les muscles du corps, pendant laquelle la colonne vertébrale est redressée : à cette contraction, dont la durée est fort courte, succède un calme marqué, suivi lui-même d'un nouvel accès qui se prolonge plus que le premier, et pendant lequel la respiration est accélérée. Tout à coup les accidens cessent, la respiration se ralentit, et l'individu paraît étonné : peu de temps après, nouvelle contraction générale ; alors on observe sur les chiens la roideur et le rapprochement des pates antérieures qui se dirigent en arrière, le redressement de la colonne vertébrale et le renversement de la tête sur le cou : la respiration est très-accélérée : bientôt après, roideur et immobilité des extrémités postérieures ; la poitrine et la tête sont soulevées ; les animaux tombent d'abord sur la mâchoire inférieure, et bientôt sur le côté ; à cette époque, le tétanos est complet, et il y a immobilité du thorax et cessation de la respiration. Cet état d'asphyxie, annoncé d'ailleurs par la couleur violette de la langue et des gencives, dure une à deux minutes, pendant lesquelles les organes des sens et du cerveau continuent à exercer leurs fonctions, à moins que l'asphyxie ne soit portée au plus haut point ; car alors l'action de ces organes commence à s'affaiblir : la fin de cet accès est annoncée par la disparition subite du tétanos et par le rétablissement graduel de la respiration. Bientôt après, une nouvelle attaque a lieu ; cette fois les contractions sont des plus violentes ; les secousses convulsives très-fortes et semblables à celle que déterminerait un courant galvanique dirigé sur la moëlle épinière d'un animal récemment tué ; il y a asphyxie et mouvemens

convulsifs des muscles de la face. La mort arrive le
plus souvent à la fin du troisième, du quatrième ou du
cinquième accès, ordinairement sept ou huit minutes
après la manifestation des premiers accidens, quelquefois plus tard. Une chose digne de remarque, et que
l'on n'observe que dans l'empoisonnement qui nous
occupe, et dans celui que produisent la fausse angusture et la brucine, c'est que le contact d'une partie
quelconque du corps, la menace ou le bruit détermi-
minent facilement cette roideur tétanique générale.

Lésions de tissu produites par ces poisons. Les nombreuses ouvertures de cadavres d'animaux empoisonnés par ces différentes substances prouvent manifestement que l'on remarque dans les organes intérieurs
la même altération que chez les individus qui ont été
asphyxiés; mais on n'a jamais observé la moindre trace
de lésion dans le canal digestif. Néanmoins l'observation suivante, recueillie chez l'homme au mois de
juin 1820, tend à faire croire que la noix vomique
peut déterminer l'inflammation des membranes du
canal alimentaire.

Daste (Pierre), âgé de quarante-cinq ans, d'un
tempérament bilieux, d'une constitution sèche, vi-
goureuse, en proie aux fureurs de la jalousie, résolut
de s'empoisonner. C'est dans cette intention qu'il prit,
le 13 juin, sur les neuf heures du soir, une quantité
considérable de noix vomique concassée (pour douze
sous), dont il saupoudra ses alimens. Presque immédiatement après l'ingestion de cette substance vénéneuse, il fut atteint de violentes convulsions. Appelé près de lui, un officier de santé le fit vomir en lu

gorgeant de lait et d'eau chaude, et le fit transporter
ensuite à l'hôpital Saint-Louis, où il arriva sur les dix
heures du soir. Ses traits étaient profondément altérés ; il éprouvait une dédolation générale : ses forces
étaient pour ainsi dire brisées, des accès convulsifs se
manifestaient à des intervalles rapprochés (pendant un
de ces accès, Daste fit une chute qui n'eut d'autre résultat qu'une légère contusion au front) ; leur durée
était d'une à deux minutes : ils étaient marqués par le
roidissement vigoureux de tous les muscles ; le tronc
et les membres étaient dans une extension violente,
les mâchoires fortement rapprochées. Singulièrement
agité, le malade poussait des cris entrecoupés et im-
plorait de prompts secours : le pouls ne présentait
encore aucune altération remarquable. (Deux grains
d'émétique provoquèrent des vomissemens abondans ;
boissons et lavemens laxatifs). Dans la nuit, les sens
de la vue et de l'ouïe acquièrent une sensibilité exa-
gérée : telle est l'irritabilité des muscles, qu'il suffit de
toucher le malade pour exciter en lui des mouvemens
convulsifs ; le bruit le plus léger suffit même pour
produire cet effet. Pendant les convulsions le pouls
est fréquent, agité ; le malade est baigné de sueur,
phénomène dont l'explication se présente d'elle-même.
Le 14, à sept heures du matin, l'état du malade est
plus calme ; les accès convulsifs sont moins fréquens, moins longs, moins violens ; cependant les
causes indiquées tout à l'heure suffisent encore pour
les faire éclater. Le pouls n'offre aucune agitation
fébrile ; sentiment de lassitude et de brisement dans
tout le corps ; nulle douleur dans l'abdomen (potion

calmante, saturée en quelque sorte d'opium, 6 gr. dans ℥ iv de véhicule). A neuf heures du matin, les mouvemens convulsifs ont cessé, l'orage s'est pour ainsi dire dissipé, et tout semble annoncer une heureuse terminaison : ce calme insidieux se maintient le reste du jour et pendant la nuit. Le 15, même état, point de convulsions ; il ne reste qu'un sentiment de faiblesse et de douleur générales (potion *ut suprà*). Le soir, la douleur semble se concentrer dans la région épigastrique ; peau sèche, pouls fréquent. Le 16, à six heures du matin, pouls petit, presque imperceptible, sécheresse et chaleur de la peau, rougeur des bords de la langue, douleur vive dans la région épigastrique ; battemens dans cette région ; accablement, prostration extrêmes, régularité des fonctions intellectuelles, yeux étonnés, altération des traits, physionomie décomposée, mort à dix heures du matin. (Aucune roideur dans les membres, sueur visqueuse sur toute l'habitude du corps.)

Ouverture quarante-huit heures après la mort. 1° *Cavité encéphalique.* Environ une once de sérosité dans les ventricules latéraux du cerveau : nulle altération appréciable dans les méninges et la pulpe cérébrale ; épanchement d'une assez grande quantité de sérosité dans la cavité de l'arachnoïde rachidienne ; la partie postérieure de cette membrane est parsemée et comme plaquée de lames cartilagineuses irrégulières, d'une grandeur variable, très-nombreuses. — 2° *Cavité addominale.* — Foie volumineux ; l'estomac contient quelques cuillerées d'un liquide muqueux, sanguinolent, brunâtre : sa surface intérieure présente, dans divers points, une teinte qui varie du rouge au noir foncé, sans qu'on puisse trop dire si cette coloration est l'effet d'ecchymoses ou d'un travail inflammatoire. Le duodénum, rempli d'un liquide jaune muqueux, est manifestement enflammé ; la rougeur et l'injection de sa membrane interne s'étendent en s'affaiblissant et en éprouvant une sorte de dégradation à celle de l'intestin grêle : la portion moyenne de celui-ci est rétrécie, ses parois sont épaissies ; la membrane muqueuse est parsemée d'ulcérations aux endroits où l'intestin se trouve resserré. La vessie, petite, contractée, vide, est légèrement phlogosée, et contient une cuillerée d'un liquide puriforme. — 3° *Cavité thoracique.* — Quelques adhérences entre les plèvres pulmonaire et costale ; poumons gorgés de sang, principalement à leur base, qui est comme teinte en rouge. Cœur dans son état naturel. 4° *Habitude extérieure.* Roideur considérable des membres (on se rappelle qu'ils étaient souples immédiatement après la mort); teinte violacée de presque toute la surface de la peau : cette nuance était toutefois plus prononcée aux parties les plus déclives, sur lesquelles la pesanteur avait déterminé le sang. (Observation communiquée par M. Jules Cloquet.)

159. *Action de la noix vomique, de la fève de Saint-Ignace, de l'upas tieuté et de la strychnine sur l'économie animale.* Il résulte des expériences tentées sur les animaux vivans, et de plusieurs observations recueillies chez l'homme, 1° que ces diverses substances sont très-vénéneuses pour l'homme et pour un très-grand nombre d'animaux ; 2° qu'il en est de même des extraits aqueux

et alcoholiques de noix vomique et de fève de Saint-Ignace; 3° que de toutes ces matières, la strychnine et les sels qu'elle forme avec les acides, sont celles qui jouissent de la plus grande énergie; 4° que les sels exercent une action plus vive que la base elle-même, et cela en raison de leur grande solubilité par la présence d'une petite quantité d'acide; 5° que les extraits aqueux sont plus actifs que les poudres de ces graines; mais qu'ils le sont moins que leurs extraits alcoholiques; 6° que l'extrait alcoholique de fève de Saint-Ignace est plus énergique que celui de noix vomique, tout étant égal d'ailleurs; 7° que c'est à la strychnine que la noix vomique et la fève de Saint-Ignace doivent leurs propriétés vénéneuses; 8° qu'il en est probablement de même de l'upas tieuté; 9° que si la matière grasse retirée par l'éther de la noix vomique et de la fève de Saint-Ignace, agit à la manière des poisons énergiques, cela doit être attribué à la strychnine qu'elle renferme; 10° que l'on doit considérer ces poisons comme des excitans de la moelle épinière produisant constamment le tétanos, l'immobilité du thorax, et par conséquent l'asphyxie à laquelle les animaux succombent, comme l'ont démontré MM. Magendie et Delille, pour l'upas tieuté et la noix vomique; 11° qu'elles agissent avec la plus grande énergie lorsqu'on les introduit dans les cavités thoracique et abdominale, ou dans la veine jugulaire, tandis que leur action est moins vive quand on les applique sur le tissu cellulaire sous-cutané, ou qu'on les injecte dans les artères éloignées du cœur : elle est encore moins vive lorsqu'on les introduit dans le canal digestif, ou qu'on les applique sur les surfaces muqueuses ; 12° qu'elles n'agissent point sur les animaux auxquels on a enlevé la moelle épinière à l'aide d'une tige de baleine ; 13° que lors même qu'il serait prouvé par des observations ultérieures qu'elles enflamment constamment les tissus avec lesquels on les met en contact, on ne devrait pas regarder cette irritation locale comme étant la cause de la mort ; 14° que celle-ci dépend de l'absorption du principe actif de ces matières qui paraît s'opérer par l'intermède des veines, suivant M. Magendie, de son transport dans le torrent de la circulation, et de l'excitation qu'il détermine dans la moelle épinière.

De l'Écorce de fausse angusture et de la Brucine.

Comment peut-on reconnaître que l'empoisonnement a eu lieu par l'une ou l'autre de ces substances ?

De l'Écorce de fausse angusture (angusture fine).

Écorce appartenante, suivant quelques naturalistes, au *brucæa antidysenterica* ou *ferruginea*, et suivant d'autres, à un arbre dont on ignore encore le nom.

160. *Caractères.* Écorce ordinairement roulée sur elle-même, compacte, pesante et beaucoup plus épaisse que celle de la vraie angusture. *Couleur* grise-jaunâtre à l'intérieur, variable à l'extérieur, ce qui dépend des différences que présente l'épiderme ; en effet, tantôt il est mince, d'un gris-jaunâtre et parsemé d'excroissances blanchâtres ; tantôt il est recouvert d'une matière ayant la couleur de rouille de fer ; tantôt enfin il est fortement rugueux et offre des taches diversement colorées : dans ce dernier cas, l'écorce est en général

plus épaisse et plus volumineuse, mais un peu moins ferrugineuse que les autres. *Odeur* presque nulle, analogue à celle de l'ipécacuanha. *Saveur* très-amère ; l'amertume persiste très-long-temps au palais, sans laisser d'âcreté à l'extrémité de la langue. *Couleur de la poudre* : elle présente quelques différences suivant l'état de l'épiderme ; mais, en général, elle est d'un blanc légèrement jaunâtre.

Lorsqu'on agite pendant quelques minutes la poudre de fausse angusture avec de l'eau aiguisée d'acide hydrochlorique, on obtient une liqueur jaunâtre qui, par l'addition du prussiate de potasse et de fer, devient verte sur-le-champ, et laisse déposer, au bout de quelques heures, du bleu de Prusse.

La dissolution aqueuse de cette écorce rougit à peine la teinture de tournesol ; elle trouble légèrement le sulfate de fer, auquel elle communique une couleur vert-bouteille ; le prussiate de potasse et de fer y fait naître un léger trouble, et le mélange devient verdâtre par l'addition de l'acide hydrochlorique ; enfin la potasse, employée en petite quantité, lui communique une couleur vert-bouteille, qui passe à l'orangé-foncé avec une teinte verdâtre, par l'addition d'une nouvelle quantité d'alcali ; la liqueur conserve sa transparence. La *dissolution aqueuse d'angusture vraie*, au contraire, détruit la couleur de tournesol, fournit avec le sulfate de fer un précipité gris-blanchâtre très-abondant, soluble dans un excès de sulfate de fer, et n'est point troublée par le prussiate de potasse et de fer, à moins qu'on n'ajoute de l'acide hydrochlorique, car alors elle donne un précipité jaune très-abondant ; enfin la

potasse caustique la fait passer à l'orangé-verdâtre et y
détermine un précipité, quelle que soit la quantité
d'alcali employé. (M. Guibourt.)

L'analyse chimique de l'écorce de fausse angusture,
faite dans ces derniers temps par MM. Pelletier et Caventou, prouve qu'elle contient de l'acide gallique
combiné avec un alcali nouveau, auquel on a donné
le nom de *brucine*, une matière grasse, beaucoup de
gomme, une matière colorante jaune, semblable à celle
qui existe dans la noix vomique, beaucoup de ligneux,
et quelques traces de sucre.

De la Brucine.

161. *Caractères*. La brucine est une substance
alcaline, composée d'oxygène, d'hydrogène et de carbone, découverte en 1819 par MM. Pelletier et
Caventou dans l'écorce de fausse angusture (*brucæa
antidysenterica*), qui lui doit ses propriétés vénéneuses. Elle est solide, tantôt sous la forme de prismes obliques, allongés, à base parallélogrammique,
tantôt en masses feuilletées, d'un blanc nacré, ayant
l'aspect d'acide borique ; quelquefois enfin elle ressemble à certains champignons ; elle est inodore, et
douée d'une saveur amère très-prononcée ; elle jouit
de la propriété de *verdir* le sirop de violettes, et de
rétablir la couleur bleue du papier de tournesol rougi
par un acide, surtout lorsqu'elle a été dissoute dans
l'alcohol ; elle est inaltérable à l'air ; chauffée dans un
petit tube de verre, elle fond à une température un
peu supérieure à celle de l'eau bouillante, puis se
congèle comme de la cire lorsqu'on la laisse refroidir ;

si on continue à la chauffer elle se décompose, répand de la fumée, et laisse du charbon, comme la plupart des substances végétales qui ne contiennent point d'azote. Une partie de brucine se dissout dans huit cent cinquante parties d'eau froide, et dans cinq cents parties du même liquide bouillant; l'alcohol la dissout presqu'en toutes proportions. Les acides affaiblis se combinent avec elle, et forment des sels, pour la plupart solubles dans l'eau; l'acide nitrique concentré agit sur elle comme sur la strychnine. (*V.* § 158.)

Symptômes et lésions de tissu développés par ces poisons. Ils ont la plus grande analogie avec ceux que déterminent la noix vomique, la fève de Saint-Ignace, l'upas tieuté et la strychnine. (*V.* § page 257 et suiv.)

Action de l'écorce de fausse angusture et de la brucine sur l'économie animale. Les expériences faites sur les animaux et les observations recueillies chez l'homme prouvent, 1° que ces substances sont très-vénéneuses pour l'homme, les mammifères en général, les oiseaux, les poissons et les reptiles, lorsqu'on les applique sur les membranes muqueuses, les blessures, la plèvre, le péritoine, etc.; 2° qu'elles sont inertes ou très-peu actives quand on les met en contact avec les nerfs, les tendons ou l'épiderme non lésé; 3° qu'il en est de même des extraits aqueux et alcoholique de fausse angusture ainsi que de la matière jaune préparée par M. Planche, et dont nous avons parlé dans notre Traité de toxicologie, t. 2, p. 352 (deuxième édition); 4° que de toutes ces matières, la brucine et les sels qu'elle forme avec les acides sont celles qui agissent avec le plus d'énergie; 5° que c'est à la brucine que l'on doit attribuer les propriétés vénéneuse de ces divers composés, et que si la matière jaune amère est plus active que l'écorce pulvérisée, c'est parce qu'elle contient beaucoup plus de brucine sous un volume donné; 6° que ces poisons agissent sur l'économie animale comme la noix vomique, la fève de Saint-Ignace, etc. (*voyez* l'action de ces substances depuis 10°. § 159); 7° qu'après la mort des animaux les muscles involontaires conservent encore leur irritabilité, lorsque les muscles volontaires n'en donnent plus aucun signe.

Du Ticunas, du Woorara et du Curare.

162. Ces divers poisons ne sont autre chose que des extraits obtenus avec le suc de certaines lianes, auquel on a ajouté des sucs provenant d'autres plantes qui ne sont pas toujours vénéneuses. Ils peuvent être regardés comme ne différant pas entre eux. Les animaux soumis à leur influence sont plongés dans un état de langueur; leur pouls est dur et fréquent, la respiration courte et accélérée; les muscles, surtout ceux des membres pectoraux, se paralysent, après avoir éprouvé une contraction convulsive; le corps se refroidit, et la respiration cesse; ces poisons agissent plutôt sur la moelle épinière que sur le cerveau; en effet ils n'occasionnent ni stupeur ni anéantissement de la sensibilité, et ils suspendent la respiration; leur action diffère de celle de l'upas ticuté en ce qu'ils paralysent plus promptement les muscles volontaires, sans exciter des convulsions et des spasmes aussi violens et aussi fréquens; elle diffère de celle de l'upas antiar

(*voy.* plus loin) en ce qu'ils ne déterminent point la paralysie du cœur ni des déjections alvines. Ils sont employés pour empoisonner les flèches.

VINGT-TROISIÈME LEÇON.

§ III. — *Du Camphre; de la Coque du Levant; et de la Picrotoxine.*

Comment peut-on reconnaître que l'empoisonnement a eu lieu par l'une ou l'autre de ces substances?

Du Camphre.

163. *Caractères.* Le camphre est un des produits immédiats des végétaux composés d'oxygène, d'hydrogène et de carbone ; il est fourni par les lauriers, et particulièrement par le *laurus camphora;* on le trouve aussi dans beaucoup de labiées et dans quelques ombellifères. Il est solide, blanc, transparent, plus léger que l'eau, et doué d'une odeur très-forte qui le caractérise ; sa saveur est amère, chaude et piquante. Il est très-volatil et très-inflammable ; il brûle avec une flamme blanche, répand une vapeur abondante, et ne laisse point de résidu. L'alcohol, l'éther, les huiles fixes, les huiles volatiles, les acides acétique et nitrique, le dissolvent à merveille : il est à peine soluble dans l'eau.

164. *Caractères de l'alcohol camphré.* Liquide, transparent, incolore, doué à la fois d'une odeur alcoholique et camphrée, ne rougissant point le tournesol, et précipitant en blanc par l'eau; le précipité, qui n'est autre chose que du camphre, ne tarde pas à se rassem-

bler à la surface du liquide : si on le sépare au moyen du filtre, on voit qu'il a une odeur camphrée, et qu'il s'enflamme lorsque après avoir été desséché on l'approche d'une bougie enflammée. L'alcohol camphré brûle quand on le met en contact avec un corps en ignition, et laisse pour résidu du camphre qui crystallise par le refroidissement, ou une matière charbonneuse légère, semblable à de la suie; dans ce dernier cas, on remarque qu'il se dégage des vapeurs blanches vers la fin de la combustion : cette différence dans les produits tient à ce que la combustion a été plus vive dans un cas que dans l'autre.

165. *Caractères de l'huile camphrée.* L'huile conserve sa couleur et sa transparence à moins qu'elle ne contienne beaucoup de camphre en dissolution. Son odeur est très - sensiblement camphrée. Elle ne s'enflamme point lorsqu'on la met en contact avec un corps en ignition, après l'avoir placée dans une capsule.

De la Coque du Levant.

La coque du Levant est le fruit du *menispermum cocculus*, arbrisseau de l'Inde, rangé dans la famille des ménispermes et dans la diœcie décandrie de Linnæus.

166. *Caractères.* Il offre le volume d'un gros pois; il est presque rond, et présente à la partie de sa surface qui correspond à l'insertion du placenta une dépression marquée, ce qui lui donne jusqu'à un certain point la forme d'un rein. Il est composé 1° d'une *tunique* extérieure mince, sèche, friable, noirâtre, rarement lisse et le plus souvent couverte de rugosités, à laquelle

on a donné le nom de *brou* et d'*écorce*; 2° d'une *coque* blanche, ligneuse, à deux valves, recouverte par la tunique dont nous parlons; 3° d'un *placenta* central, rétréci par le bas, élargi par le haut, et attaché à la portion de la surface qui est déprimée, de manière que la coque se trouve divisée intérieurement en deux petites loges; 4° d'une *amande* blanchâtre ou roussâtre d'une saveur amère très-prononcée, partagée en deux lobes par le placenta, et remplissant l'espace compris entre celui-ci et la coque; cette amande s'atrophie avec le temps, en sorte que les fruits dont nous parlons finissent par être presque entièrement vides. La coque du Levant est inodore et contient, d'après M. Boullay, de la picrotoxine (substance alcaline), un acide nouveau désigné sous le nom de ménispermique, deux sortes d'huile fixe, une matière albumineuse, une partie colorante jaune, du ligneux, une certaine quantité de matière sucrée et des sels.

De la Picrotoxine.

167. La picrotoxine (1) est un alcali renfermé dans la coque du Levant, composé d'oxygène, d'hydrogène et de carbone, et caractérisé par les propriétés suivantes. Il est blanc, brillant, demi-transparent, crystallisé en aiguilles, sans odeur et d'une saveur amère insupportable. Mis sur les charbons ardens, il se boursoufle, et répand une fumée blanche d'une odeur de résine. Il se dissout dans trois parties d'alcohol, dans vingt-cinq parties d'eau bouillante et dans cinquante

---

(1) Du grec πικρός, amer, et de τόξικον, poison.

parties d'eau froide. Le *solutum* aqueux change en *bleu* la couleur du papier de tournesol rougi par les acides, et surtout par l'acide acétique. L'acide nitrique concentré dissout la picrotoxine à froid sans dégagement de gaz nitreux ; la dissolution est d'un jaune verdâtre.

Symptômes de l'empoisonnement déterminé par ces substances. Lorsqu'on a fait avaler à un chien deux ou trois gros de camphre dissous dans une once d'huile d'olives, ou trois ou quatre gros de coque du Levant finement pulvérisée, ou dix ou douze grains de picrotoxine, on observe au bout de quelques minutes, si l'animal ne vomit pas (car assez souvent ces substances déterminent des vomissemens opiniâtres), qu'il est inquiet, agité, que sa démarche est chancelante, et que les muscles de la face offrent quelques mouvemens convulsifs. Cinq, quinze, vingt-cinq minutes après, il éprouve un accès violent, caractérisé par les symptômes suivans : chute sur le côté, tête fortement renversée en arrière, ou dans l'état naturel; convulsions horribles particulièrement dans les extrémités; culbute en arrière dans laquelle la tête frappe d'abord le sol avec véhémence, et le corps roule en tout sens; conjonctive injectée, yeux saillans et insensibles aux impressions extérieures. L'animal n'entend plus; on peut le déplacer, le heurter, crier autour de lui, sans qu'il donne le moindre signe de connaissance; la bouche est remplie d'une écume épaisse, la langue et les gencives sont livides; la respiration est comme suspendue. Cette attaque dure trois ou quatre minutes, et se termine quelquefois par des efforts de vomissement. L'animal reste pendant quinze, vingt ou vingt-cinq minutes sans éprouver aucun accident; il semble avoir recouvré l'usage des sens, on le croirait guéri; cependant il ne tarde pas à se manifester un nouvel accès semblable au précédent, mais beaucoup plus fort, et pendant lequel l'animal fait entendre des cris horribles; la respiration est laborieuse et accompagnée de l'exhalation d'une grande quantité de vapeur d'une odeur camphrée (1). Cette attaque, à laquelle l'animal succombe le plus ordinairement, dure six ou huit minutes: elle est souvent précédée de vertiges, de tournoiemens et d'un affaiblissement plus ou moins considérable des extrémités antérieures : ces symptômes précurseurs durent quelquefois huit ou dix minutes.

Les observations d'empoisonnement recueillies chez l'homme prouvent que le camphre détermine chez lui des accidens analogues à ceux dont nous venons de parler.

Lésions de tissu développées par ces poisons. Si on fait l'ouverture des cadavres immédiatement après la mort des animaux, on observe que le ventricule gauche du cœur renferme du sang rouge-brun : cet organe ne se contracte plus. Les poumons sont affaissés, peu crépitans, d'un tissu plus serré qu'à l'ordinaire, et d'une couleur foncée par plaques. Le cerveau n'est le siége d'aucune altération remarquable. Le canal digestif offre le plus souvent des traces d'inflammation ou d'ulcération, lorsque l'empoisonnement a été déterminé par le cam-

---

(1) Seulement lorsque l'animal a pris du camphre.

phre, tandis qu'il est sain dans le cas où la mort a été produite par la coque du Levant ou par la picrotoxine.

Action de ces poisons sur l'économie animale. 1° Le camphre, à la dose de trois à quatre gros *dissous dans l'huile d'olives*, est vénéneux pour l'homme et pour les chiens lorsqu'il est introduit dans le canal digestif; 2° il est absorbé, et agit comme un excitant énergique du cerveau et du système nerveux, susceptible de déterminer une mort prompte au milieu des convulsions les plus horribles, s'il n'est pas rejeté promptement par le vomissement ou par les selles; 3° cette mort est le résultat immédiat de l'asphyxie, ou du moins de la gêne avec laquelle la respiration s'exerce pendant les violentes secousses convulsives; 4° l'action de la dissolution huileuse dont nous parlons est beaucoup plus vive si elle est injectée dans les veines, et beaucoup moins forte si elle a été appliquée sur le tissu cellulaire sous-cutané de la partie interne de la cuisse; 5° le camphre en fragmens enflamme, ulcère les tissus de l'estomac, et peut occasioner la mort au bout de deux ou trois jours; il ne produit des phénomènes nerveux semblables à ceux que détermine l'huile camphrée, qu'autant qu'il a été très-divisé; 6° le camphre artificiel, obtenu avec l'huile de térébenthine et le gaz acide hydrochlorique, agit comme le camphre en fragmens, mais beaucoup plus lentement, lors même qu'il a été introduit dans l'estomac à la dose d'une demi-once, après avoir été dissous dans l'huile d'olives; 7° la coque du Levant, finement pulvérisée, occasionne la mort des chiens les plus robustes, et par le même mécanisme que la dissolution huileuse de camphre, si on l'introduit dans l'estomac à la dose de deux ou trois gros et qu'elle ne soit pas vomie, ou bien si on l'applique sur le tissu lamineux sous-cutané de la partie interne de la cuisse; 8° elle borne ses effets à produire des nausées et des vomissemens si on l'emploie peu divisée; 9° elle n'enflamme point les tissus avec lesquels on la met en contact; 10° elle doit toutes ses propriétés vénéneuses à la *picrotoxine* qu'elle renferme; aussi remarque-t-on que celle-ci est beaucoup plus active, et qu'elle produit les mêmes effets sur l'économie animale; 11° il suffit d'injecter dans la veine jugulaire d'un chien un grain et demi de cet alcali dissous dans une demi-once d'eau, pour déterminer la mort dans l'espace de quelques minutes; 12° quels que soient les rapports qui existent entre l'action de ces poisons et celle qu'exercent la noix vomique, la fève de Saint-Ignace, la strychnine, l'upas tieuté, la fausse angusture et la brucine, on aurait tort de les confondre dans un même groupe, ces substances agissant particulièrement sur la moelle épinière, tandis que le camphre, la coque du Levant et la picrotoxine affectent tout le système nerveux, et surtout le cerveau.

De l'Upas antiar.

Nous croyons pouvoir nous dispenser, dans un ouvrage de ce genre, de parler en détail de ce poison, parce qu'il ne se trouve que dans l'Inde, et qu'il n'a jamais donné lieu à des rapports judiciaires : voici les faits principaux sur lesquels il nous semble devoir fixer l'attention.

L'upas antiar, suc laiteux, amer et jaunâtre d'un arbre d'un genre nouveau qui croît dans l'Inde, est très-vénéneux quand il est injecté dans les artères, dans les veines ou dans les cavités séreuses; il l'est moins lorsqu'on l'applique sur le tissu cellulaire sous-cutané, et beaucoup moins quand il est introduit dans l'estomac; il est émétique et purgatif; il détermine des phénomènes nerveux semblables à ceux que produit la dissolution huileuse de camphre. (*V.* pag. 274.) Suivant M. Brodie, il rend le cœur insensible à l'action du sang. Les Indiens s'en servent pour empoisonner leurs flèches.

§ VI. — *Des Champignons vénéneux.*

Comment peut-on reconnaître que l'empoisonnement a eu lieu par des champignons ?

On ne peut résoudre ce problème qu'autant que l'on parvient à distinguer les champignons vénéneux de ceux qui ne le sont point, et que l'on connaît leur mode d'action sur l'économie animale; c'est ce qui nous engage à faire de ce sujet la matière de deux articles, sous le titre 1° de *caractères des champignons vénéneux;* 2° de *symptômes et lésions de tissu qu'ils déterminent.*

A. Caractères des Champignons vénéneux.

Genre amanita.

Le genre *amanita* appartient à la famille des agaricoïdées, laquelle fait partie de l'ordre des *champi-*

gnons proprement dits (*fungi, hymenomyci*) de Persoon (1).

168. *Caractères du genre Amanita* (Agaric bourse). Champignon sortant d'une bourse ou d'un *volva* ; chapeau garni de feuillets ou de lamelles rayonnantes en dessous , et supporté par un pédicule plus ou moins renflé à sa base. (*Voy*. planche 14, figure 2.)

Description des espèces.

1° *Fausse oronge* (variété de l'*Amanita aurantiaca* de Persoon , *Agaricus muscarius* de Linnæus, *Agaricus pseudo - aurantiacus* de Bulliard). (*Voy*. planche 14, figure 1re : demi-grandeur naturelle.)

169. *Caractères*. Son chapeau atteint quatorze à dix-huit centimètres (de cinq à sept pouces); il est d'abord convexe, et ensuite presque horizontal ; sa couleur rouge écarlate est plus foncée au centre ; il

---

(1) *Caractères* de l'ordre 2e de Persoon qui comprend les champignons proprement dits. « Ils sont charnus, coriaces, tremelleux et volumineux, simples, ou branchus, ou étalés en plaques ; mais ordinairement munis d'un corps dilaté ou chapeau, qui est ouvert et pourvu d'une membrane sporulifère ou *hymenium* d'une forme très-variée, portant des graines peu apparentes. »

L'*hymenium* est une membrane composée de petites vessies libres ou cohérentes entre elles, et situées à la surface inférieure du chapeau; sa couleur est le plus souvent différente de celle du chapeau, et elle se forme pendant la maturité. (Persoon , *Traité des Champignons comestibles* , pag. 28 et 38.)

est un peu rayé sur le bord, et presque toujours tacheté de tubercules ou verrues blanches qui sont les débris du *volva*; le pédicule, long de huit à douze centimètres, est blanc, plein, cylindrique, excepté à sa base où il est épais; les feuillets (lames) sont blancs, inégaux, recouverts dans leur jeunesse d'une membrane qui se rabat sur le pédicule et forme son collier. Le *volva* est incomplet, c'est-à-dire, qu'il ne le recouvre pas entièrement à sa naissance, et forme quelques écailles le long du pédicule. Ce champignon est très-commun dans l'Europe septentrionale.

L'Oronge vraie (Amanita aurantiaca), que l'on mange souvent, se distingue du précédent, 1° parce que dans sa jeunesse elle est enveloppée dans le *volva*, ce qui lui donne de la ressemblance avec un œuf; 2° par la couleur orangée du chapeau, qui du reste n'est point tacheté de verrues blanches ; 3° par les feuillets, qui sont jaunâtres.

2° *Amanite vénéneuse* (Amanita venenosa de Persoon). Cette espèce comprend l'*Agaricus bulbosus* et l'*Agaricus bulbosus vernus* de Bulliard. (*Voy*. pl. 14, figure 2.)

170. *Caractères de l'espèce*. Couleur blanche, sulfurine ou verdâtre, pédicule bulbeux, entouré à sa base d'un *volva* qui couvre son chapeau avant son développement, et sur lequel il reste des lambeaux qui sont difformes et larges vers le bord, mais plus petits et polyèdres au milieu; il y a en outre à la tige un anneau ou collet assez large et épais, et souvent rabattu. Les feuillets sont blancs, et conservent toujours cette couleur sans devenir rougeâtres. Le cha-

peau est convexe, charnu, large de trois à quatre doigts, rarement dépourvu de verrues; l'odeur en est vireuse, assez forte; la saveur âcre et styptique surtout, après quelques instans quand on en a mâché. (Persoon.)

Première variété. *Amanita bulbosa alba* de Persoon (*Agaricus bulbosus vernus* de Bulliard, *Oronge-ciguë blanche* de Paulet.) (*Voy*. Planche 15, fig. 1re : grandeur naturelle.)

171. *Caractères*. Elle est entièrement blanche, quelquefois un peu jaunâtre au sommet; le chapeau, qui était d'abord convexe, devient concave parce que les bords se relèvent en vieillissant; ses feuillets sont nombreux, divisés en feuillets et en parties de feuillets. On peut la distinguer de l'agaric comestible de Bulliard (champignon de couche), parce que ce dernier n'a point de bourse ni de pied bulbeux, qu'il peut être pelé facilement, par l'irrégularité de son collet qui est rongé à ses bords, parce que sa superficie est sèche, qu'il est toujours au-dessous d'une couleur rose ou vineuse, d'abord tendre et ensuite plus foncée, et à la fin d'un brun noirâtre, tandis que les feuillets de la variété que nous décrivons sont toujours blancs. Elle est très-commune dans les bois, et a souvent causé des accidens fâcheux, parce qu'elle a été confondue avec le champignon comestible.

Deuxième variété. *Amanita citrina* ou sulfurine de Persoon (*Oronge-ciguë jaunâtre* de Paulet, *Agaricus bulbosus* de Bulliard. (*Voyez* planche 15, fig. 2 : demi-grandeur naturelle.)

172. *Caractères*. Le chapeau et l'anneau offrent une

couleur citrine-pâle ; le pédicule, long de trois à quatre pouces, est bulbeux et légèrement strié à son sommet. On la trouve abondamment en automne, mêlée avec les feuilles sèches dans les endroits sombres des bois.

Troisième variété. *Amanita viridis* (*Oronge-ciguë verte* de Paulet, *Agaricus bulbosus* de Bulliard.) (*Voyez* pl. 15, fig. 3 : demi-grandeur naturelle.)

173. *Caractères.* Chapeau presque toujours glabre, sans lambeaux ou débris du volva ; le renflement (bulbe) qui est à la base du pédicule est plus arrondi que dans les deux variétés précédentes ; il n'est pas aplati comme dans ces variétés (1). Elle a une couleur d'herbe quelquefois olivâtre ou grisâtre, et elle est plus grande que les précédentes. On la rencontre en automne dans les bois touffus ; mais elle est moins commune que les deux autres.

Oronge visqueuse dartreuse, ou Grivelé visqueux, ou *Hypophillum maculatum* de Paulet. (*Voy*. pl. 16, fig. 4 : un tiers de grandeur naturelle.)

174. *Caractères.* Champignon blanc ou d'un blanc tirant sur le gris, dont la grandeur varie, mais qui a pour l'ordinaire trois ou quatre pouces de hauteur, et qui offre des pellicules grisâtres, des feuillets, une tige, un bulbe parfaitement blancs, et une surface visqueuse. Chapeau tendre, large de trois ou quatre pouces, et à peine charnu ; il est légèrement rayé ;

---

(1) Ces caractères ne sont-ils point suffisans pour faire de ce champignon une espèce particulière, comme l'a indiqué M. Persoon ?

facile à peler, et sujet à se fendre. Feuillets entremêlés de petites portions de feuillets vers les bords;
ils sont blancs, et ont leur tranche taillée un peu en
dents de scie; ils s'insèrent circulairement comme à
un bourrelet qui ne touche point à la tige, et sont
couverts en naissant d'un voile qui se rabat sur la tige
en manière de manteau, et forme un collet plus ou
moins apparent. Le pédicule, d'abord plein, finit par
devenir creux en grande partie, ainsi que le bulbe.
On le trouve aux environs de Lagny et dans la forêt
de Senard. (Paulet.)

Oronge blanche, ou *citron*, ou *bulbeux jaune et blanc*,
ou *Hypophillum albo-citrinum* de Paulet. (*V.* pl. 17:
fig. 1 : demi-grandeur naturelle.)

175. *Caractères.* Champignon de taille moyenne et de
forme très-régulière, tantôt d'un blanc sali de jaune,
avec des parcelles de coiffe jaunâtre ou terreuse, ou
d'un brun sale; tantôt avec un chapiteau uni, d'un
blanc quelquefois net, et d'autres fois avec une légère
teinte jaune. Bulbe fort, saillant, et très-arrondi. Pédicule droit et cylindrique, blanc, ou diversement
coloré, comme nous venons de le dire en parlant du
champignon en général; il est d'abord plein, puis il
se creuse en partie, et s'évase à son insertion au chapeau, avec lequel il semble se confondre. Chapeau
circulaire à surface plus ou moins humide. Feuillets
blancs, dont la tranche forme une surface égale et
unie; presque tous de longueur égale, à l'exception
de quelques petites portions de feuillets qu'on trouve
vers les bords, et dont la base semble tenir aux autres
feuillets complets comme par de petites brides : ces

feuillets s'insèrent circulairement sur une sorte de bourrelet qui leur sert de soutien, et ne touchent point au
pédicule. Ce champignon présente assez constamment
un léger collet, qui était primitivement un voile fin
qui couvrait les feuillets. On le trouve en automne
dans les bois des environs de Paris. (Paulet.)

Oronge à pointes de trois quarts, ou *Palette à dards*,
ou *Hypophillum tricuspidatum* de Paulet. (*V.* pl. 17,
fig. 2 : demi-grandeur naturelle.)

176. *Caractères.* Champignon haut de cinq à six
pouces, blanc, avec des feuillets qui tirent sur le vert.
Chapeau régulièrement circulaire, couvert de pointes
triangulaires égales, de forme pyramidale, d'un blanc
sale, fortement adhérentes par leur base à la peau qui
recouvre le chapeau. Feuillets ordinairement couverts
d'une poussière semblable à une fleur de farine, et
d'un voile fin qui finit par tenir uniquement à la tige
et lui sert de collet. Pédicule blanc, cylindrique,
plein, offrant à sa base un bulbe qui finit par devenir
creux comme la tige. On le trouve en automne dans
le parc de Saint-Maur. (Paulet.)

Oronge à pointes de râpe, ou *Petite râpe*, ou *Hypophillum rapula* de Paulet. (*V.* pl. 17, fig. 3 : demi-
grandeur naturelle.)

177. *Caractères.* Petit champignon dont le chapeau,
de couleur noisette en dessus, offre une multitude de
pointes inégales, semblables à celles d'une râpe ordinaire, et d'une couleur plus foncée que celle du chapeau. Feuillets minces, très-serrés, blancs, couverts
d'abord d'un voile tendre, mais très-apparent, qui se
déchire en plusieurs portions, et finit par s'effacer

entièrement. Pédicule blanc, plein d'une substance moelleuse. On le trouve en automne dans la forêt de Saint-Germain. (Paulet.)

Oronge souris, ou *Oronge serpent*, ou *Hypophillum anguineum* de Paulet. (*V.* pl. 16, fig. 2 : demi-grandeur naturelle.)

178. *Caractères.* Champignon élancé, de forme conique, de couleur gris de souris, et comme satiné en dessus, avec des feuillets blanchâtres et une tige blanche, un peu tortueuse, qui s'élève à la hauteur de quatre à cinq pouces, portant un chapiteau qui peut en avoir un et demi d'étendue, et dont la substance intérieure, étant coupée, semble résulter de petits grains gris qui, à quelque distance, la font paraître de couleur cendrée. Ses feuillets, entremêlés de petites portions de feuillets, sont d'un blanc lavé et d'une légère teinte jaune. La tige, d'un blanc sale, est pleine d'une substance très-blanche, et porte à sa base les débris d'une enveloppe mince qui couvrait le champignon. On le trouve en automne, surtout en Piémont. (Paulet.)

Oronge croix de Malte, ou *Hypophillum crux melitensis* de Paulet. (*V.* pl. 16, fig. 1 : demi-grandeur naturelle.)

179. *Caractères.* Champignon bulbeux à bourse, de couleur de chair pâle. Chapeau découpé en cinq ou six parties égales, ce qui lui donne presque l'aspect d'une croix de Malte, offrant au centre un bouton arrondi un peu relevé et régulièrement circonscrit. Ses lobes ont environ deux lignes d'épaisseur. Feuillets presque tous égaux et de la couleur du chapeau; ils

s'insèrent circulairement et en rayonnant à une espèce
de bourrelet sans toucher à la tige. Pédicule droit et
colleté, haut de trois ou quatre pouces, d'abord plein,
et qui finit par se vider en grande partie pour devenir
fistuleux. Collet et bourse d'un beau blanc; chair fraîche, un peu humide, de la même couleur en dedans
qu'en dehors. On le trouve, au mois d'août, au bois
de Pantin, près Paris. (Paulet.)

Laiteux pointu rougissant, ou laiteux rougissant, ou
Hypophillum pudibundum de Paulet. (*Voy.* pl. 17,
fig. 4 : grandeur naturelle).

180. *Caractères*. Chapeau dont le centre est élevé
en pointe aiguë, qui finit par s'effacer pour faire place
à une cavité. Il est blanc, mais sa chair ainsi que
le suc qu'il fournit, lorsqu'on le coupe, acquièrent
une couleur rouge carmin par leur exposition à l'air.
Les feuillets sont blancs, taillés en biseau et de longueur inégale. Sa tige, qui est une continuité de la
substance du chapeau, est cylindrique et pleine d'une
substance moelleuse. Ce champignon est plus rare en
France qu'en Italie et dans le Piémont. (Paulet.)

Oronge peaussière de Picardie, Hypophyllum pellitum
de Paulet. (*Voy.* planche 16, fig. 3 : un tiers de grandeur naturelle.)

181. *Caractères*. Ce champignon, que nous ne con-
naissons que par la figure qu'en a donnée M. Paulet,
laquelle n'est accompagnée d'aucune description, nous
paraît d'après son port appartenir à la section des
oronges (*Amanita*, Pers.). Son pédicule est cylindrique, gros, un peu renflé à sa partie inférieure,
qui, d'après la figure nous paraît nue; il est haut

d'environ six pouces; vers sa partie supérieure il présente un collet circulaire, rabattu, membraneux et inégalement frangé à son bord libre. Ce pédicule est d'un blanc sale. Le chapeau est inégalement convexe, d'environ six pouces de diamètre; son contour est comme sinueux; il est d'un gris jaunâtre à sa face supérieure et recouvert de petites plaques irrégulières plus foncées qui nous paraissent être les restes du *volva,* dans lequel toutes les parties du champignon étaient renfermées avant leur entier développement. Il croît en Picardie.

Genre Agaricus.

Le genre Agaricus appartient à la famille des agaricoïdes, laquelle fait partie de l'ordre des champignons proprement dits (*fungi hymenomyci* de Persoon.) (*Voy.* la note de la page 277.)

182. *Caractères du genre Agaricus* de Persoon. Champignon à pédicule dépourvu de bourse ou volva, et dont le chapeau a des feuillets rayonnans, ordinairement simples, et alternativement plus courts. (*Voyez* planche 18, fig. 3.)

Le genre *Agaric* peut être subdivé en plusieurs groupes; nous allons nous occuper seulement de ceux qui présentent des espèces malfaisantes.

Groupe des Agarics lactaires ou lactésiens de Persoon. (*Poivrés laiteux* de Paulet.)

La chair de ces champignons est ferme, cassante, et renferme un liquide laiteux d'une saveur poivrée qui en découle aussitôt qu'on l'entame; leur surface est sèche et un peu rude au toucher; leur tige est en général courte;

leurs feuillets fins et d'une longueur inégale ; le chapeau finit par se creuser et prendre la forme de soucoupe ou d'entonnoir. Sans être aussi nuisibles que les précédens , ces champignons peuvent donner lieu à des indigestions et à d autres accidens fâcheux , surtout lorsqu'ils n'ont pas été apprêtés d une manière convenable.

Description des espèces.

1° *Agaric meurtrier* , *Agaricus necator* de Bulliard et *Torminosus* de Schœffer , *Mouton zoné* de Paulet. (*Voyez* planche 19, fig. 3 : demi-grandeur naturelle.)

183. *Caractères.* Chapeau d'abord convexe , puis plane , puis concave dans le centre, et dont les bords roulés en dedans, très - velus et frangés, grandissent souvent plus d'un côté que de l'autre ; il est quelquefois marqué de zones concentriques dont le diamètre ne dépasse pas le plus ordinairement trois pouces, et d'une couleur pâle, incarnate ou même tannée qui s'éteint vers la marge ; le dessous du champignon est blanchâtre ou d'un jaune pâle. La surface du chapeau est couverte de peluchures plus foncées, qui lui donnent un aspect velu et disparaissent avec l'âge. Pédicule cylindrique, plein, nu, épais, long de trois à quatre pouces au plus. Le petit nombre de feuillets qui sont entiers forment un bourrelet à leur insertion au pédicule. Il est très-commun dans les bois, parmi les gramens, en été et en automne.

2° *Agaricus acris* de Bulliard. Poivré à feuillets roussâtres de Persoon, et connu sous les noms vulgaires de *lathyron*, de *roussette*. (*Voyez* planche 18, fig. 3 : demi-grandeur naturelle.

184. *Caractères*. Chapeau charnu , large de trois à quatre pouces environ , d'abord convexe et irrégulier, ensuite plane , puis concave , et dont le bord velu , roulé en dedans , onduleux , *quelquefois* zoné , est un peu visqueux pendant un temps pluvieux. Pédicule nu , plein , cylindrique , charnu , long d'environ un pouce et presque aussi épais. Feuillets nombreux , souvent bifurqués , un peu décurrens sur le pédoncule. Ce champignon est blanc , excepté les feuillets , qui , suivant leur âge , offrent une couleur rose ou d'un roux clair. On le trouve dans les bois et sur les pelouses.

3° *Agaricus piperatus* des auteurs. *Agaricus Lacti-fluus acris* , ou *Agaric laiteux âcre* de Bulliard. Laiteux poivré blanc de Paulet. Il est regardé par les auteurs de la *Flore française* comme une variété de l'*Agaricus acris.* (*Voyez* planche 19 , fig. 4 : demi-grandeur naturelle.)

185. *Caractères*. Chapeau très-blanc et bien arrondi dans l'état de jeunesse ; ce chapeau perd en vieillissant sa blancheur , prend la forme d'un entonnoir , et ses bords , qui sont légèrement cotonneux ou glabres , deviennent inégaux. Pédicule plein , court , épais et continu. Feuillets entiers , semidécurrens , rares ou très-multipliés , dont la couleur blanche se change en couleur de paille à mesure que le champignon vieillit ; quelquefois , au lieu de feuillets entiers , on ne voit que des parties de feuillets. On le trouve fréquemment au printems et en automne dans les bois.

4° *Agaricus pyrogalus* de Bulliard. (*Voyez* pl. 18 , fig. 2 : demi-grandeur naturelle.)

Voici la description qui en a été donnée par les auteurs
de la *Flore française*. « Pédicule cylindrique, nu, plein,
d'un jaune livide, long de trois à quatre centimètres (un
pouce à un pouce et demi), épais de huit à dix millimètres. Chapeau d'abord convexe, puis presque plane, un
peu déprimé au centre, de la même couleur que le pédoncule, souvent marqué de zones concentriques noirâtres; il atteint seize centimètres de diamètre (environ
cinq pouces). Ses feuillets sont nombreux, un peu
rougeâtres, inégaux, adhérens un peu au pédicule. »
On le trouve dans les bois.

*Groupe des agarics à pédicule nul, latéral ou excen-
trique* (Flore française).

Espèces. Agaricus stypticus, Agaric styptique de
Bulliard, *Agaricus semipetiolatus* de Schœffer. (*Voyez*
planche 18, fig. 4: deux tiers de grandeur naturelle,
et fig. 2 de la planche 19: grandeur naturelle.)

Caractères. Couleur générale de cannelle plus ou
moins foncée; superficie sèche; chair mollasse, se dé-
chirant facilement. Chapeau hémisphérique, avec les
deux extrémités un peu prolongées et arrondies, res-
semblant assez bien à une oreille d'homme; ses bords
sont toujours roulés en dessous; son grand diamètre
est tout au plus de trois centimètres (un peu plus d'un
pouce). Feuillets étroits, tous entiers, susceptibles
d'être détachés de la chair et remarquables par la
manière dont ils se terminent sur une ligne circulaire *qu'aucun d'eux ne dépasse.* Pédicule nu, plein,
continu avec le chapeau, latéral, très-évasé à sa partie
supérieure, court (de dix à quinze millimètres). On le

trouve dans les bois, en automne et pendant une partie
de l'hiver, sur les troncs d'arbres coupés horizontalement. (Bulliard.)

*Groupe des agarics à pédicule plein, à chapeau charnu,
à feuillets non adhérens au pédicule, qui ne noircis-
sent point en vieillissant* (Flore française.)

Espèce. Agaricus urens. Agaric brûlant, de Bulliard.
(*Voy.* pl. 18, fig. 1 : demi-grandeur naturelle.)

186. *Caractères.* Chapeau d'abord convexe, ensuite
plane, assez régulier, de quatre à cinq centimètres (un
pouce et demi à deux pouces), d'un jaune pâle et sale.
Feuillets roux, inégaux, parmi lesquels ceux qui sont
entiers n'atteignent pas jusqu'au pédicule, mais s'arrêtent tous régulièrement à un ou deux millimètres de
distance. Pédicule cylindrique long de dix à quinze
centimètres (quatre à six pouces), un peu épais et velu
à sa base, nu, plein, continu avec la chair du chapeau,
d'un jaune pâle et terreux, un peu strié de roux. Ce
champignon croît sur les feuilles mortes.

Groupe des agarics à pédicule pourvu d'un collet.

Espèce. Agaricus annularius. Annulaire de Bulliard.
Agaricus polymyces de Persoon. Tête de Méduse de
Paulet. (*Voy.* pl. 19, fig. 1re : demi-grandeur naturelle.)

187. *Caractères.* Champignon d'une couleur fauve
ou rousse. Chapeau convexe, un peu proéminent vers
le centre (cette proéminence appelée *mamelon* est
velue), tacheté de petites écailles noirâtres ou glabres, et dont les bords sont entiers ou un peu sinueux,
non étalés. Feuillets d'abord blancs, entremêlés de pe-

tites portions de feuillets, et adhérant fortement au pédicule, où ils se terminent par des nervures fines en se confondant avec sa substance : ces feuillets finissent par prendre une légère teinte rousse. Pédicule charnu, cylindrique, souvent un peu courbé à sa base, où il est un peu renflé ; long de neuf à dix centimètres (trois pouces et demi à quatre pouces), ayant de quatre à cinq lignes de diamètre, muni d'un collier entier redressé en forme de godet, glabre ou garni de petites écailles. Ce champignon croît en automne sur la mousse, au pied des chênes, et en groupes plus ou moins nombreux, composés quelquefois de quarante à cinquante individus. Voici comment Paulet explique la formation du collet et du chapeau de ce champignon. « Il porte, dit-il, des chapiteaux qui n'ont pas plus d'un pouce et demi d'étendue : ces chapiteaux, d'abord empreints comme de croûtes brunes, surtout au centre, ont leurs feuillets couverts en naissant d'un voile blanc, épais, ferme, qui leur donne une forme globuleuse, et qui se déchire ensuite pour se convertir en collet : ces têtes finissent par prendre la forme d'un chapeau. »

B. *Des symptômes et des lésions de tissu déterminés par les Champignons vénéneux, ainsi que de leur action sur l'économie animale.*

Symptômes de cet empoisonnement. Les malades éprouvent d'abord des tranchées, des nausées et des évacuations par haut et par bas ; bientôt la chaleur des entrailles, les langueurs, les douleurs deviennent presque continues et atroces ; les crampes, les convulsions tantôt générales, tantôt partielles, une soif inextinguible, s'ensuivent ; le pouls est petit, dur, serré, très fréquent. Si la maladie, loin de diminuer, continue à aire des progrès, on observe quelquefois des vertiges, un délire sourd, de l'assoupissement. Ces symptômes ne sont interrompus que par les douleurs et les convulsions. Dans certains cas, il n'y a point d'assoupissement ; les douleurs sont extrêmement vives, les convulsions horribles ; il y a aussi des défaillances et des sueurs froides ; le malade conserve l'usage des sens, et ne tarde pas à expirer. (Rapport fait à la société de médecine de Bordeaux le 26 juin 1809.)

Il est rare que les champignons vénéneux déterminent les accidens dont nous parlons peu de temps après leur introduction dans l'estomac, le plus souvent ce n'est qu'au bout de cinq ou de sept heures, quelquefois il s'en écoule douze ou seize, plus rarement vingt-quatre ; ce qui dépend de la lenteur avec laquelle s'opère la digestion de ces champignons.

Lésions de tissu produites par les champignons vénéneux. Taches violettes, très-étendues et nombreuses sur les tégumens, ventre très-volumineux, conjonctive comme injectée, pupille contractée, estomac et intestins phlogosés et parsemés de taches gangreneuses, sphacèle dans quelques portions de ce viscère, contractions très-fortes de l'estomac et des intestins, au point que dans ceux-ci, les membranes épaissies avaient entièrement oblitéré le canal ; œsophage phlogosé et gangrené dans l'un des sujets ; dans un autre, iléum invaginé de haut en bas dans l'étendue de trois pouces. Un seul individu avait les intestins gorgés de matières fécales. On n'a trouvé dans aucun des vestiges de champignons; ils avaient été complétement digérés ou évacués. Les poumons étaient enflammés et gorgés de sang noir; le même engorgement avait lieu dans presque toutes les veines des viscères abdominaux, dans le foie, dans la rate, dans le mésentère; taches d'inflammation et taches gangreneuses sur les membranes du cerveau, dans ses ventricules, sur la plèvre, les poumons, le diaphragme, le mésentère, la vessie, la matrice, et même sur le fœtus d'une femme enceinte : le sang était très-fluide chez cette femme; il était presque coagulé dans d'autres individus. La flexibilité extrême des membres n'a pas été constante. (Rapport fait à la société de médecine de Bordeaux le 26 juin 1809.)

Action des champignons sur l'économie animale. Il n'est guère possible d'indiquer d'une manière générale le mode d'action des champignons, chacun d'eux produisant des effets particuliers; néanmoins il est évident que la plupart agissent à la manière des poisons irritans ou des narcotico-âcres. (*Voy*. pour les détails § 35 et 135.)

188. Le médecin, chargé par le magistrat de faire un rapport dans un cas de mort subite dont on attribue la cause à des champignons, peut-il retirer quelque avantage de l'examen des propriétés physiques de ces champignons, des lieux où ils croissent, etc., pour parvenir à donner une solution satisfaisante de la question ? Nous ne le pensons pas, car les *caractères qui peuvent faire suspecter les champignons*, et qui sont tirés de l'odeur, de la couleur et de la saveur qu'ils présentent, ainsi que de leur aspect, de l'état de leur chair, de la présence d'un suc laiteux âcre, des lieux

où ils croissent, etc., ces caractères disons-nous, sont trop sujets à varier. Ils ne sont vraiment utiles que pour guider les personnes qui cueillent des champignons, dans le choix qu'elles doivent faire : aussi les avons-nous exposés dans notre ouvrage intitulé *Secours à donner aux personnes empoisonnées et asphyxiées*, deuxième édition, page 118.)

VINGT-QUATRIÈME LEÇON.

§ V. — *Du Seigle ergoté* (Secale cornutum).

Comment peut-on reconnaître que l'empoisonnement a eu lieu par le seigle ergoté ?

Les graines céréales et le seigle en particulier éprouvent quelquefois une altération marquée, caractérisée par la présence d'une production végétale en forme d'éperon ou de corne, semblable à un ergot d'oiseau et à laquelle on a donné, à cause de cela, le nom d'*ergot*. A la vérité l'usage du seigle ergoté, comme aliment, n'est pas toujours suivi chez l'homme d'accidens funestes ; mais il arrive quelquefois qu'il détermine des symptômes graves et même la mort, sans qu'il soit permis encore d'indiquer au juste les diverses circonstances d'où peuvent dépendre ces exceptions.

189. *Nature et caractères de l'ergot.* L'ergot, d'après Wildenow, est une graine dégénérée dont l'albumen a pris un accroissement considérable aux dépens de l'embryon qui a été entravé dans son développement. MM. Paulet et Decandolle pensent que l'ergot n'est autre chose qu'une espèce de *sclerotium* (champignon), développé dans la balle qui devait con-

tenir le grain de seigle. Quoi qu'il en soit de ces opi-
nions diverses, il résulte de l'analyse chimique du
seigle ergoté, faite par M. Vauquelin, qu'il ne contient plus d'amidon, que le gluten s'y trouve altéré,
et qu'il renferme une huile épaisse et de l'ammoniaque ; produits que l'on ne rencontre pas dans le
seigle ordinaire. Voici la description de l'ergot qui a
été donnée par M. Tessier dans un mémoire intitulé
Observations faites en Pologne en 1777. L'ergot est
un grain ordinairement courbe et allongé ; il déborde
de beaucoup la balle qui lui tient lieu de calice ; ses
deux extrémités, moins épaisses que la partie moyenne,
sont tantôt obtuses, tantôt pointues, rarement il est
arrondi dans toute sa longeur, le plus souvent on y
remarque trois angles mousses et des lignes longitudinales qui se portent d'un bout à l'autre. On aperçoit
dans plusieurs grains d'ergot de petites cavités qu'on
croirait formées par des piqûres d'insectes ; la couleur de l'ergot n'est point noire, mais violette avec
différens degrés d'intensité. On remarque sur la plupart des grains dont il s'agit quelques taches blanchâtres à l'une des extrémités ; c'est par où l'ergot
était adhérent à la balle. L'écorce violette de ces grains
recouvre une substance d'un blanc terne et d'une
consistance ferme, dont elle ne se sépare pas même
après une longue ébullition. Les grains ergotés se
rompent facilement, et se cassent net en faisant un
petit bruit comme une amande sèche. Dans l'état de
grain, l'ergot n'a une odeur désagréable que quand
il est frais et réuni en quantité ; mais s'il est réduit
en poudre, cette odeur est plus sensible et plus dé-

veloppée ; il imprime alors sur la langue une saveur légèrement mordicante et tirant sur celle du blé corrompu. L'ergot ne saurait être confondu ni avec le charbon ni avec la carie. L'ergot s'observe rarement dans les années arides ; il est au contraire très-abondant lorsque les années sout pluvieuses ; les terrains maigres et humides favorisent singulièrement cette dégénérescence ; et , d'après la remarque de Wildenow , on peut la déterminer à volonté en arrosant souvent la plante qui a été semée dans un terrain humide.

190. *Caractères du pain contenant du seigle ergoté.* Il est taché en violet ; la pâte présente quelquefois une teinte de la même couleur.

Effets produits par une petite quantité de seigle ergoté. Sentiment incommode de titillation ou de fourmillement aux pieds ; bientôt après vive cardialgie ; contraction tellement forte des doigts que l'homme le plus robuste peut à peine la maîtriser ; les articulations paraissent comme luxées ; cris aigus ; les malades sont dévorés par un feu qui leur brûle les pieds et les mains. Après ces douleurs, la tête est pesante ; il se manifeste des vertiges, un nuage tellement épais couvre les yeux, que certains individus deviennent aveugles ou voient les objets doubles ; il y a perversion des facultés intellectuelles ; la manie, la mélancolie où le coma se déclarent, les vertiges acquièrent plus d'intensité et les malades paraissent ivres. L'opisthotonos ne tarde pas à aggraver l'état du malade ; la bouche contient une écume jaune , verdâtre ou sanguinolente ; la langue est souvent dé-

chirée par la violence des convulsions ; elle se tuméfie quelquefois au point d'intercepter la voix et de
donner lieu à une sécrétion abondante de salive. A
ces symptômes succède une faim canine, et il est
rare que les malades aient de l'aversion pour les alimens. Le pouls est dans l'état naturel. Les membres
se roidissent lorsque les convulsions ont cessé. Plusieurs malades ont la face couverte de taches semblables à des piqûres de puce ; cette éruption a rarement lieu aux pieds ; elle tarde ordinairement plusieurs
semaines à disparaître. La durée de cette maladie
varie depuis quinze jours jusqu'à trois mois, avec des
intervalles de repos. La plupart des individus qui
ont éprouvé des accidens épileptiques succombent ;
ceux qui après le fourmillement des membres deviennent froids et roides ont beaucoup moins de
distension dans les mains et les pieds (J. A. *Srinc Sa-
ty. medicor. Siles. Specim.* 111). On a donné à cette
affection le nom d'*ergotisme convulsif.*

*Effets du seigle ergoté à plus forte dose, ou d'une
petite dose employée pendant long-temps.* Douleur
très-vive avec chaleur intolérable aux orteils, et qui
ne tarde pas à se faire sentir au pied et à la jambe ;
froideur, pâleur et lividité du pied ; bientôt après,
refroidissement de la jambe, qui continue à être douloureuse, tandis que le pied est devenu insensible ;
exacerbation des douleurs pendant la nuit ; le malade
ne peut se mouvoir ni se soutenir sur ses pieds ; il
éprouve de la soif ; du reste, nulle altération marquée dans les fonctions digestives. Bientôt après apparition de taches violettes et d'ampoules, signes pré-

curseurs de la gangrène, qui se manifeste au pied et monte jusqu'au genou ; la jambe se détache de son articulation : la plaie qui en résulte est vermeille et se ferme avec facilité, à moins que le malade, mal nourri, habitant un lieu froid et humide, couché dans un lit infecté, ne soit de nouveau soumis à l'influence des miasmes. (Lettre de M. François au rédacteur de la *Gazette de santé*, année 1816). On a donné à cette affection le nom d'*ergotisme gangreneux.*

Indépendamment des poisons narcotico-âcres dont nous avons parlé jusqu'ici, il en est un certain nombre, dont nous nous bornerons à faire connaître les noms parce qu'ils ont été moins étudiés que les précédens, et que d'ailleurs tout porte à croire qu'ils exercent un mode d'action analogue à celui dont nous avons fait l'histoire en détail. Ces végétaux sont :

L'*anagallis arvensis* (mouron des champs).

L'*aristolochia clematitis* (aristoloche).

Le *lolium temulentum* (ivraie).

La *Rue.*

L'*hippomane mancinella* (mancenillier).

Le *mercurialis perennis* (mercuriale des campagnes).

Le *chœrophyllum sylvestre* (cerfeuil sauvage).

Le *sium latifolium.*

Le *coriaria myrtifolia.*

§ VI. — *De l'Alcohol.*

Comment peut-on reconnaître que l'empoisonnement a eu lieu par l'alcohol?

191. *Caractères de l'alcohol.* L'alcohol est un liquide

transparent, incolore, doué d'une odeur forte qui le caractérise, et d'une saveur chaude et caustique. Il ne rougit point l'*infusum* de tournesol; il est plus volatil que l'eau, et brûle avec une flamme blanche lorsqu'on l'approche d'un corps en ignition.

Alcohol tenant du camphre ou du phosphore en dissolution. (*Voyez* § 164 et 2.)

Symptômes déterminés par les liqueurs alcoholiques. Les boissons spiritueuses prises à une certaine dose occasionnent l'ivresse, maladie dans laquelle on peut distinguer trois degrés différens, qui nous semblent avoir été parfaitement décrits par M. Garnier, médecin à Montargis. Le premier degré, dit-il, s'annonce par la rougeur du visage, les yeux s'animent, le front se déride, la figure s'épanouit et respire une aimable gaieté; l'esprit est plus libre, plus vif; les idées sont plus faciles : les soucis disparaissent, les bons mots, les doux épanchemens de l'amitié, de tendres aveux les remplacent; on parle beaucoup, on est indiscret, les propos sont un peu diffus, et déjà l'on commence à bégayer.

Le second degré de l'ivresse est caractérisé par une joie bruyante, turbulente, par des éclats de rire immodérés, des discours insensés, des chants obscènes, des actions brutales, en rapport avec l'idiosyncrasie des individus, par une démarche vacillante, incertaine, analogue à celle des enfans; par des pleurs stériles, le trouble des sens, la vue double, les yeux hagards, sombres, et des tintemens d'oreille; la langue, embarrassée, articule avec peine les sons; il y a quelquefois écume à la bouche; le jugement devient faux, la raison disparaît ; rien ne règle plus nos penchans et nos appétits grossiers. Quelquefois un délire furieux succède, le pouls est plus développé, le battement des artères carotides plus sensible ; la face est rouge, vultueuse ; les veines du cou sont gonflées, la respiration précipitée ; l'haleine est vineuse ; il y a des rapports aigres, des envies de vomir, des vertiges, des chutes imminentes, puis complètes : la somnolence et l'état de vertige croissent, la face devient pâle, cadavéreuse, les traits sont affaissés ; des vomissemens abondans de matières quelquefois aigres, l'excrétion involontaire de l'urine et des matières fécales se manifestent, ainsi qu'une céphalalgie violente ; la perte totale des sens ; enfin un sommeil profond qui dure plusieurs heures, et pendant lequel la transpiration est très-abondante et amène la terminaison de cet état pénible. Les fonctions reviennent peu à peu à leur état primitif ; la tête est encore douloureuse et pesante, la langue est chargée, la bouche pâteuse, il y a soif, et il reste du dégoût pour les alimens et des lassitudes dans tout le corps.

Le troisième degré de l'ivresse est un état vraiment apoplectique ; on observe l'abolition des sens, de l'entendement ; la face est livide ou pâle, la respiration stertoreuse, l'individu ne peut plus se soutenir ; la bouche est écumeuse, le coma se déclare et le sentiment est plus ou moins complétement perdu. Cet état peut durer pendant trois ou quatre jours et se terminer par la mort. Morgagni fait mention d'un homme d'un âge mur qui resta ivre avec aphonie pendant trois jours, et mourut le quatrième sans éprouver de convulsions.

*Lésions de tissu développées par les liqueurs alcoho-
liques.* Lorsqu'on introduit dans l'estomac une assez
grande quantité d'alcohol pour déterminer la mort, on
observe, en faisant l'ouverture du cadavre, que ce viscère est fortement enflammé, il en est quelquefois de
même de quelques autres parties du canal intestinal.

Action de l'alcohol sur l'économie animale. 1° L'homme, les chats, les lapins et les chiens, soumis à l'influence de l'alcohol, éprouvent à peu près les mêmes
symptômes; une petite dose de cette liqueur étendue
de beaucoup d'eau suffit même pour enivrer les
chiens; 2° l'ivresse produite par l'alcohol peut être le
résultat de l'injection de cette liqueur dans l'estomac
et dans le tissu cellulaire sous-cutané, ou de l'inspiration d'un air fortement chargé de vapeurs alcoholiques;
3° l'action de l'alcohol est plus vive lorsqu'il est introduit dans l'estomac, que dans le cas où il est appliqué
sur le tissu cellulaire sous-cutané; 4° il commence par
exciter fortement le cerveau, puis il détermine le coma
et l'insensibilité; il agit par conséquent autrement que
l'opium. (*Voyez* § 126.) 5° Les accidens fâcheux qu'il
occasionne paraissent être le résultat de l'action qu'il
exerce sur les extrémités nerveuses et qui se propage
au cerveau, plutôt que de son absorption; 6° à la
vérité, il développe une vive inflammation de l'estomac lorsqu'il a été mis en contact avec cet organe;
mais cette inflammation ne semble pas pouvoir être
regardée comme la cause des effets qu'il produit, puisqu'on les observe également lorsqu'on l'injecte dans le
tissu cellulaire sous-cutané, et que dans ce cas il est
impossible de découvrir la moindre trace d'inflamma-

tion en faisant l'ouverture du cadavre ; 7º il coagule le sang et tue subitement les animaux quand il est injecté dans la veine jugulaire.

De l'Éther sulfurique.

Comment peut-on reconnaître que l'empoisonnement a eu lieu par l'éther sulfurique ?

192. *Caractères de l'éther sulfurique.* Il est liquide, incolore, doué d'une odeur forte et suave qui le caractérise, et d'une saveur chaude et piquante ; il est beaucoup plus léger que l'eau et très-volatil ; il bout à 35º 6′ sous la pression de vingt-huit pouces ; il ne rougit point l'eau de tournesol lorsqu'il a été convenablement purifié. Il brûle avec une flamme blanche très-étendue et fuligineuse quand il est mis en contact avec un corps en ignition.

Éther sulfurique phosphoré. (*Voyez* § 3.)

Mélange de parties égales d'éther et d'alcohol (Liqueur minérale anodine d'Hoffmann.) Ce mélange a une odeur éthérée ; lorsqu'on l'approche d'un corps en ignition, il brûle d'abord avec une flamme blanche qui ne tarde pas à être mêlée de bleu ; il ne laisse point de résidu. Si après avoir mis dans un verre à expérience environ une once d'eau distillée, on verse peu à peu un scrupule de ce liquide, il reste à la surface ; si on agite pendant une minute, une grande partie de l'éther se vaporise, l'autre partie se dissout dans l'eau ainsi que l'alcohol, en sorte qu'on ne remarque plus les deux couches. En substituant l'*éther* à la liqueur d'Hoffmann, on obtient les deux couches, lors même que l'agitation a été prolongée pendant plus de

deux minutes : l'*alcohol* au contraire se mêle intimement avec l'eau dès qu'on l'agite avec ce liquide.

Action de l'éther sulfurique sur l'économie animale.
L'éther agit sur les animaux à peu près comme l'alcohol, mais avec plus d'énergie. (*Voyez* pag. 300.)

QUATRIÈME CLASSE.

Des Poisons septiques ou putréfians.

On a désigné sous le nom de *poisons septiques* ceux
qui déterminent des syncopes, une faiblesse générale,
et l'altération des liquides sans troubler le plus souvent
les facultés intellectuelles ; tels sont particulièrement
l'acide hydrosulfurique, les liquides venimeux fournis
par certains animaux, et les matières animales putréfiées.

Du Gaz acide hydrosulfurique. (Hydrogène sulfuré.)

Comment peut-on reconnaître que l'empoisonnement a été produit par le gaz acide hydrosulfurique ?

193. Le gaz acide hydrosulfurique est incolore, transparent, et doué d'une odeur fétide semblable à celle
des œufs pouris. Il brûle avec une flamme bleuâtre
lorsqu'on l'approche d'une bougie allumée ; les parois
de la cloche se recouvrent d'une couche de soufre
d'un blanc jaunâtre, à mesure que la combustion du
gaz a lieu. Il se dissout dans l'eau, et la dissolution
précipite en *noir* les sels de plomb, de cuivre, de
bismuth et d'argent, et en *jaune-clair* la dissolution
d'oxyde d'arsenic.

Si l'acide hydrosulfurique était combiné avec l'ammoniaque, et mêlé à l'air atmosphérique, comme cela

a souvent lieu dans les fosses d'aisance, on le reconnaîtrait aux caractères qui seront indiqués, § 207.

*Action du gaz acide hydrosulfurique sur l'économie
animale.* 1° Il suffit de laisser pendant quelques secondes un animal quelconque dans une atmosphère
de ce gaz pour déterminer sa mort ; il tarde un
peu plus à périr, si au lieu de gaz acide hydrosulfurique pur on lui fait respirer un mélange de ce gaz
et d'une très-grande quantité d'air atmosphérique ;
l'action de ce poison est moins énergique lorsqu'on
l'introduit dans la plèvre ou dans la veine jugulaire ;
elle l'est encore moins quand il est injecté dans le tissu
cellulaire, dans l'estomac ou dans les intestins ; enfin
elle est encore moins rapide lorsqu'on l'applique sur
la surface de la peau : néanmoins elle est assez énergique dans ce dernier cas pour faire périr en quelques minutes les lapins, les canards, les jeunes ca-
biais, dont tout le corps, excepté la tête, plonge
dans des vessies remplies de ce gaz ; 2° les effets délétères qu'il produit lorsqu'il est appliqué sur la peau
sont d'autant plus marqués que les animaux sont
plus petits ; aussi l'homme peut-il se soumettre sans
inconvénient à l'usage des bains hydrosulfurés, pourvu
qu'il n'y reste pas trop long-temps, et que le gaz qu'ils
laissent dégager n'entre pas dans les poumons ; 3° on
peut injecter une petite dose de gaz acide hydrosulfurique dans la veine jugulaire des animaux sans que
l'on détermine des accidens fâcheux : si la dose injectée est plus forte, l'animal périt, et la mort ne
saurait être attribuée à la distension du cœur pulmonaire par le gaz, puisque celui-ci est très-soluble dans

le sang ; 4° l'eau saturée de gaz acide hydrosulfurique
tue rapidement les lapins , les grenouilles et les chiens ,
lorsqu'elle est injectée dans le tissu cellulaire sous-cutané , dans les intestins ou dans l'estomac ; 5° si les animaux soumis à l'influence de ce gaz ou de l'eau hy-
drosulfurée , ne périssent pas instantanément , ils
éprouvent une vive agitation , et poussent des cris
aigus ; leurs membres se roidissent et offrent des
mouvemens convulsifs ; l'urine est rendue involontairement ; 6° à l'ouverture des cadavres on trouve les
vaisseaux sanguins , et particulièrement ceux qui avoisinent la partie sur laquelle le gaz a été appliqué,
remplis de sang épais , brunâtre ou verdâtre ; l'organe
qui a été en contact avec le gaz est mou , se déchire
avec la plus grande facilité , offre une couleur brunâtre , et passe très-promptement à la putréfaction ;
assez souvent ce changement de couleur et de consistance s'étend aux différens viscères et aux muscles
qui ne jouissent plus de l'irritabilité. Lorsque la mort
est le résultat de l'inspiration de ce gaz , les bronches
et les fosses nasales sont en outre enduites d'une
mucosité visqueuse et brunâtre.

VINGT-CINQUIÈME LEÇON.

Des Animaux venimeux.

Les animaux venimeux peuvent être rangés en deux
sections ; 1° ceux qui renferment un réservoir à venin,
et dont la morsure donne lieu à des accidens fâcheux,
suivis quelquefois de la mort : tels sont les vipères,
les serpens à sonnettes, et plusieurs insectes ; 2° ceux

dont les liquides ont été tellement pervertis par des maladies antécédentes, que leur contact détermine des affections graves, comme la pustule maligne, la rage, etc. Nous ne nous occuperons ici que des animaux offrant un réservoir à venin, la pustule maligne et la rage ayant été parfaitement décrites dans plusieurs des ouvrages élémentaires qui traitent de la médecine.

De la Vipère commune. (Vipera berus, coluber berus *de Linnæus.*)

Comment peut-on reconnaître que l'empoisonnement est le résultat de la morsure de la vipère commune?

194. *Caractères du genre Vipère.* Reptile de l'ordre des ophidiens, offrant des plaques transversales sous le ventre, deux rangs de demi-plaques sous la queue, et dont la tête est triangulaire, aplatie, large postérieurement, terminée en forme de museau à bords saillans. *Crochets à venin* à l'extrémité antérieure de la mâchoire supérieure. (*Voy.* pl. 20, fig. 1re.)

Vipère commune. Sa longueur totale est ordinairement de deux pieds, rarement de vingt-six à trente pouces; celle de la queue est de trois à quatre pouces. Sa grosseur dans le milieu du corps est d'environ un pouce; elle est beaucoup moindre du côté de la queue; celle-ci est communément plus longue et plus grosse dans le mâle que dans la femelle. Sa couleur est d'un cendré olivâtre, verdâtre ou grisâtre, plus intense sur le dos que sur les flancs. Depuis la nuque jusqu'à l'extrémité de la queue, le long du dos, on remarque

une bande noirâtre composée de taches de la même couleur, de forme irrégulière, qui, en se réunissant en
plusieurs endroits les unes aux autres, représentent
assez bien une chaîne dentelée en zig-zag. On voit sur
chaque côté du corps une rangée de petites taches noirâtres, symétriquement espacées, dont chacune correspond à l'angle rentrant de la bande en zig-zag. Un
nombre infini d'écailles *carénées* (*voy.* planche 20,
fig. 2) couvrent la tête et le dos ; la couleur de ces
écailles varie suivant qu'elles répondent aux taches
noirâtres dont nous avons parlé, ou aux autres parties
du dos. Le ventre et le dessous de la queue sont garnis
de plaques transversales d'une couleur d'acier poli : les
plaques abdominales sont simples, et au nombre de
cent cinquante-cinq ; les plaques caudales, plus petites,
d'un noir bleuâtre, avec le bord plus pâle, sont disposées sur deux rangs, et au nombre de trente-neuf paires.
La tête est en cœur, plus large postérieurement, plus
plate et moins longue que celle des couleuvres ; quoique
sa largeur soit un peu plus considérable que celle du
corps, elle est encore susceptible de s'élargir dans la
colère ; parmi les écailles qui la recouvrent, celles qui
sont au-dessus des yeux sont un peu plus larges ; le
bout du museau, comme tronqué, forme un rebord
saillant, retroussé comme le boutoir des cochons, sur
lequel on voit une grande écaille trapézadoïle tachetée
de blanc et de noir. Le sommet de la tête présente
deux lignes noires, divergentes d'avant en arrière, très-
écartées, de manière à représenter la lettre V ; ces
lignes sont séparées par une tache noirâtre en forme
de fer de lance. Les yeux sont très-vifs, étincelans

l'iris rouge et la prunelle noire ; on voit derrière chaque œil une bande noire large qui se prolonge jusqu'à la quinzième plaque abdominale. Le bord de la mâchoire supérieure est blanc, tacheté de noir ; celui de l'os maxillaire inférieur est noir. La langue est fourchue, grise, susceptible de s'allonger, molle et incapable de blesser ; l'animal la darde souvent lorsqu'il est en repos. La queue, plus courte que celle des couleuvres, est un peu obtuse. La vipère commune ne se trouve qu'en Europe (1).

---

(1) *Appareil venimeux* (voy. pl. 20, fig. 3). Le venin de la vipère est sécrété par deux glandes *a* situées une de chaque côté de la tête, derrière le globe de l'œil sous le muscle crotaphyte (temporo-maxillaire) ; ces glandes présentent un canal excréteur *b*. La mâchoire supérieure offre une ou plus communément deux dents très-différentes des autres, connues sous le nom de *crochets à venin d*, environnées jusqu'aux deux tiers d'une poche membraneuse *c* mobile d'avant en arrière, sur la convexité desquelles on aperçoit une petite cannelure qui conduit à un canal dont l'intérieur de la dent est creusé. D'autres dents, beaucoup plus petites que les précédentes, et destinées à les remplacer lorsquelles sont cassées se trouvent également attachées à l'os maxillaire supérieur. Lorsque l'animal veut mordre, il ouvre sa bouche ; le muscle élévateur de la mâchoire supérieure, en se contractant, presse la glande et facilite la sécrétion du venin : celui-ci sort du canal excréteur, arrive à la base de la dent, traverse la gaîne qui l'enveloppe et entre dans sa cavité par le trou qui se trouve à cette base ; alors il coule le long de la rainure des dents et sort par le trou qui est près de leur pointe pour pénétrer dans la blessure.

195. *Symptômes qui se manifestent après la morsure de la vipère commune.* On éprouve une douleur aigüe lancinante dans la partie blessée, qui augmente par la pression, qui ne tarde pas à se répandre dans tout le membre, et qui se propage même jusqu'aux organes internes ; l'enflure se manifeste ; la tumeur est d'abord ferme et pâle, puis rougeâtre, livide comme gangréneuse et d'une dureté excessive ; elle augmente et gagne peu à peu les parties voisines ; les défaillances, les vomissemens bilieux et les mouvemens convulsifs surviennent, et sont quelquefois suivis de jaunisse ; la sensibilité de l'estomac est tellement exaltée, qu'il ne peut rien garder ; le malade éprouve quelquefois des douleurs dans la région ombilicale ; le pouls est fréquent, petit, concentré, irrégulier ; la respiration difficile ; le corps se couvre d'une sueur froide ; la vue et les facultés intellectuelles sont troublées. Le sang qui s'écoule d'abord par la plaie est souvent noirâtre ; quelque temps après il en sort une humeur fétide ; mais lorsque l'enflure est bien prononcée, les petits vaisseaux ne permettent plus au sang de circuler, la peau qui les recouvre se refroidit et le pouls est à peine sensible. Ces divers symptômes acquièrent plus d'intensité, et la mort arrive.

Action du venin de la vipère sur l'économie animale. 1° La morsure de la vipère, abandonnée à elle-même, est toujours suivie d'accidens graves ; elle peut déterminer la mort surtout chez les personnes faibles et susceptibles de s'effrayer facilement; 2° lorsque la vipère est prise depuis peu, sa morsure est plus délétère que dans

le cas où on l'a gardée long - temps ; cependant elle ne
perd pas entièrement ses qualités vénéneuses, lors même
qu'on l'a tenu enfermée sans lui donner de la nourriture ;
3º si la vipère mord plusieurs fois dans la même journée,
la première morsure est la plus délétère tout étant
égal d'ailleurs ; 4º les animaux meurent plus promptement s'ils sont mordus un égal nombre de fois dans
deux parties, que s'ils ne le sont que dans une
seule ; 5º la partie qui a reçu seule autant de mor-
sures que les autres ensemble est sujette à une maladie externe beaucoup plus grave ; 6º le danger que
courent les animaux qui ont été mordus est en raison
de l'intensité des symptômes et de la promptitude
avec laquelle ils se manifestent ; 7º les climats, les
saisons, le tempérament influent singulièrement sur
la nature et la marche plus ou moins rapide des
symptômes occasionés par la morsure de ces animaux ; 8º en général l'action du venin de la vipère
n'est pas instantanée ; l'invasion des symptômes a
lieu le plus ordinairement au bout de trois, dix,
vingt-cinq ou quarante minutes ; 9º ce venin peut
être appliqué impunément sur les nerfs ; 10º il ne
produit aucun changement sensible sur les parties
qui viennent d'être détachées d'un animal, et qui par
conséquent palpitent encore ; 11º il conserve toute
son énergie dans une tête de vipère qui a été coupée
depuis long - temps , ou simplement lorsqu'on l'a
laissé dans la cavité de la dent qui a été séparée de
l'alvéole ; 12º il est beaucoup moins sûr de développer les symptômes en appliquant le venin sur une
partie incisée, qu'en la faisant mordre par la vipère ;

mais dans le cas où ils se manifestent, ils sont iden-
tiques et aussi funestes pour les petits animaux; 13° le
venin dont il s'agit peut être introduit impunément
dans l'estomac; 14° les accidens qu'il détermine paraissent dépendre de son absorption, de son transport dans
le torrent de la circulation, et de l'action qu'il exerce
sur le sang qu'il coagule en partie, et sur l'irritabilité nerveuse qu'il détruit; 15° desséché depuis vingt-
six mois et conservé avec soin, il agit encore avec la
plus grande intensité.

Il existe plusieurs autres espèces de vipère dont la
morsure produit des effets analogues à ceux que nous
venons d'indiquer, et que par cela même nous pouvons
nous dispenser de faire connaître en détail : telles sont
la vipère *naja* (*coluber naja* de L. chinta nàgoo des Indiens, cobra de capello); la vipère élégante de Daudin
(*coluber russelianus*, katuka *rekula poda des Indiens*);
le rodroo pam des Indiens (*coluber gramineus* de Shaw);
le *gedi paragoodoo* des Indiens (boa de Russel) ; le
bungarum pamak des Indiens et sakeene du Bengal
(boa de Russel). (*Voy*. notre Toxicologie générale,
T. 2, pag. 474, deuxième édition.)

Des Serpens à sonnettes.

Comment peut-on reconnaître que l'empoisonnement est le résultat de la morsure des serpens à sonnettes?

196. Les serpens à sonnettes font tous partie du
genre *Crotalus*, dont voici les caractères : il appartient à
l'ordre des ophidiens et à la famille des hétéroder-
mes; il offre des plaques transversales simples sous le

corps et sous la queue; l'extrémité de celle-ci *est garnie de plusieurs grelots écailleux, emboîtés lâchement les uns dans les autres*, et se mouvant en résonnant légèrement quand l'animal rampe; il est muni de crochets à venin. « Les os maxillaires supérieurs sont fort petits, portés sur un long pédicule analogue à l'apophyse ptérygoïde externe du sphénoïde, et très-mobile; il s'y fixe une dent aiguë, percée d'un petit canal qui donne issue à une liqueur empoisonnée, sécrétée par une glande considérable située sous l'œil. C'est cette liqueur qui, versée dans la plaie par la dent, porte le ravage dans le corps des animaux. Cette dent se cache dans un repli de la gencive quand le serpent ne veut pas s'en servir, et il y a derrière elle plusieurs germes destinés à la remplacer si elle vient à se casser. Ce venin est d'une couleur verte » (Dictionnaire des sciences naturelles).

La morsure des serpens à sonnettes est très-dangereuse; elle donne lieu à des accidens semblables à ceux que produit la vipère. (*Voy.* § 195.)

Des Insectes venimeux.

Du Scorpion d'Europe.

197. *Caractères du genre Scorpion.* Genre d'arachnides, ordre des pulmonaires, famille des pédipalpes de Latreille (*voy.* pl. 21, fig. 3). Abdomen intimement uni au tronc par toute sa largeur, offrant à sa base inférieure deux lames mobiles en forme de peignes; dessus du tronc recouvert de trois plaques dont la première très-grande, en forme de corselet, porte

six à huit yeux; deux de ces yeux sont situés au milieu du dos rapprochés, et plus grands, les autres sont placés près des bords latéraux et antérieurs; trois ou deux de chaque côté; mandibules en pince. Corps allongé et terminé brusquement par une queue longue, composée de six nœuds dont le dernier, plus ou moins ovoïde, finit en une pointe arquée et très-aiguë, sorte de dard sous l'extrémité duquel sont deux petits trous servant d'issue à une liqueur vénéneuse contenue dans un réservoir intérieur. Les pieds palpes sont très-grands, en forme de serres, avec une pince au bout, imitant, par sa figure, une main didactyle ou à deux doigts, dont un mobile. Tous les tarses sont semblables, de trois articles, avec deux crochets au bout du dernier.

Scorpion d'Europe (Scorpio europæus). Il a environ un pouce de longueur; son corps est d'un brun très-foncé, noirâtre; ses bras sont anguleux, avec la main presque en cœur, et l'article qui la précède est unidenté; la queue est plus courte que le corps, menue; le cinquième nœud est allongé; le dernier est simple, d'un brun jaunâtre ainsi que les pates; les peignes ont chacun neuf dents. On le trouve en Languedoc, en Provence, et en général dans l'Europe méridionale, sous les pierres et dans l'intérieur des habitations.

La piqûre du scorpion détermine, chez l'homme, une marque rouge qui s'agrandit un peu, noircit légèrement vers le milieu, et est ordinairement suivie de douleur, d'inflammation, d'enflure, et quelquefois de pustules; dans certaines circonstances, les malades éprouvent de la fièvre, des frissons, de l'engourdissement, des vomissemens, le hoquet, un tremblement général, etc. Les symptômes, qui sont le résultat de la piqûre du scorpion, varient suivant la grosseur de l'animal, et le climat auquel il appartient ; en général ils sont plus graves dans les pays méridionaux que dans les autres.

De la Tarentule (Lycosa Tarentula, Latreille, *voyez* pl. 21, fig. 1.)

198. *Caractères de la Tarentule.* Insecte de l'ordre des pulmonaires, famille des aranéides, tribu des citrigrades, du genre *lycosa* (Latreille). Longueur du corps environ trois centimètres ; palpes safranés avec l'extrémité noire ; mandibules noires avec la base supérieure safranée ; bord antérieur du tronc et contour des yeux de la seconde ligne de cette couleur ; yeux rougeâtres ; dessus du tronc noirâtre, avec une bande longitudinale dans le milieu de sa longueur ; une autre tout autour des bords et des lignes en rayon, partant de la bande du milieu, d'un gris cendré ; une ligne noirâtre longitudinale de chaque côté, sur la bande de la circonférence ; dessus de l'abdomen, noirâtre, ponctué de gris-cendré ; une suite de taches presque noires, plus foncées au bord postérieur dans le milieu de sa longueur ; les deux supérieures, la première surtout, allongées en fer de flèche, bordées tout autour de gris-roussâtre ; les suivantes, transverses, en forme de cœur élargi, bordées postérieurement de gris-cendré, ou séparées par des lignes chevronnées de cette couleur ; ventre safrané avec une bande très-noire, transverse au milieu ; poitrine et origine des pates très-noires ;

pates d'un gris cendré en dessus, grises en dessous, avec deux taches aux cuisses et aux jambes, et les tarses noirs ; dessous des cuisses et des jambes antérieures ayant une teinte roussâtre. On la trouve dans l'Italie méridionale, particulièrement en Calabre et aux environs de Naples.

Piqûre de la Tarentule. (*Voy*. Araignée des caves.)

De l'Araignée des caves (Segestria Cellaria, *voyez* pl. 21 , fig. 2.)

199. *Caractères du genre* Segestria. Genre d'arachnides, de l'ordre des pulmonaires, de la famille des aranéides, tribu des tubitèles. Mâchoires élargies au côté extérieur près de leur base ; droites ; six yeux, dont quatre, plus antérieurs, forment une ligne transverse, et les deux autres situés, un de chaque côté, derrière les latéraux précédens ; la première paire de pates, et la seconde ensuite, les plus larges de toutes ; la troisième la plus courte.

Araignée des caves. Corps long d'environ deux centimètres, velu, d'un noir tirant sur le gris de souris, avec les mandibules vertes ou d'un bleu d'acier, et une suite de taches triangulaires, noires le long du milieu du dos et de l'abdomen. On la trouve en France et en Italie (Latreille.)

Il se développe, autour de la partie qui a été piquée par cette araignée et par la *tarentule*, une enflure de couleur livide, quelquefois avec phlyctènes ; dans certaines circonstances, on observe aussi des symptômes analogues à ceux dont nous avons parlé à l'article scorpion : néanmoins nous pensons qu'on a beaucoup exagéré les dangers de la piqûre faite par ces animaux ; on devrait vouer à l'oubli cette multitude de récits fabuleux relatifs à la tarentule, et qui étaient évidemment enfantés par l'ignorance et par la superstition.

De l'Abeille domestique (Apis mellifica, *voy*. pl. 21 , fig. 8). Insecte de l'ordre des hyménoptères , famille des apiaires.

200. *Caractères du genre*. Languette filiforme composant, avec les mâchoires, une sorte de trompe coudée et fléchie en dessous ; premier article des tarses postérieurs grands, très-comprimé en palette carrée ; point d'épine à l'extrémité des deux dernières jambes.

Abeille domestique. Écusson noirâtre comme le corselet ; abdomen de la même couleur, avec une bande transversale et grisâtre formée par un duvet à la base du troisième anneau et des suivans. La longueur du corps de l'abeille domestique ouvrière est de 0^{m}012 ; celle du mâle et de la femelle est de 0^{m}015. On la trouve dans toute l'Europe, en Barbarie, etc. (Latreille.)

La piqûre de l'abeille occasionne souvent une vive douleur et une tuméfaction érysipélateuse fort dure dans son milieu, qui blanchit et persiste autant que l'aiguillon reste dans la plaie ; dans certaines circonstances on a vu cette piqûre déterminer la gangrène et la mort.

Du Bourdon (*voy*. pl. 21, fig. 5.)

201. *Caractères du genre*. Insecte de l'ordre des hyménoptères, section des porte-aiguillons, famille

des mellifères. Les femelles et les mulets offrent à la face extérieure de la jambe des pieds postérieurs, un enfoncement lisse pour recevoir le pollen des fleurs, et une brosse soyeuse sur le côté interne du premier article de leurs tarses ; deux épines au bout de ces jambes ; labre transversal ; fausse trompe sensiblement plus courte que le corps.

Bourdon des pierres (Bombus lapidarius de Latr., Apis lapidaria de L.) Il est tout noir, à l'exception de l'anus qui est d'un jaune rougeâtre. Il a été désigné ainsi parce qu'il fait son nid dans la terre, entre les pierres, au bas des murs, etc. Les effets de la piqûre du bourdon ressemblent beaucoup à ceux que nous venons de décrire en parlant de l'abeille.

De la Guêpe.

Insecte de l'ordre des hyménoptères, section des porte-aiguillons, famille des diploptères, tribu des guêpiaires. Latr.

202. *Caractères de la Guêpe-frêlon* (Vespra crabro, *voy*. pl. 21, fig. 7.) Longueur d'un pouce au moins ; antennes obscures avec la base ferrugineuse ; tête ferrugineuse, pubescente ; lèvre supérieure jaune ; mandibules jaunes à la base, noires à l'extrémité ; corselet noir, pubescent, avec sa partie antérieure et souvent l'écusson d'un brun ferrugineux ; le premier anneau de l'abdomen noir, avec la base ferrugineuse et les bords jaunâtres ; les autres anneaux noirs à la base, jaunes à l'extrémité, avec un petit point noir latéral sur chaque ; les pates d'un brun ferrugineux ; les ailes ont une légère teinte roussâtre. On la trouve dans toute l'Europe. (Lat.)

203. *Caractères de la Guêpe commune* (Vespa vulgaris; *voyez* planche 21, fig. 6). Longueur, huit à neuf lignes; antennes et tête noires; contour des yeux et lèvre supérieure d'un jaune obscur; mandibules jaunes, noires à l'extrémité; corselet noir, légèrement pubescent, avec une tache au devant des ailes, un point calleux à leur origine, une tache au dessous et quatre sur l'écusson, jaunes; l'abdomen jaune, avec la base des anneaux noire et un point noir distinct de chaque côté; le premier anneau a une tache noire en losange au milieu; les autres ont une tache presque triangulaire, contiguë au noir de la base; les pates sont d'un jaune fauve avec la base des cuisses noire. On la trouve dans toute l'Europe. (Latr.)

La piqûre de la guêpe commune et du frêlon est suivie d'accidens semblables à ceux que détermine la piqûre des abeilles; elle est plus ou moins dangereuse, suivant la nature de la partie piquée, le climat, la saison, la quantité de venin, etc.; les accidens sont plus graves dans le cas où l'aiguillon reste dans la plaie, ou lorsque les insectes ont sucé des plantes vénéneuses, des matières animales en putréfaction, ou des cadavres d'animaux morts de maladies pestilentielles.

Des matières animales décomposées.

On a déjà observé plusieurs fois que l'usage prolongé d'alimens corrompus, déterminait chez l'homme des accidens plus ou moins graves, tels que des vomissemens, la syncope, la gangrène sèche des extrémités, le scorbut, etc. Il est également prouvé, par des expériences que nous avons tentées sur les chiens , que l'application sur le tissu cellulaire de sang , de bile , et de matière cérébrale pouris, est suivie de vomissemens, de fièvre, de cris plaintifs et d'un abattement extrême. La mort arrive ordinairement dans les vingt-quatre heures; et à l'ouverture des cadavres on découvre une inflammation très-vive des parties sur lesquelles les matières pouries ont été appliquées et de celles qui les entourent.

Le docteur Kerner, médecin à Weinsberg, vient de publier en allemand un travail qui nous semble se rattacher à ce sujet, et dont nous allons donner un extrait détaillé, parce qu'il est entièrement neuf et qu'il peut intéresser la médecine légale (1).

Plusieurs personnes ont éprouvé des accidens graves qui ont été quelquefois suivis de la mort pour avoir mangé des *boudins* que l'on avait exposés à l'action de la fumée aussitôt après leur confection , et que l'on y avait laissés quelquefois pendant des mois entiers. Les accidens dont il s'agit ont paru tellement fréquens, que M. Kerner n'hésite pas à comparer les ravages de ce poison à ceux qu'exerce le venin des serpens dans les régions voisines des tropiques. Les boudins blancs ont paru plus actifs que les noirs, et leurs effets délétères ont semblé proportionnés à la quantité employée.

Les phénomènes de l'empoisonnement se dévelop-

----

(1) Nouvelles observations sur les empoisonnemens mortels qui arrivent si souvent dans le Wurtemberg, par l'usage des *boudins fumés*; par le docteur Kerner : Tubingue, 1820. Brochure in-12.

pent communément vingt-quatre heures après l'ingestion de cet aliment, rarement plus tôt, quelquefois
plus tard. Une douleur vive et brûlante se fait alors
sentir dans la région épigastrique, et il survient en
même temps des vomissemens de matières sanguinolentes ; bientôt les yeux deviennent fixes, les pau-
pières immobiles, les pupilles se dilatent et restent
insensibles à l'action de la lumière ; le malade voit
double ; la voix est altérée ; souvent il y a aphonie
plus ou moins complète ; la respiration est gênée ;
on ne sent plus les battemens du cœur ; syncopes fré-
quentes, pouls plus faible que dans l'état naturel ;
veines du cou dilatées et saillantes ; la déglutition est
d'une difficulté extrême ; les boissons tombent dans
l'estomac comme dans un vase inerte ; les alimens
solides s'arrêtent dans l'œsophage ; toutes les sécré-
tions paraissent suspendues ; constipation opiniâtre ou
bien les matières excrétées sont sèches et dures,
comme terreuses, la bile ne les colore point ; les
facultés intellectuelles se conservent intactes, seulement dans beaucoup dé cas le caractère devient iras-
cible ; il y a rarement insomnie ; appétit souvent conservé ; soif très-grande ; les tégumens perdent de leur
sensibilité ; le malade perçoit à peine les impressions
du chaud et du froid ; paume des mains dure et coriace ; il en est de même de la plante des pieds qui
semble tapissée par une lame cornée, absolument insensible ; la peau en général est froide et sèche ;
rien ne peut rappeller la transpiration dont elle était
le siége ; urines très-abondantes, leur excrétion est
difficile ; mouvemens lents à cause des syncopes

dont le malade est menacé au moindre effort ; cependant nulle fatigue dans les muscles du dos ni des lombes. La mort, quand elle a lieu, arrive du troisième au huitième jour ; la respiration s'embarrasse, la voix se perd entièrement, le pouls tombe et la vie s'éteint, quelquefois après de légers mouvemens convulsifs, le malade ayant conservé jusqu'au dernier instant sa pleine connaissance. Dans le cas de guérison, la convalescence est extrêmement longue ; il se fait souvent une sorte d'exfoliation à la surface des membranes muqueuses. Le malade reste long-temps exposé à des syncopes ; les battemens du cœur ne reparaissent que fort tard. Ces symptômes présentent quelques variétés dans les différens cas ; on peut ne pas les observer tous chez le même individu, et quelquefois on en remarque un certain nombre dont nous n'avons pas parlé ; tels sont la diarrhée, l'hydrophobie, un délire furieux, des vertiges, l'atrophie des testicules, etc.

A l'ouverture des cadavres, on trouve, 1° les muscles très-contractés, les membres roides et inflexibles, le ventre dur et tendu ; 2° souvent des traces d'inflammation dans le pharynx et dans l'œsophage : quelquefois seulement à la surface externe de ce dernier et à sa partie inférieure ; 3° une ou plusieurs plaques inflammatoires, gangréneuses, dans quelques cas de la largeur de la main, occupant la surface interne de l'estomac aux environs du cardia ; quelquefois la membrane interne de ce viscère se détache aisément ; 4° les intestins enflammés en divers endroits, ou même en partie gangrenés ; 5° le foie sain dans la

VINGT-SIXIÈME LEÇON.

*De l'Empoisonnement par les substances gazeuses intro-
duites dans les voies aériennes.*

La plupart des gaz permanens peuvent donner lieu
à des accidens fâcheux, et même déterminer une mort
prompte, lorsqu'ils sont introduits dans les voies aériennes, seuls ou mêlés, en quantité suffisante, à de l'air atmosphérique. L'empoisonnement qu'ils déterminent a
été désigné sous le nom d'*asphyxie par les gaz*. Nous
ne pensons pas devoir retracer en détail les effets résultans de l'inspiration de toutes les substances gazeuses,
plusieurs d'entre elles étant le produit de l'art, et ne se
trouvant qu'accidentellement dans l'atmosphère : nous
nous attacherons particulièrement à faire connaître les
divers cas d'empoisonnement de ce genre qui peuvent
être l'objet d'un rapport judiciaire. Il aurait été peut-
être plus rationnel de ranger les substances dont nous
parlons dans l'une ou l'autre des classes de poisons que
nous avons établies, que de les rassembler dans un article séparé ; néanmoins nous avons cru ne pas devoir
le faire, parce qu'il nous a semblé difficile d'indiquer,
d'une manière exacte, la place que chacune d'elles devait occuper.

Du Gaz acide carbonique.

Comment peut - on reconnaître que l'empoisonne-

M. Kerner? Nous ne le pensons pas, car les mets que nous
avons analysés, loin d'être pouris, étaient parfaitement conservés.

ment est le résultat de l'inspiration du gaz acide carbonique ?

204. Le gaz acide carbonique se trouve dans certaines grottes des pays volcaniques ; il est mêlé à l'air atmosphérique dans les celliers, au-dessus des cuves en fermentation, et dans les fours à chaux. Lorsqu'il s'agit de constater sa présence, on vide un flacon plein de sable parfaitement sec, dans l'atmosphère dont nous parlons, puis on le bouche ; par ce moyen le vase se trouve rempli du gaz faisant partie de l'atmosphère suspecte : on le place dans une cuve ou dans une terrine pleine d'eau, et mieux encore de *mercure*, de manière à ce que le goulot soit en bas ; on le débouche et on transvase le gaz dans plusieurs petites cloches remplies de mercure ou d'eau, et dont l'extrémité ouverte plonge dans le liquide contenu dans la cuve ou dans la terrine : on constate alors les propriétés suivantes : 1° le gaz acide carbonique est incolore ; 2° il rougit faiblement l'eau de tournesol, surtout lorsque après avoir fermé, avec la main ou avec un obturateur, l'extrémité ouverte de la cloche, on agite le liquide pendant quelques instants ; 3° il éteint les corps en combustion ; 4° il se dissout dans l'eau ; 5° il précipite l'eau de chaux en blanc ; le sous-carbonate précipité se dissout dans un excès d'acide carbonique, ou dans quelques gouttes d'acide nitrique.

Si l'on veut s'assurer que le gaz, soumis à l'examen, contient de l'air atmosphérique, on en prend une nouvelle portion, on la mêle avec de l'eau et de la potasse caustique, et on agite pendant sept à huit minutes ; par ce moyen l'acide carbonique s'unit à la potasse et à l'eau, et il ne reste plus que l'air atmosphérique dont on peut constater les caractères. Il est inutile d'indiquer que ces diverses opérations doivent être faites sous l'eau, pour empêcher que le gaz ne se répande dans l'atmosphère.

Symptômes et lésions de tissu que détermine l'acide carbonique seul ou mêlé à l'air, lorsqu'il a été introduit dans les voies aériennes.

Il résulte des expériences faites par *Nysten* sur les chiens : 1° que le gaz acide carbonique peut être injecté en assez grande quantité dans le système veineux, sans arrêter la circulation, ce qui dépend de la facilité avec laquelle il est dissous par le sang ; 2° que dans le cas où la quantité injectée est trop forte, pour pouvoir être dissoute par le sang, il détermine la distension du cœur pulmonaire, et la mort ; 3° qu'il n'agit pas primitivement sur le cerveau ; 4° qu'il n'occasionne qu'une faiblesse musculaire, qui cesse au bout de quelques jours, lorsqu'il est injecté avec précaution ; 5° qu'il peut être injecté à plus forte dose , sans déterminer aucune lésion pulmonaire ; 6° qu'il n'est point délétère par lui-même, et qu'il ne détermine la mort que parce qu'il ne contient point d'oxygène libre.

Le cadavre conserve sa chaleur pendant long-temps ; les muscles jouissent de leur irritabilité, même vingt-quatre heures après la mort ; les vaisseaux sanguins, et notamment ceux du poumon, sont gorgés de sang d'une couleur foncée.

De la vapeur du charbon (Gaz provenant de la combustion du charbon à l'air libre.)

Comment peut-on reconnaître que l'empoisonnement est le résultat de l'inspiration de la vapeur du charbon ?

205. Les gaz qui se forment lorsque le charbon *commence à brûler*, contiennent sur cent quatre-vingt-huit parties en volume, vingt-six parties de gaz acide carbonique, trente-huit parties d'air atmosphérique, quatre-vingt-dix-huit parties de gaz azote, et vingt-six de gaz hydrogène carboné ; tandis que les gaz produits pendant la combustion du charbon *parfaitement enflammé*, renferment, sur cent soixante-quatorze parties, environ vingt d'acide carbonique, quatre-vingt-un d'air atmosphérique et soixante-treize d'azote. On se procurera un flacon de ce gaz, en agissant comme il a été dit § 204, et on verra qu'il jouit des propriétés suivantes : 1° il est incolore et transparent ; 2° il éteint les corps en combustion ; 3° il précipite l'eau de chaux en blanc ; le précipité est du sous-carbonate de chaux soluble dans l'acide nitrique ; 4° il rougit sensiblement l'eau de tournesol.

Symptômes et lésions de tissu déterminés par la vapeur du charbon. Les symptômes qu'éprouvent les individus soumis à l'action de la vapeur du charbon sont : une grande pesanteur de tête, suivie, le plus ordinairement, d'une vive céphalalgie ; un sentiment de compression à la région des tempes ; une grande propension au sommeil ; des vertiges ; le trouble de la vue ; un bourdonnement d'oreilles et la diminution des forces.

La respiration devient très-difficile et stertoreuse;
les battemens du cœur sont fréquens et violéns; bientôt après la respiration, la circulation et les mouvemens volontaires sont suspendus. Il en est de même
des fonctions des organes des sens; la vue se perd
entièrement; le coma est profond, et le malade est
dans un état de mort apparente; néanmoins le corps
ne se refroidit point; il conserve pendant long-temps
la même température qu'il avait avant l'accident; les
membres sont le plus souvent flexibles; quelquefois
cependant ils se roidissent et se contournent; la face
est tantôt rouge ou livide par suite de l'engorgement
des vaisseaux sanguins; tantôt elle est pâle et plom-
bée; l'urine et les excrémens sont quelquefois rendus
involontairement, ce qui tient au relâchement des
sphincters. Certains individus sont tourmentés de nausées dès le commencement de la maladie. Enfin il en
est d'autres qui paraissent éprouver une vive sensation
de plaisir.

Après la mort on remarque que la chaleur se conserve pendant long-temps, et que la rigidité cadavéri-
que, qui ne se manifeste qu'après le refroidissement
du cadavre, tarde beaucoup à s'emparer des muscles;
tout le corps est légèrement tuméfié, et présente le
plus souvent des taches violettes; le visage, plus gonflé qu'aucune autre partie, est plus rouge qu'à l'ordinaire; les yeux sont vifs et luisans; les lèvres sont ver-
meilles; le système veineux contient beaucoup de sang
noir et très-coulant, surtout dans les poumons et dans
le cerveau, tandis qu'il y en a peu ou presque pas dans
le système artériel; la langue est tuméfiée; l'épiglotte

toujours relevée, et les poumons emphysémateux ; les membranes muqueuses, et notamment celle de l'estomac et des intestins, sont rougeâtres, et parsemées quelquefois de taches noires qui sont de véritables ecchymoses.

De l'Air non renouvelé.

Comment peut-on reconnaître que l'empoisonnement est le résultat de l'inspiration de l'air non renouvelé ?

206. L'air non renouvelé, qui a été respiré pendant long-temps par un ou par plusieurs individus, contient à peu près autant d'azote que l'air atmosphérique, mais il renferme beaucoup moins d'oxygène et beaucoup plus d'acide carbonique et de vapeur pulmonaire. Si après en avoir rempli un flacon par les moyens que nous avons indiqués § 204, on cherche à constater ses propriétés, on voit qu'il jouit des caractères suivans : 1° il est incolore et transparent ; 2° il éteint le plus souvent les corps en combustion ; 3° il rougit faiblement la teinture de tournesol ; 4° il précipite abondamment l'eau de chaux en blanc. Si on l'agite pendant quelque temps avec de l'eau et de la potasse caustique pour en absorber l'acide carbonique comme nous l'avons dit § 204, et qu'on en sépare ensuite l'oxygène au moyen du phosphore, il ne reste plus que de l'azote, dont nous ferons bientôt connaître les caractères. (*Voy.* page 333).

Symptômes déterminés par l'air non renouvelé. Lorsqu'on place des animaux sous une cloche contenant de l'air atmosphérique qui n'est point renouvelé, on

voit qu'ils ne tardent pas à être inquiets, la respiration et la circulation sont accélérées; bientôt après
la première de ces fonctions se ralentit, l'animal tombe
dans la stupeur et meurt. Les détails suivans, extraits
de l'histoire des guerres des Anglais dans l'Indostan,
peuvent donner une idée des effets produits par l'air
non renouvelé sur l'homme. « Cent quarante-six personnes furent renfermées dans une chambre de vingt
pieds carrés, qui n'avait d'autre ouverture que deùx
petites fenêtres donnant sur une galerie; le premier
effet qu'éprouvèrent ces malheureux prisonniers fut
une sueur abondante et continuelle; une soif insupportable en fut bientôt la suite : à cette soif succè-
dèrent de grandes douleurs de poitrine et une difficulté de respirer approchant de la suffocation. Ils
essayèrent divers moyens pour être moins à l'étroit
et se procurer de l'air : ils ôtèrent leurs habits, agi-
tèrent l'air avec leurs chapeaux, et prirent enfin le
parti de se mettre à genoux tous ensemble et de se
relever simultanément au bout de quelques instans;
ils eurent recours trois fois dans une heure à cet ex-
pédient, et chaque fois plusieurs d'entre eux, man-
quant de force, tombèrent et furent foulés aux pieds
par leurs compagnons. Ils demandèrent de l'eau, on
leur en donna; mais se disputant pour s'en procurer, les plus faibles furent renversés et succombèrent
bientôt après : l'eau n'apaisa pas la soif de ceux qui
purent en boire, et encore moins leurs autres souffrances; ils étaient tous dévorés d'une fièvre qui re-
doublait à tous momens. Avant minuit, c'est-à-dire
durant la quatrième heure de leur réclusion, tous

ceux qui restaient encore en vie, et qui n'avaient point
respiré aux fenêtres un air moins infect, étaient
tombés dans une stupidité léthargique ou dans un
affreux délire : on se batit de nouveau pour avoir
accès aux fenêtres. A deux heures du matin, il n'y
avait plus que cinquante vivans ; mais ce nombre
étant encore trop grand pour que tous pussent recevoir de l'air frais, le combat se continua jusqu'à la
pointe du jour. Le chef lui-même, après avoir ré-
sisté long-temps, était tombé asphyxié : on le releva,
on l'approcha de la fenêtre et on lui donna des secours ;
bientôt après la prison fut ouverte : de cent quarante-
six hommes qui y étaient entrés il n'en sortit que vingt-
trois vivans ; ils étaient dans le plus déplorable état
qu'on puisse imaginer, portant peinte dans tous leurs
traits la mort à laquelle ils venaient d'échapper. »
(*Dictionnaire des Sciences médicales.*)

Lorsqu'on ouvre les cadavres d'individus morts
pour avoir respiré de l'air non renouvelé, on voit que
les cavités du cœur et les vaisseaux sanguins contiennent du sang noir ; il y en a beaucoup plus dans
l'oreillette et le ventricule du côté droit et dans le
système veineux que dans les autres parties.

Du Gaz qui se dégage des fosses d'aisance.

207. Ce gaz, connu vulgairement sous le nom de
plomb, est le plus souvent formé de beaucoup *d'air
atmosphérique* et d'une certaine quantité *d'hydrosulfate
d'ammoniaque* (composé de gaz acide hydrosulfurique et de gaz ammoniac), qui est fourni par l'eau
de la fosse : en effet il résulte des expériences de

M. Thénard que l'eau dont il s'agit contient quelquefois jusqu'à un tiers de son volume de cet hydrosulfate. Quelquefois aussi, mais plus rarement, le gaz des
fosses d'aisance, loin d'être composé comme le précédent, est formé d'environ quatre-vingt-quatorze parties de gaz azote, de deux parties de gaz oxygène, et
de quatre d'acide carbonique ou de carbonate d'ammoniaque. On peut aisément se procurer l'une ou l'autre
de ces variétés de gaz en suivant le procédé décrit § 204.

*Caractères du gaz composé d'air atmosphérique et
d'hydrosulfate d'ammoniaque.* Il a une odeur très-
marquée d'œufs pouris et d'alcali volatil; il irrite fortement les yeux; il n'éteint point les corps en combustion; il précipite à l'état de *sulfure noir* les dissolutions de nitrate d'argent et d'acétate de plomb; enfin
il produit, par son mélange avec le gaz acide hydrochlorique, un nuage blanc très-épais, formé d'acide
hydrochlorique et d'ammoniaque.

*Caractères du gaz composé de beaucoup d'azote, d'un
atome d'oxygène et d'un peu d'acide carbonique.* Il
est incolore et transparent, il éteint les corps en combustion; il rougit faiblement l'eau de tournesol et il
précipite l'eau de chaux en blanc. Lorsqu'on en sépare
l'acide carbonique au moyen de la potasse caustique,
comme nous l'avons indiqué § 204, on voit que le résidu,
qui est presque entièrement formé d'azote, éteint encore les corps en combustion, mais il ne rougit plus
l'eau de tournesol et il ne précipite plus l'eau de chaux.
Si le gaz dont il s'agit contient du *sous-carbonate
d'ammoniaque* au lieu d'acide carbonique, il offre
une odeur d'alcali volatil, verdit le sirop de violettes,

et donne naissance à des vapeurs blanches plus ou moins épaisses lorsqu'on le mêle avec du gaz acide hydrochlorique ; du reste il agit sur les corps en combustion, sur l'eau de chaux et sur la potasse caustique, comme s'il était simplement formé d'azote, d'oxygène et d'acide carbonique.

Symptômes et lésions de tissu déterminés par le gaz qui se dégage des fosses d'aisance. Ces symptômes varient suivant qu'ils sont le résultat de l'inspiration de l'une ou l'autre des variétés de gaz dont nous venons de parler. *A.* Si le gaz inspiré est composé d'air atmosphérique et d'hydrosulfate d'ammoniaque, il détermine des maux de tête, des nausées, des défaillances, des douleurs vives à l'estomac et dans les articulations, un resserrement au gosier, des cris involontaires, quelquefois modulés et le plus souvent semblables aux mugissemens d'un taureau, le délire, le rire sardonique, des contractions violentes de peu de durée, mais qui sont remplacées par des mouvemens convulsifs avec courbure du tronc en arrière. La face est pâle, la pupille dilatée et immobile, la bouche remplie d'écume blanche ou sanglante, la respiration convulsive, les mouvemens du cœur désordonnés, et la peau froide. A ces symptômes succèdent ordinairement l'asphyxie et la mort. On les observe plus particulièrement chez les individus qui n'ont été affectés que plus ou moins de temps après leur entrée dans la fosse. Quelquefois la mort arrive tout à coup ; c'est ce qui a le plus souvent lieu lorsque les accidens se manifestent en entrant dans la fosse. A l'ouverture des cadavres des individus qui ont succombé à l'action de ce gaz, on découvre des altérations analogues à celles dont nous avons fait mention en parlant de l'acide hydrosulfurique (*voyez* § 193.)

B. Si le gaz inspiré est composé d'azote, d'un atome d'oxygène et d'un peu d'acide carbonique ou de carbonate d'ammoniaque, l'individu éprouve de la gêne dans la respiration, qui devient grande, élevée et plus rapide que de coutume; un affaiblissement progressif sans aucune lésion des fonctions nerveuses; ici la mort n'a lieu que par défaut d'air respirable, aussi le plus souvent les malades reviennent-ils à leur premier état, sans se ressentir aucunement de ce qu'ils ont éprouvé, dès l'instant où ils sont exposés à l'air libre. A l'ouverture des cadavres, on trouve que le système artériel est rempli de sang noir.

208. Après avoir fait connaître en détail les gaz qui déterminent le plus souvent l'asphyxie, et dont l'histoire intéresse par conséquent le médecin chargé de faire des rapports en justice, nous devons exposer succinctement les caractères *distinctifs* de quelques autres substances gazeuses qui peuvent se trouver *accidentellement* dans l'atmosphère et donner lieu à des symptômes fâcheux.

Gaz ammoniac. Il est incolore, transparent, élastique, doué d'une odeur forte, piquante, d'alcali volatil; il est très-soluble dans l'eau et verdit le sirop de violettes.

Gaz azote. Il est incolore, transparent, élastique, insoluble dans l'eau et sans action sur la teinture de tournesol; il éteint les corps en combustion et ne précipite point l'eau de chaux.

Gaz chlore. Il est jaune verdâtre, transparent, doué d'une odeur forte qui lui est particulière; il détruit la couleur du tournesol et lui communique une teinte jaune; il attaque le mercure sur-le-champ; il ne détonne point lorsqu'on le chauffe.

Gaz hydrogène. Il est incolore, transparent, beaucoup plus léger que l'air, insoluble dans l'eau, et s'enflamme par l'approche d'une bougie allumée; il ne se forme que de l'eau pendant cette combustion : aussi ne se dépose-t-il aucun corps sur les parois de la cloche dans laquelle on le fait brûler, et l'eau de chaux n'est-elle point troublée lorsqu'on la verse dans cette même cloche après la combustion.

Gaz hydrogène arsénié. Il est incolore, transparent, doué d'une odeur fétide, alliacée; il s'enflamme lorsqu'on le met en contact avec une bougie allumée, et donne naissance à de l'eau et à une matière brunâtre que l'on croit être de l'hydrure d'arsenic, et qui tapisse les parois de la cloche dans laquelle s'opère la combustion.

Gaz hydrogène carboné. Il est incolore, transparent, doué d'une odeur désagréable, susceptible de s'enflammer lorsqu'on l'approche d'une bougie allumée, et de donner naissance à de l'*eau* et à de l'acide *carbonique* : aussi remarque-t-on qu'il ne se forme aucun dépôt sur les parois de la cloche dans laquelle on l'enflamme; mais le gaz produit pendant la combustion précipite l'eau de chaux en blanc.

Gaz hydrogène sulfuré. (*Voy.* § 193.)

Gaz acide nitreux (vapeur d'acide nitreux). Il est jaune-orangé, rougeâtre ou d'un rouge foncé; son odeur est insupportable ; il se dissout rapidement dans l'eau ; il rougit la teinture de tournesol, et attaque rapidement le mercure.

Gaz protoxyde d'azote. Il est incolore, transparent ; il fait brûler avec éclat une bougie qui ne présente qu'un point en ignition ; il se dissout dans l'eau à laquelle il communique une saveur légèrement sucrée.

Gaz acide sulfureux. Il est incolore, transparent, doué d'une odeur vive, pénétrante, semblable à celle du soufre qui brûle ; il est rapidement dissous par l'eau ; il rougit d'abord et décolore ensuite la teinture de tournesol.

VINGT-SEPTIÈME LEÇON.

SECTION TROISIÈME.

De l'Empoisonnement considéré d'une manière générale.

Après avoir indiqué, dans les histoires particulières, les caractères et le mode d'action de chacun des poisons, nous devons nous élever à des considérations générales, et chercher à résoudre les deux problèmes suivans : 1° Comment peut-on reconnaître qu'il y a eu empoisonnement ; 2° quelle est la substance vénéneuse qui a occasioné les accidens.

ARTICLE Ier. — *Premier problème.*

Comment peut-on reconnaître qu'il y a eu empoisonnement ? (*Voy.* § 215).

Avant de résoudre cette question, nous croyons devoir examiner successivement :

1° Les phénomènes que l'on observe généralement avant la mort des individus soumis à l'influence des poisons ;

2° Les altérations de tissu produites par les sub-tances vénéneuses, et que l'on constate après la mort.

3° Les maladies qui simulent l'empoisonnement, soit à cause de leurs symptômes, soit à raison des lésions qu'elles déterminent dans les organes.

§ Ier — *Phénomènes que l'on observe générale-ment avant la mort des individus soumis à l'influence des poisons.*

209. Lorsqu'un individu avale, par mégarde ou dans l'intention de se suicider, une substance vénéneuse douée de propriétés énergiques, il ne tarde pas à éprouver *un certain nombre des symptômes suivans :* odeur nauséabonde et infecte ; saveur variable, acide, alcaline, âcre, styptique ou amère ; chaleur âcre au gosier et dans l'estomac ; sécheresse dans toutes les parties de la bouche, qui est quelquefois écumeuse ; sentiment de constriction dans la gorge ; langue et gencives quelquefois livides, d'un jaune citrin, blanches, rouges ou noires ; douleur plus ou moins aiguë, augmentant par la pression, et ayant son siége dans toute l'étendue du canal digestif, ou plus particuliè-rement dans la gorge, dans la région épigastrique, et dans quelques autres parties de l'abdomen : cette douleur est souvent très-mobile, et se fait sentir suc-cessivement dans toutes les parties du canal intesti-nal, et même dans la poitrine ; fétidité de l'haleine ; rapports fréquens ; nausées ; vomissemens douloureux,

muqueux , bilieux ou sanguinolens , d'une couleur
blanche, jaune , verte , bleue , rouge ou brunâtre ,
produisant dans la bouche une sensation variable ,
bouillonnant quelquefois sur le carreau , et dans ce
cas rougissant l'eau de tournesol, ou bien n'exerçant
aucune action sur le carreau , et alors pouvant verdir
le sirop de violettes ; hoquet ; constipation ou déjections alvines plus ou moins abondantes , avec ou sans
ténesme de couleur et de nature différentes , comme
la matière des vomissemens ; difficulté de respirer ,
angoisses ; toux plus ou moins fatigante ; pouls fréquent, petit, serré, irrégulier, souvent imperceptible,
ou fort et régulier; soif ardente ; les boissons augmentent quelquefois les douleurs et ne tardent pas à être
vomies ; frissons de temps à autre ; la peau et les membres inférieurs sont comme glacés ; quelquefois cependant il y a chaleur intense ; éruption douloureuse à la
peau ; sueurs froides et gluantes ; dysurie ; strangurie ;
ischurie ; physionomie peu altérée d'abord ; bientôt
après le teint devient pâle et plombé ; perte de la vue
et de l'ouïe ; quelquefois yeux rouges, saillans, hors
des orbites, dilatation de la pupille. Agitation, cris
aigus ; impossibilité de garder la même position ; délire furieux ou gai ; mouvemens convulsifs des muscles de la face, des mâchoires et des extrémités ; rire
sardonique ; trismus ; contorsions horribles ; tête souvent renversée sur le dos ; roideur extrême des membres, accompagnée d'une contraction générale des
muscles du thorax, qui détermine l'immobilité de ses
parois ; quelquefois stupeur, engourdissement, pesanteur de tête, envies de dormir, légères d'abord, puis

insurmontables; vertiges; paralysie ou grande faiblesse des membres abdominaux; état comme apoplectique; prostration extrême des forces; altération de la voix; priapisme opiniâtre et très-douloureux.

Le plus souvent, lorsque le malade n'est point secouru, les symptômes dont nous venons de parler augmentent d'intensité depuis le moment de leur apparition jusqu'à la mort; il existe cependant des cas ou les accidens cessent complétement, et ne reparaissent qu'au bout d'un certain temps; il y a évidemment un intervalle lucide; on dirait que l'empoisonnement est *intermittent*.

Si on ajoute, à ce qui vient d'être dit, tout ce que nous avons rapporté en parlant des accidens qui résultent de la morsure ou de la piqûre des animaux venimeux, on aura une idée exacte des divers phénomènes que l'on peut observer pendant la vie d'un individu soumis à l'influence d'une substance vénéneuse qui aurait été introduite dans le canal digestif ou qui aurait été appliquée sur la peau ulcérée ou le tissu lamineux sous-cutané.

210. Il arrive cependant quelquefois que la mort, dans le cas dont il s'agit n'est point précédée des symptômes que l'on observe le plus ordinairement; ainsi M. Chaussier parle d'un homme robuste et de moyen âge qui avala de l'oxyde blanc d'arsenic en gros fragmens, et qui mourut sans avoir éprouvé d'autres symptômes que de légères syncopes.

§ II. — *Altérations de tissu produites par les substances vénéneuses, et que l'on constate après la mort.*

211. A l'ouverture des cadavres d'individus dont la mort doit être attribuée à l'action d'un poison, on découvre *quelques-unes* des altérations suivantes : la bouche, le pharynx, l'œsophage, l'estomac et le canal intestinal, sont le siége d'une inflammation plus ou moins intense ; tantôt la membrane muqueuse seule offre, dans toute son étendue ou dans quelques-unes de ses parties une couleur rouge de feu ; tantôt cette couleur est d'un rouge cerise ou d'un rouge noir ; dans ce cas presque toujours les autres tuniques qui composent le canal digestif participent à l'inflammation, et l'on découvre une quantité plus ou moins considérable d'ecchymoses circulaires ou longitudinales, formées par du sang noir extravasé, entre les membranes ou dans le chorion de la tunique muqueuse ; quelquefois on remarque de véritables eschares, des ulcères qui peuvent intéresser toutes les membranes ; alors il y a perforation, et les bords de la partie perforée peuvent offrir une couleur jaune, verte ou rouge. Dans certaines circonstances les tissus sont épaissis ; dans d'autres, ils sont ramollis et comme réduits en bouillie, dont la couleur diffère ; en sorte que la membrane muqueuse se détache facilement de la tunique musculeuse. Quelquefois, au lieu de la rougeur générale dont nous avons parlé, le canal digestif présente des altérations d'un autre genre ; la bouche, l'œsophage, la couronne des dents, la membrane interne de l'esto-

mac, du duodénum et du jéjunum offrent une teinte blanchâtre, grisâtre, et le plus souvent jaunâtre ; il est des cas où l'on observe çà et là, sur le canal digestif, les nuances dont nous parlons ; tandis que les autres parties de ce canal sont d'une couleur rouge plus ou moins vive, ou ne s'éloignent point de l'état naturel. Dans certaines circonstances, la bouche, le pharynx, l'œsophage, l'estomac et les intestins ne présentent aucune altération. On observe quelquefois une constriction marquée des intestins.

Les poumons peuvent offrir une couleur violette ou d'un rouge foncé ; alors leur tissu est serré, dense, gorgé de sang et moins crépitant ; ce que l'on doit attribuer tantôt à l'action qu'exerce la substance vénéneuse sur ces organes, tantôt à des efforts répétés et infructueux de vomissement. Les diverses cavités du cœur sont plus ou moins distendues par du sang rouge ou noir, fluide ou coagulé suivant l'époque où l'on fait l'ouverture du corps ; la membrane qui revêt la face interne des ventricules du cœur et des oreillettes, les pelotons graisseux qui se trouvent dans ces cavités, sont quelquefois enflammés, scarifiés ou ulcérés. La membrane interne de la vessie, présente dans certains cas des traces manifestes d'inflammation.

On trouve quelquefois les vaisseaux veineux qui rampent à la surface du cerveau et des méninges gorgés de sang noir ; dans certaines circonstances le cerveau, le foie, les muscles et plusieurs autres organes offrent une teinte verdâtre. Enfin, il est des cas où la peau se recouvre de taches noires comme gangréneuses.

212. Après avoir indiqué les altérations de tissu que produisent le plus ordinairement les poisons des diverses classes, nous devons remarquer, 1° qu'il n'arrive jamais que l'on observe sur le même individu l'ensemble des lésions dont nous venons de parler ; 2° que tel poison qui aurait déterminé une vive inflammation d'un ou de plusieurs organes, s'il avait agi pendant quelques heures, se bornera quelquefois à exciter une légère rougeur, et même pourra ne point altérer les tissus, parce que la mort de l'individu aura suivi de près son ingestion ; 3° que dans certaines circonstances, et par des causes qui nous sont inconnues, des substances vénéneuses qui auraient dû occasioner une inflammation plus ou moins intense des tissus du canal digestif, ne l'ont point déterminée ; c'est ainsi que dans le fait rapporté par M. Chaussier, et dont nous avons fait mention § 210, il fut impossible de découvrir la plus légère apparence d'érosion ou de phlogose dans le canal digestif. *Etmuller* rapporte qu'une jeune fille mourut plusieurs heures après avoir pris de l'arsenic, et qu'il fut impossible de découvrir la moindre trace d'inflammation dans l'estomac et dans les intestins ; la peau seule avait une teinte livide et bleuâtre ; cependant l'arsenic fut trouvé dans le canal digestif.

Il ne sera pas inutile, avant de quitter ce sujet, de faire remarquer que les cadavres éprouvent des changemens très-remarquables à mesure qu'ils se pourissent, et que le médecin doit toujours éviter d'attribuer à l'action d'un poison ce qui est simplement l'effet de la putréfaction. Nous indiquerons ailleurs, en parlant de la *mort* d'une manière générale, les principales altérations qui sont le résultat de la décomposition putride.

§ III. — *Des maladies qui simulent l'empoison-nement aigu.*

213. Il existe un certain nombre de maladies qui se terminent quelquefois par la mort, et dont l'invasion et les symptômes simulent l'empoisonnement aigu ; à l'ouverture des cadavres des individus qui ont succombé à ces sortes d'affections, on découvre *quelquefois* des altérations dans les tissus semblables à celles qui seraient le résultat de l'action d'une substance vénéneuse. Cette assertion est tellement prouvée, qu'il nous paraît inutile d'invoquer le témoignage des autorités qui l'ont établie. Les maladies dont nous parlons reconnaissent pour cause une lésion du canal digestif, des poumons, du cœur, du cerveau, de la moelle épinière et des autres parties du système nerveux ; ce que l'on concevra sans peine en se rappelant que, parmi les poisons doués d'une certaine activité, il en est qui irritent et enflamment les tissus du canal digestif, les poumons ou le cœur ; d'autres qui agissent comme excitans de la moelle épinière ou du cerveau ; d'autres enfin qui déterminent la stupéfaction du dernier de ces organes, ou qui attaquent le système nerveux de manière à occasioner des accidens très-variés et ordinairement fort graves. Nous sommes pourtant loin de prétendre que l'on puisse confondre avec l'empoisonnement aigu les nombreuses affections dont nous venons de

parler, plusieurs d'entre elles, présentant dans leur invasion, leur marche, etc., des caractères propres à les faire distinguer aisément : mais nous pensons qu'il est de la plus haute importance de fixer l'attention du lecteur sur quelques-unes de ces maladies, afin de le mettre à même d'éviter des méprises qui pourraient avoir des résultats fâcheux. Ces maladies sont le *cholera-morbus, une irritation des voies gastriques* qui donne lieu à des perforations de l'estomac, la *gastrite aiguë*, l'*iléus* nerveux, l'*iléus* symptomatique d'un *étranglement interne*, la hernie étranglée, la péritonite, l'hématémèse, etc.

Le médecin doit faire tous ses efforts pour distinguer ces affections de l'empoisonnement aigu ; il doit chercher des caractères distinctifs dans les symptômes qu'il observe, dans leur invasion, dans les signes commémoratifs et dans les lésions de tissu qu'il découvre après la mort des individus. Si nous croyions devoir appuyer cette proposition de quelque autorité célèbre, nous citerions notre collègue M. Chaussier, qui dans ces derniers temps a décrit avec le plus grand soin les perforations de l'estomac, dites *spontanées*, et a indiqué des caractères pouvant servir dans la plupart des cas à les distinguer de celles qui sont le résultat de l'ingestion d'un poison irritant. Or, ce qui a été entrepris par M. Chaussier relativement à cette altération des tissus, peut être quelquefois tenté avec succès pour le cholera-morbus, la hernie étranglée, etc. Que penser maintenant de certaines assertions consignées dans la dissertation inaugurale de M. Harmand de Montgarny, et que nous allons transcrire.

« 1° Ce qu'ils (les auteurs) nomment *empoisonne-ment aigu* n'est autre chose qu'une phlegmasie ordinairement très-violente d'une portion ou de la totalité du canal alimentaire *produite par une substance véné-neuse ;* 2° les maladies que ces auteurs cherchent à faire distinguer de l'empoisonnement aigu ne sont elles-mêmes que des irritations plus ou moins intenses du canal alimentaire, *mais non produites par une subs-tance toxique ;* ainsi donc la difficulté n'est point de distinguer des affections différentes, mais bien de déterminer, parmi les causes nombreuses pouvant produire une seule et même affection, quelle est celle qui a agi. Or, je le demande, existe-t-il je ne dirai pas une phlegmasie, mais un état morbide quelconque du corps humain dont les symptômes seuls soient suffi-sans pour faire reconnaître d'une manière *positive* à quelle cause cet état morbide est dû ? » (Page 77 in-8°.)

Toutes ces assertions peuvent être combattues avec le plus grand succès. *L'empoisonnement aigu* est loin d'être regardé par les auteurs de toxicologie comme une phlegmasie ordinairement très-violente du canal digestif ; car il est dit expressément, dans les traités de quelques-uns d'entre eux, que les poisons narcotiques et les poisons septiques ne déterminent aucune irrita-tion du canal digestif, et que dans la plupart des cas les symptômes de l'empoisonnement par les subs-tances narcotico-âcres sont plutôt le résultat de leur action sur le système nerveux, que de l'irritation qu'elles produisent sur le canal dont il s'agit. Les ma-ladies que les auteurs de toxicologie cherchent à faire distinguer de l'empoisonnement ne sont pas *toujours des phlegmasies* d'une portion ou de la totalité du canal alimentaire, comme le prétend M. de Montgarny. *L'arachnitis*, la *péritonite*, *l'iléus nerveux essentiel*, *l'hématémèse*, etc., qui simulent quelquefois l'empoisonnement par les substances narcotiques ou irritantes, sont-ils des inflammations de l'estomac? Et depuis quand le médecin que nous combattons a-t-il vu que tous les auteurs de toxicologie aient voulu faire reconnaître d'une manière *positive*, d'après les symptômes *seuls*, si la maladie était due à l'action d'un poison, ou si elle était produite par une autre cause? Ignorait-il par hasard que nous avions dit expressément dans notre Traité des poisons que les *symptômes* et les *lésions de tissu devaient être regardés comme des preuves accessoires en matière d'empoisonnement?* Mais aussi nous avons cru, et nous persistons à croire qu'il ne faut point rejeter des moyens d'éclairer une question difficile, par cela seul que ces moyens ne suffisent point par eux-mêmes pour la résoudre. Or, peut-on tirer parti de l'examen des symptômes et des lésions de tissu, si on ne cherche point à distinguer ceux qui sont véritablement produits par une substance vénéneuse, de ceux qui caractérisent une des maladies dont nous parlons? Ces considérations doivent suffire pour renverser la théorie de M. H. de Montgarny. Entrons maintenant dans les détails nécessaires pour éclairer ce sujet.

Cholera-morbus. Les symptômes de cette maladie ont le plus grand rapport avec ceux que l'on observe dans l'empoisonnement par les substances irritantes;

il en est de même des altérations de tissu qu'elle détermine quelquefois; nous nous dispenserons de les rapporter parce qu'ils ont été décrits dans tous les ouvrages de pathologie interne, mais nous croyons devoir insister sur quelques points relatifs à l'histoire de cette affection qui nous paraissent propres à éclairer le diagnostic que nous cherchons à établir; 1° en général le *cholera-morbus* ne se manifeste dans les pays tempérés que dans les mois les plus chauds de l'année; cependant on en a observé un très-petit nombre dans des hivers froids : dans les climats brûlans au contraire, il se développe dans toutes les saisons. Les jeunes gens et les adultes en sont plus souvent atteints que les enfants et les vieillards; 2° les causes qui le déterminent le plus ordinairement sont des écarts de régime, l'usage d'alimens indigestes, tels que des œufs de brochet, de barbeau, des fèves, des ognons, des fraises, du melon, de la viande de porc, des crabes, etc.; les boissons glacées, lorsque le corps est en sueur; des vomitifs ou des purgatifs administrés mal à propos; une émotion forte et principalement un violent accès de colère immédiatement après le repas; 3° il est quelquefois assez commun pour qu'on puisse le regarder comme épidémique; 4° il est le plus ordinairement sans fièvre, tandis que le contraire a lieu dans l'empoisonnement par les irritans; 5° la matière des vomissemens dans le *cholera-morbus* est d'abord aqueuse, muqueuse, puis elle semble formée de bile pure, elle n'est jamais sanguinolente : les poisons irritans déterminent quelquefois des vomissemens sanguinolens.

Irritation des voies gastriques qui donne lieu à des perforations de l'estomac dites spontanées. M. Laisné à soutenu à la Faculté de médecine de Paris, le 25 mai 1819, une dissertation inaugurale intitulée *Considérations médico-légales sur les érosions et perforations spontanées de l'estomac*, dans laquelle se trouve parfaitement exposée la doctrine de M. Chaussier sur cette altération pathologique. Nous croyons ne pouvoir mieux faire, pour traiter ce sujet d'une manière convenable, que d'extraire les résultats principaux de ce travail.

On donne le nom de perforation spontanée de l'estomac à une *érosion* de ce viscère qui survient par une cause organique et interne, et non par une cause externe et par suite d'une influence mécanique. Les causes qui déterminent cette érosion peuvent être rapportées à deux chefs, 1° la dégénérescence d'une tumeur squirrheuse, les progrès d'un ulcère cancéreux, 2° une action morbide d'érosion, d'ulcération qui a éclaté spontanément à un point quelconque de la membrane muqueuse de l'estomac. Les perforations du premier genre ne sont point rares, mais il n'est guère possible de les confondre avec celles qui seraient le résultat de l'action d'une substance vénéneuse caustique ; l'ancienneté de la maladie, caractérisée par les symptômes du squirrhe de l'estomac ; ses progrès successifs ; l'état de squirrhosité et de dégénérescence cancéreuse des parties qui entourent la perforation établissent suffisamment le diagnostic. Les perforations du second genre , celles qui sont le résultat d'une action morbide d'érosion , peuvent être distinguées en *chroniques* et en *aigües* ; ces dernières, plus rares, se forment quelquefois dans un espace de temps très-court. M. Chaussier, à qui nous devons une suite de recherches importantes sur cet objet, pense que la cause première de ces perforations consiste dans une irritation spéciale des solides, mais il croit aussi que les sucs sécrétés par le viscère irrité peuvent acquérir consécutivement une faculté dissolvante qui contribue à augmenter l'érosion. Il survient d'abord un développement considérable des vaisseaux capillaires de la membrane muqueuse de l'estomac, qui ne tarde pas à s'ulcérer et à sécréter un fluide ichoreux ; la tunique musculeuse participe bientôt à l'affection ; enfin la membrane séreuse est envahie, et se perce en un jour ; alors la perforation est complète, et la mort très-prochaine. Si la perforation est aiguë, le malade ressent constamment une douleur vive ; si elle est chronique, ce qui arrive le plus souvent, il y a quelquefois absence de douleur. Enfin les autres symptômes que l'on peut observer, tels que des nausées, des vomissemens, la fièvre, l'état grippé de la face, la petitesse du pouls, etc., ressemblent à ceux que déterminent les poisons irritans. (*Voy.* § 35.)

Voici maintenant les caractères de ces érosions tels qu'ils ont été donnés par M. Chaussier : « Les ulcérations et perforations de l'estomac varient par la forme, la situation, l'étendue ; elles sont ou petites et circulaires, ou assez grandes pour qu'on puisse y passer la main. Elles peuvent survenir en tout point quelconque de l'estomac ; mais c'est particulièrement à la base de cet organe, à la portion qui correspond à la rate et au diaphragme, qu'on les observe. Les alimens alors s'épanchent quelquefois dans l'abdomen ou dans le thorax, si le diaphragme est percé ; mais le plus souvent il n'y a point d'épanchement ; la portion de l'estomac ulcérée s'est accolée aux parties voisines. Si on détruit ces adhérences, qui sont légères, il s'écoule alors de l'estomac un liquide visqueux et onctueux au toucher, sans fétidité, ayant quelquefois une odeur musquée, toujours brûnâtre et mélangé de flocons ou molécules noirâtres, comme si une poudre de charbon très - fine était délayée dans une sérosité muqueuse. Les bords sont mous, frangés, quelquefois enduits d'une ligne noirâtre plus ou moins marquée. Partout ailleurs l'estomac conserve sa forme, sa consistance ordinaire ; nulle part il n'offre de trace d'engorgement, d'inflammation ; seulement les réseaux capillaires de sa membrane folliculaire paraissent être plus développés, surtout dans le voisinage de la perforation ; quelquefois cela se forme *subitement en peu d'heures chez des personnes saines ; le plus souvent c'est après quelques jours de maladie*, et lorsqu'on ne peut aucunement soupçonner une cause de violence extérieure ou d'empoisonnement. » (Bulletin des sciences médicales du département de l'Eure, n° 53, pag. 7 et suiv.)

Après avoir décrit d'une manière succincte tout ce qui est relatif aux perforations de l'estomac, nous devons indiquer les moyens à l'aide desquels le médecin parviendra à distinguer si les symptômes et les lésions de tissu qu'il a observés sont le résultat d'un empoisonnement ou d'une érosion de l'estomac produite par une cause organique et interne. 1° Il aura égard à l'état de santé de l'individu, à son âge, à son tempérament, à la nature des alimens et des boissons dont il a fait usage peu de temps avant le développement des accidens, aux phénomènes qui ont précédé la mort; souvent il apprendra que la personne qui fait le sujet de l'observation était depuis long-temps en proie aux symptômes d'un squirrhe de l'estomac dont la dégénérescence ulcéreuse sera facile à concevoir, ou bien qu'elle a fait usage d'alimens suspects. Ces considérations, dont nous nous bornons à faire l'indication, sont sans doute insuffisantes pour résoudre la question qui nous occupe; néanmoins on aurait tort de les négliger, car elles peuvent servir à éclairer le diagnostic.

2° La perforation elle-même pourra fournir des caractères distinctifs. Lorsqu'elle est le résultat de l'action d'un poison irritant, caustique, *ses bords* offrent la même épaisseur que celle de l'organe; quelquefois même ils sont durs, calleux; dans la perforation spontanée, au contraire, les bords sont amincis et formés seulement par la membrane péritonéale, les deux autres tuniques de l'estomac ayant été détruites dans une plus grande étendue que la membrane séreuse. L'*ouverture*, dans la perforation spontanée, n'est pas aussi irrégulièrement découpée que dans celle qui est le résultat de l'ingestion d'une substance corrosive. Les *contours* de la perforation produite par l'acide *nitrique* concentré sont colorés en jaune, ce qui dépend de l'action chimique que cet acide exerce sur les tissus de l'estomac. La couleur de la partie qui entoure la perforation est noire, si celle-ci a été déterminée par l'acide *sulfurique* concentré. Presque toujours dans la perforation qui est le résultat de l'empoisonnement, les portions d'estomac *non perforées* sont le siége d'une inflammation plus ou moins vive, dont on observe également des traces dans la bouche, dans le pharynx, et dans le canal intestinal ; tandis que le plus souvent, dans la perforation spontanée, les parties *non perforées* ne présentent aucun signe d'engorgement ni d'inflammation. Néanmoins ce dernier caractère n'est point constant ; car si, d'une part, on voit rarement à la vérité des perforations déterminées par un poison corrosif n'être point accompagnées de l'inflammation des portions du canal digestif non perforées, on peut également observer des perforations spontanées dans lesquelles il y a inflammation de l'estomac et des intestins.

3º On cherchera à démontrer la présence du poison en faisant l'analyse des matières liquides ou solides contenues dans l'estomac ou épanchées dans l'abdomen, ou celle des tissus qui composent le canal digestif ; et si l'on ne découvre point la substance vénéneuse, lors même que les circonstances commémoratives et la nature des altérations organiques porteraient à croire qu'il y a eu empoisonnement, on n'affirmera point ; on se bornera à dire au magistrat qu'il y a des *probabilités* en faveur de l'empoisonnement. Si, malgré les recherches les plus scrupuleuses il est impossible de démontrer l'existence d'une substance vénéneuse, et que le commémoratif, les symptômes, et surtout le caractère des lésions de tissu, indiquent que la mort a été le résultat d'une perforation spontanée, on affirmera qu'il n'y a pas eu empoisonnement, et cela d'autant mieux que les poisons susceptibles de perforer l'estomac, appartiennent presque tous au règne minéral, et sont par conséquent susceptibles d'être décelés par les réactifs chimiques.

Gastrite aiguë. Les substances vénéneuses irritantes déterminent, comme nous l'avons déjà dit, une gastrite aiguë lorsqu'elles sont introduites dans l'estomac ; il est donc difficile, pour ne pas dire impossible, que l'homme de l'art puisse affirmer, d'après les symptômes et les altérations cadavériques, si l'inflammation de l'estomac doit être attribuée à l'action d'un poison ou à une autre cause. Mais il est quelquefois possible de soupçonner, pendant la vie, que les symptômes de gastrite aiguë, auxquels le malade est en proie, sont le résultat de l'ingestion d'un poison ; ainsi la présence de taches jaunes sur les lèvres, sur les mains, etc., annonce presque toujours l'ingestion de l'acide nitrique ; la matière des vomissemens rougissant fortement l'eau de tournesol, et bouillonnant sur le carreau, peut faire *présumer* que l'inflammation de l'estomac reconnaît pour cause l'introduction d'un acide caustique dans ce viscère ; tandis qu'elle est l'*indice* d'un empoisonnement par une substance alcaline, si elle verdit le sirop de violettes.

D'une autre part, le médecin peut, dans certaines circonstances, en ayant égard aux causes qui produisent le plus ordinairement la gastrite, se rendre raison des phénomènes qu'il observe, et attribuer la maladie à l'une ou à l'autre de ces causes ; par exemple, ne pourra-t-il point *soupçonner* avec raison que la gastrite n'est point la suite d'un empoisonnement, lorsqu'il aura appris que l'épigastre a été fortement contus, que l'individu a fait usage d'une boisson très-froide, le corps étant en sueur, ou immédiatement après un emportement de colère, qu'il y a eu suppression de la goutte dans un endroit qu'elle occupait, etc. Certes l'homme de l'art qui, tout en reconnaissant une gastrite aiguë, négligerait de s'éclairer des moyens que nous proposons pour déterminer la véritable cause de la maladie, serait blâmable.

Iléus ou colique nerveuse dite miserere. Cette affection, que nous supposons *essentielle* et exempte de toute complication, peut simuler d'autant mieux l'empoisonnement par les substances irritantes, que son invasion est presque toujours subite, et qu'elle peut avoir lieu trois ou quatre heures après le repas. Voici quelques considérations propres à éclairer le diagnostic ; 1° dans l'iléus, la douleur est le plus souvent bornée aux environs de l'ombilic et dans le trajet du colon ; elle est tellement aiguë, que les malades se courbent en avant et se roulent en tous sens ; loin d'être continue, elle cesse complétement pour revenir à des intervalles plus ou moins rapprochés ; 2° la matière des vomissemens, formée d'abord par du mucus, des alimens, de la bile, renferme bientôt après des matières stercorales et les liquides injectés sous forme de lavement, particularité qu'il n'est pas commun de remarquer dans l'empoisonnement par les substances irritantes ; 3° dans l'iléus la constipation est opiniâtre, tandis qu'il y a assez souvent diarrhée dans l'empoisonnement ; 4° si l'individu succombe et que l'iléus soit véritablement nerveux , l'absence de lésion organique suffit pour lever toute difficulté dans la plupart des cas.

Hernie étranglée. Il suffit d'avoir observé quelques cas de hernie étranglée, pour être convaincu de l'analogie qui existe entre les symptômes qui la caractérisent, et ceux que déterminent dans certaines circonstances les poisons irritans. Les considérations suivantes pourront cependant servir à éclairer le diagnostic ; 1° dans la hernie *intestinale* étranglée, la tumeur qui jusqu'alors avait été indolente devient douloureuse ; la douleur se propage de la portion étranglée, qui est la plus sensible, aux autres parties de la tumeur et à l'abdomen ; elle augmente par la toux, l'éternuement et les autres secousses du corps ; assez souvent aussi le malade eprouve un sentiment de constriction, semblable à celui que produirait une corde tirée à travers la partie supérieure du ventre ; 2° il y a vomissement de toutes les matières contenues dans la longue portion du canal digestif située au-dessus de l'étranglement ; 3° la constipation est des plus opiniâtres ; 4° la gangrène, qui termine souvent la maladie dont nous parlons, commence par les parties contenues dans la hernie, et s'étend de là aux parties contenantes et aux environs.

Iléus symptomatique dépendant de l'occlusion du canal intestinal, occlusion qui peut être produite par un *étranglement interne*, par un *corps étranger* contenu dans l'intestin ou par une *tumeur* située dans son voisinage. Les considérations suivantes pourront servir à caractériser la nature de l'affection : 1° dans

l'empoisonnement aigu on n'observe point de symptômes précurseurs, tandis qu'assez souvent dans
l'iléus symptomatique on remarque que les malades
sont sujets à la constipation ou à la diarrhée, aux
coliques, aux nausées, aux borborygmes, à la tension et à la flatulence du ventre, à des maladies du
foie, à l'ictère, etc. ; quelquefois on apprend qu'ils ont
avalé certains corps pouvant former le noyau de con-
crétions auxquelles il est permis d'attribuer l'occlusion du canal intestinal ; dans d'autres circonstances,
on reconnaît par le toucher la présence d'un corps
étranger dans le *rectum* ; 2° l'invasion est toujours subite dans l'empoisonnement aigu ; elle a ordinairement
lieu peu de temps après l'ingestion du poison ; dans
l'iléus symptomatique elle peut être *subite ou lente :*
dans le premier cas elle arrive souvent après un grand
mouvement, un effort violent accompagné d'un sentiment de craquement, de déchirement, de pesanteur, de gêne dans une des parties de l'abdomen, ou
après un repas copieux, des excès de table : lorsque
l'invasion est *lente*, graduée, il est impossible de confondre l'iléus symptomatique avec l'empoisonnement
aigu ; 3° dans celui-ci la matière des vomissemens
est muqueuse, bilieuse, sanguinolente, rarement
stercorale ; dans l'iléus symptomatique assez souvent
la matière des vomissemens, formée d'abord d'alimens
à demi digérés, de mucus et de bile, contient ensuite
une plus ou moins grande quantité de matières stercorales ; 4° dans l'empoisonnement aigu il y a assez
souvent diarrhée, tandis que dans l'iléus dont nous
parlons, la constipation est opiniâtre ; quelquefois on

observe une ou deux selles, puis la constipation est tellement prononcée, que les clystères les plus irritans ne déterminent aucune évacuation ; 5° la douleur, dans l'empoisonnement produit par les poisons corrosifs, se manifeste particulièrement à l'épigastre qui est gonflé et très-sensible au toucher; dans l'iléus symptomatique le siége de la douleur varie suivant la partie de l'intestin obstruée, et peut occuper tous les points de l'abdomen ; cette douleur et la tension vont en irradiant du point où l'occlusion existe vers les autres ; 6° lors qu'on palpe l'abdomen dans un cas d'empoisonnement aigu, on ne découvre point de tumeur, tandis qu'il est permis, dans l'iléus symptomatique, de sentir quelquefois dans une ou plusieurs parties de l'abdomen une tuméfaction plus ou moins manifeste.

Il est évident qu'il n'est guère possible, en ayant égard à la nature de l'affection dont nous nous occupons, de la confondre avec l'empoisonnement si l'on fait l'ouverture du cadavre, l'iléus symptomatique étant toujours le résultat d'une cause qu'il est facile d'apprécier après la mort.

Péritonite. L'inflammation du péritoine débute quelquefois d'une manière si violente, et marche avec une rapidité telle, qu'on pourrait au premier abord être tenté de la confondre avec l'empoisonnement produit par les substances corrosives. Les considérations suivantes pourront servir à éclairer le praticien, 1° la péritonite dont nous parlons attaque plus particulièrement les jeunes gens et les femmes nouvellement accouchées ; elle est plus fréquente dans les saisons froides; 2º la douleur du ventre est précédée par des horripilations vagues ou par un frisson général, qui dure *quelquefois* un, deux ou même trois jours; 3º la douleur, bornée à un seul point de l'abdomen ou étendue sur une grande partie du bas-ventre, est pongitive, excessivement aiguë, et devient le plus souvent intolérable par la plus légère pression; 4º le malade atteint de péritonite est ordinairement couché sur le dos et ne peut exécuter le plus léger mouvement sans que les douleurs augmentent considérablement; 5º la constipation est un symptôme ordinaire de l'inflammation du péritoine; 6º la tension des parois abdominales par des gaz accompagne *presque toujours* la péritonite peu de temps après son invasion; quelque temps après la tuméfaction du ventre augmente encore, et sa sonoréité diminue par l'accumulation d'un liquide dans la cavité du péritoine; 7º lorsque la péritonite se termine par la mort, il existe une lésion particulière du péritoine, et le plus souvent on trouve dans sa cavité un épanchement de liquide séro-purulent mêlé de flocons albumineux, de débris de fausses membranes; du reste le péritoine n'offre aucune trace d'ulcération ni d'érosion.

Évacuations abondantes par haut et par bas d'une matière noire ou sanguinolente. Un individu éprouve tout à coup quelques-uns des symptômes que déterminent ordinairement les poisons corrosifs; il rend par la bouche ou par l'anus, et quelquefois par l'une et l'autre de ces ouvertures, une quantité plus ou moins considérable d'une matière noire ou de sang rouge-brun. Au premier abord cette affection décrite par les au-

teurs sous les noms d'*hématémèse* et de *melæna*, pourrait être regardée comme étant la suite d'un empoisonnement; il importe donc d'établir les moyens de
connaître *jusqu'à un certain point* si elle est réellement due à l'introduction d'une substance vénéneuse
irritante dans l'estomac; 1° s'il est vrai que dans l'*hématémèse* le vomissement a quelquefois lieu avec effort,
souvent aussi s'opère-t-il sans difficulté; le sang mêlé
avec la matière des vomissemens est ordinairement
d'un rouge brun ou noirâtre, il est assez abondant
et peut être liquide ou coagulé; tandis que dans l'empoisonnement par les irritans, ce n'est le plus ordinairement qu'après de grands efforts de vomissement
que les matières rejetées contiennent du sang, qui du
reste est peu abondant, d'un rouge vif et presque toujours *liquide;* 2° dans l'*hématémèse* le vomissement
est suivi d'un calme d'autant plus grand que les douleurs qui l'avaient précédé étaient plus aiguës, ce qui
n'arrive presque jamais dans l'empoisonnement; 3° le
plus souvent l'hématémèse est sans fièvre ; 4° assez
ordinairement les évacuations dont nous parlons sont
symptomatiques d'une affection squirrheuse du canal
digestif, et les signes commémoratifs suffisent pour
éclairer le diagnostic; 5° en exprimant la membrane
muqueuse de l'estomac des personnes qui ont succombé à l'hématémèse on fait suinter une matière brune
ou noirâtre semblable à celle qui est rendue par le vomissement, ce que l'on n'observe point dans l'empoisonnement par les substances irritantes.

214. Nous pourrions encore faire mention de quelques autres maladies qui peuvent simuler jusqu'à un

certain point l'empoisonnement aigu produit par les substances vénéneuses narcotiques ou narcotico-âcres; telles sont l'*arachnitis*, la fièvre dite *ataxique*, certaines affections *nerveuses*, etc.; mais nous pensons qu'il suffit d'éveiller l'attention du médecin sur ce point, persuadé qu'il trouvera, dans l'invasion, les symptômes et la marche de ces maladies, ainsi que dans les résultats fournis par l'ouverture des corps, des caractères propres à lui faire éviter des méprises qui pourraient devenir funestes. Nous croyons également inutile de faire remarquer que dans certaines circonstances des malveillans, ou des personnes peu instruites, ont cherché à faire confondre avec l'empoisonnement une foule de maladies qui se terminent par la mort au moment où l'on s'y attend le moins; telles sont les hémorrhagies internes, la rupture de certains organes, les congestions sanguines dans l'un des principaux viscères, les abcès intérieurs, certains anévrismes, etc. Ici l'ouverture du cadavre dissipe tellement les doutes, que nous nous bornerons à ce simple énoncé. Si la mort subite était le résultat d'une passion vive, telle qu'un excès de douleur ou de plaisir, l'homme de l'art baserait son jugement sur l'absence des signes qui caractérisent l'empoisonnement, et surtout sur l'impossibilité dans laquelle il serait de découvrir le poison.

215. Maintenant que nous avons examiné en détail les phénomènes que l'on observe généralement avant la mort des individus soumis à l'influence des poisons, les altérations de tissu produites par les substances vénéneuses, et les diverses maladies qui simulent l'empoisonnement, nous pouvons nous occuper

de la solution du problème énoncé pag. 335 , savoir :

Comment peut-on reconnaître qu'il y a eu empoisonnement?

Le médecin ne peut *affirmer* qu'un individu, chez lequel on a observé des symptômes et des lésions de tissu semblables à ceux que déterminent les substances vénéneuses, a été empoisonné, qu'autant qu'il est parvenu à démontrer l'existence du poison. S'il est appelé à prononcer dans un cas de mort subite que l'on croit être la suite d'un empoisonnement, il peut également *affirmer* que l'individu a été empoisonné, s'il a pu découvrir le poison, *quand même on n'aurait observé que quelques symptômes d'empoisonnement, et des lésions de tissu peu marquées :* en effet, nous avons établi, § 210 et 212 , qu'il était arrivé quelquefois que la mort produite par des substances vénéneuses n'avait point été précédée des phénomènes qui caractérisent ordinairement l'empoisonnement, et qu'à l'ouverture des cadavres on n'avait point trouvé les tissus du canal digestif sensiblement enflammés. Toutefois, avant de tirer une pareille conclusion, l'homme de l'art devrait s'assurer que le poison n'a pas été introduit dans l'estomac ou dans le rectum après la mort de l'individu. (*Voyez* les articles Sublimé corrosif, Oxyde d'arsenic, Vert-de-gris, Acides nitrique et sulfurique.)

Le médecin serait *blâmable* s'il *affirmait* qu'il y a eu empoisonnement, en n'ayant égard qu'aux *symptômes* qu'il a pu observer pendant la vie, et aux *lésions de tissu* dont il a constaté l'existence après la mort ; car la plupart des *symptômes* et des *altérations de tissu* déterminés par lespoisons, peuvent se remarquer dans une multitude de maladies que nous avons eu soin de signaler : telles sont le *cholera-morbus*, la *gastrite*, etc.

Cependant l'examen attentif des symptômes et des lésions de tissu peut, dans certaines circonstances, porter l'homme de l'art à établir la *probabilité de l'empoisonnement*, lors même qu'il a été impossible de découvrir le poison. En effet, supposons pour un instant qu'un individu ait été en proie à la plupart des symptômes que produisent les poisons irritans; toutes les recherches chimiques sont infructueuses pour démontrer la présence d'une substance vénéneuse ; néanmoins la bouche, le pharynx, l'œsophage, et surtout l'estomac et les intestins, sont le siége d'une inflammation manifeste. Certes le médecin qui oserait *affirmer* que l'empoisonnement n'a pas eu lieu, parce qu'il lui a été impossible de découvrir le poison, serait blâmable, car il a pu se faire que la substance vénéneuse ait échappé aux recherches les plus scrupuleuses. Il serait encore plus coupable s'il *attestait* que l'individu est mort empoisonné, cette conclusion ne pouvant être tirée que dans le cas où la substance vénéneuse a été trouvée. Tout porte à croire cependant que la mort doit être attribuée à l'action d'un poison; l'inflammation de presque toutes les parties du canal digestif, à la suite d'une maladie de peu de durée, est un phénomène fort rare hors le cas d'empoisonnement. Il faut donc établir qu'il est *probable* que la personne est morte empoisonnée.

Cette conclusion, contre laquelle pourront s'élever des auteurs justement estimés, qui veulent que l'on se borne en pareille matière à prononcer affirmativement ou négativement, doit paraître extrêmement juste, lorsqu'on réfléchit à l'impossibilité dans laquelle on est *quelquefois* de démontrer jusqu'à l'évidence la présence du poison : 1° parce qu'il a été entièrement absorbé ; 2° parce qu'il a été délayé et rejeté par haut ou par bas, et que la matière des évacuations a été perdue ; 3° parce qu'il a été tellement dénaturé par les organes de la digestion, qu'il est impossible de le reconnaître à ses propriétés physiques, et que la chimie ne fournit aucun moyen de démontrer sa présence, comme cela a lieu pour la plupart des poisons végétaux ; 4° parce qu'ayant été pris en petite quantité il s'est intimement combiné avec les tissus du canal digestif, et qu'il a subi une altération qui ne permet plus de le découvrir ; 5° parce que les recherches chimiques, auxquelles on est quelquefois obligé de se livrer, sont assez délicates et exigent un assez grand nombre de réactifs, pour qu'il soit possible que le médecin chargé de faire l'analyse ne parvienne pas à démontrer l'existence du poison, lorsqu'il pourrait être découvert par un autre médecin qui serait placé dans des circonstances plus favorables.

L'homme de l'art, appelé pour prononcer sur la cause d'une mort subite précédée de quelques-uns des phénomènes qui caractérisent l'empoisonnement, aurait tort de *conclure* que l'individu n'a pas été empoisonné, par cela seul qu'il n'a point découvert la substance vénéneuse et que les *tissus des principaux organes ne sont point altérés* : en effet, la mort peut dépendre de l'introduction dans l'estomac, ou de l'application à l'extérieur, d'une substance narcotique qui échappe souvent aux recherches chimiques, et qui n'enflamme point les tissus avec lesquels on la met en contact. Il doit se borner alors à faire sentir au magistrat que les accidens *peuvent être l'effet d'un empoisonnement* sans qu'il lui soit permis *d'affirmer* qu'il a eu lieu. Cette conclusion, qui ne doit être tirée que dans le cas où le médecin ne parvient pas à démontrer que la mort dépend d'une autre cause que d'un empoisonnement, suffit pour éveiller l'attention de la justice, et lui faire chercher ailleurs des preuves que les sciences médicales ne peuvent point fournir.

Expériences sur les animaux vivans.

216. Il résulte de ce qui précède que le médecin, chargé de faire un rapport sur un cas d'empoisonnement, est quelquefois embarrassé parce qu'il lui est impossible de démontrer l'existence du poison à l'aide des moyens fournis par la chimie et par l'histoire naturelle. Dans ces cas, il doit chercher à s'éclairer des expériences faites sur les animaux vivans; il doit introduire dans l'estomac d'un chien les matières contenues dans le canal digestif de l'individu que l'on soupçonne avoir été empoisonné, et celles qu'il aurait pu vomir; et après avoir attentivement observé les phénomènes que présente l'animal soumis à l'expérience, il doit en tirer parti pour confirmer ou infirmer le jugement qu'il aurait porté d'abord. Mais comme les expériences de ce genre n'ont pas, à beaucoup près, autant de valeur que le pensent plusieurs médecins, il importe que nous entrions dans quelques détails afin de mettre le lecteur à même d'éviter des méprises qui pour-

raient devenir funestes. Nous allons examiner successivement 1° le procédé qu'il convient de suivre de préférence dans ces sortes d'expériences ; 2° les phénomènes que l'on peut observer lorsqu'on introduit dans l'estomac des chiens des matières que nous appellerons *suspectes*, et les conclusions qu'il est permis de tirer de l'observation de ces phénomènes.

A. Procédé. On détache l'œsophage d'un petit chien robuste et à jeun ; on le perce d'un petit trou ; on introduit un entonnoir de verre dans l'ouverture, et on verse dans cet entonnoir toute la portion liquide de la matière suspecte ; les parties solides préalablement exprimées sont placées dans autant de petits cornets qu'il en faut pour les contenir : puis elles sont poussées jusqu'à l'estomac par l'ouverture pratiquée à l'œsophage ; cela étant fait, on lie ce conduit musculo-membraneux au-dessous de la fente. Ce procédé n'est pas exempt d'inconvéniens, comme nous le dirons tout à l'heure ; mais il en présente beaucoup moins que les autres et doit par conséquent leur être préféré ; il offre surtout l'avantage inappréciable de s'opposer à l'expulsion de la matière suspecte par le vomissement.

Quelques auteurs ont conseillé de forcer l'animal a avaler les substances dont il s'agit, soit dans leur état naturel, soit après les avoir mêlées avec des alimens ; mais il est urgent de renoncer à ce procédé, parce qu'il arrive constamment que la majeure partie de ces matières est perdue par suite de la résistance que l'animal oppose, parce que la petite partie que l'on est parvenu à introduire dans l'estomac est le plus souvent *rejetée par le vomissement,* parce que six fois sur dix au moins il arrive qu'une portion de ces matières reflue par le larynx jusqu'aux poumons, et l'animal périt asphyxié, enfin parce que les alimens avec lesquels on mêle ces substances peuvent les décomposer et les rendre inertes lorsqu'elles étaient vénéneuses. On pourrait croire au premier abord que l'on obvierait en partie à ces inconvéniens en injectant les matières suspectes dans l'estomac au moyen d'une seringue, à laquelle on adapterait une sonde de gomme élastique; mais plusieurs fois les chiens mordent la sonde, la percent de trous, et le liquide s'écoule hors de la bouche; d'ailleurs comment parviendrait-on par ce moyen à introduire dans l'estomac les substances solides, et n'arriverait-il pas aussi dans certaines circonstances que le métal avec lequel la seringue est formée décomposerait certaines substances vénéneuses?

B. *Phénomènes produits par les matières suspectes introduites dans l'estomac des chiens.* Ces phénomènes peuvent être réduits aux suivans : 1° l'animal périt au bout de quelques heures, après avoir éprouvé la plupart des symptômes qui caractérisent l'empoisonnement; 2° il ne se manifeste chez lui aucun accident dans les quarante-huit heures qui suivent le moment où l'expérience a été commencée; 3° il a des nausées dans les premières vingt-quatre heures; il fait des efforts pour vomir, et présente d'autres signes d'empoisonnement qui se dissipent au bout de deux ou trois jours; 4° il éprouve quelques symptômes d'empoisonnement trois ou quatre jours après que la ligature de l'œsophage a été pratiquée. Examinons chacun de ces cas en particulier.

1º *L'animal périt au bout de quelques heures après avoir éprouvé la plupart des symptômes qui caractérisent l'empoisonnement.* Ce résultat prouve évidemment que la matière introduite dans l'estomac de l'animal est vénéneuse pour lui ; *car il est impossible de regarder la ligature de l'œsophage comme étant la cause de ces accidens*; mais il est loin de prouver que l'individu dans l'estomac duquel on a trouvé la matière suspecte ait péri empoisonné : en effet la mort de cet individu peut être la suite d'une de ces maladies *dites* spontanées dans lesquelles les fluides animaux et particulièrement la bile ont pu être altérés, et avoir contracté des qualités délétères capables de produire tous les symptômes de l'empoisonnement. Il faut donc avant tout s'assurer que l'individu dont il s'agit n'a point succombé à une de ces affections ; *alors* seulement, le médecin peut prononcer qu'il y a des *probabilités* en faveur de l'empoisonnement.

2° *Il ne se manifeste chez l'animal aucun accident dans les quarante-huit heures qui suivent le moment où l'expérience a été commencée*; d'où il suit que la matière sur laquelle on agit n'est point vénéneuse pour lui ou qu'elle l'est à peine ; mais on aurait tort de conclure que l'individu dans l'estomac duquel on a trouvé cette matière n'a point été empoisonné ; en effet plusieurs circonstances peuvent faire que les liquides et les solides contenus dans le canal digestif d'une personne qui a véritablement succombé à l'action d'un poison ne soient pas vénéneuses. *A.* Un assez grand nombre de poisons tirés du règne minéral peuvent déterminer la mort de l'homme, puis être décomposés par les substances alimentaires contenues dans l'estomac qui les transforment en une matière insoluble sans action nuisible sur les animaux sur lesquels on expérimente. *B.* La personne empoisonnée peut avoir éprouvé des évacuations tellement abondantes, que tout le poison ait été perdu avec la matière des vomissemens et des déjections alvines, en sorte qu'il ne reste plus dans l'estomac que de la bile et des mucosités, liquides incapables de déterminer le moindre symptôme d'empoisonnement chez les animaux soumis aux expériences. *C.* Enfin ne peut-il pas arriver que l'empoisonnement ait réellement eu lieu, qu'il ait été produit par une de ces substances dont l'absorption est extrêmement facile, et qu'alors la matière contenue dans le canal digestif, et que l'on a introduite dans l'estomac du chien, n'ait déterminé aucun symptôme d'empoisonnement. Ces diverses considérations doivent forcer le médecin qui se trouverait dans le cas dont il s'agit à regarder les expériences de ce genre comme insuffisantes pour influer sur le jugement qu'il aurait pû porter d'abord.

3° L'animal éprouve des nausées dans les premières vingt-quatre heures ; il fait des efforts pour vomir, et présente d'autres signes d'empoisonnement qui se dissipent au bout de deux ou trois jours. Les médecins qui voudront se donner la peine d'observer les effets que produit la simple ligature de l'œsophage sur les chiens, ne tarderont pas à être convaincus que cette opération ne détermine *jamais* pendant les premières quarante-huit heures qu'un léger abattement; donc elle n'est point la cause des phénomènes que l'on observe dans le cas dont il s'agit; ces symptômes dépendent évidemment de la nocuité des matières introduites dans l'estomac : mais ces matières peuvent devoir leurs qualités délétères à une altération éprouvée par les fluides animaux dans une de ces maladies *dites* spontanées, aussi-bien qu'à leur mélange avec un poison. D'où il suit que le médecin ne saurait *affirmer* qu'il y a eu empoisonnement, sans s'exposer à commettre une erreur grave; il pourrait tout au plus établir quelques *probabilités* en faveur de ce genre de mort.

4° *L'animal présente quelques symptômes d'empoisonnement, trois ou quatre jours après que la ligature de l'œsophage a été pratiquée.* Le médecin ne doit tenir aucun compte des résultats de cette expérience, parce qu'il arrive quelquefois que les chiens qui n'ont pas été soumis à l'influence d'une substance vénéneuse et dont l'œsophage a été lié éprouvent des nausées, des vertiges, etc., à l'époque dont nous parlons.

VINGT-HUITIÈME LEÇON.

Deuxième problème.

Quelle est la substance vénéneuse qui a occasioné les accidens (*Voy.* page 335) ?

217. Les moyens que l'on doit employer pour parvenir à connaître la substance vénéneuse qui a déterminé l'empoisonnement sont de trois ordres : 1° les

uns sont entièrement du ressort de la *chimie* et de *l'histoire naturelle*; 2° il en est qui appartiennent à la *pathologie*, et qui ont pour objet les *symptômes*; 3° enfin les derniers constituent une partie de *l'anatomie pathologique*, et nous font connaître les altérations éprouvées par les tissus. Ceux du premier ordre doivent être regardés comme *essentiels*; les autres ne sont qu'*accessoires :* en effet, les caractères tirés des symptômes et des lésions de tissu ne fournissent jamais que des indices d'empoisonnement, puisque nous avons établi page 360 que le seul signe certain de l'empoisonnement était la présence du poison.

§ Ier. — *Des moyens fournis par la Chimie et par l'Histoire naturelle, et qui sont propres à faire connaître la nature de la substance vénéneuse.*

Dans l'état actuel de nos connaissances, la chimie fournit les moyens de connaître tous les poisons minéraux et un certain nombre de poisons végétaux; il n'en est pas de même des poisons animaux et de la plupart de ceux qui sont tirés du règne végétal. Nous nous bornerons à exposer ici la marche qu'il faut suivre pour déterminer la nature des poisons minéraux, et de ceux des poisons végétaux accessibles aux moyens chimiques. Quant aux autres qui ne peuvent être reconnus qu'à l'aide des caractères fournis par l'histoire narelle (botanique et zoologie), nous renverrons à ce qui a été dit en faisant leurs histoires particulières.

Les expériences chimiques dont nous devons parler dans cet article sont extrêmement variées, et souvent assez difficiles; nous croyons devoir distinguer 1° celles qu'il faut faire lorsque le poison n'a pas été avalé en entier, et que le médecin peut agir sur une portion que l'on suppose *sans mélange*; 2° celles que l'on doit tenter dans le cas ou la substance vénéneuse est mêlée avec du thé, du vin, etc., ou bien lorsqu'elle fait partie des matières vomies ou de celles que l'on trouve dans le canal digestif après la mort. Mais avant d'entrer dans les détails relatifs à ces opérations, il importe d'établir quelques préceptes généraux.

1° Les recherches propres à constater s'il y a eu empoisonnement ne doivent être faites qu'en présence du commissaire délégué pour cet objet; et s'il est nécessaire de consacrer plusieurs séances, à la fin de chacune d'elles, le magistrat doit enfermer et sceller les pièces d'examen. Les recherches ultérieures ne seront commencées qu'après avoir reconnu l'intégrité du scellé.

2° Le médecin requis par les tribunaux doit noter et écrire soigneusement ce qu'il observe, afin d'avoir à sa disposition toutes les données nécessaires pour rédiger convenablement le rapport; il serait blâmable s'il négligeait de prendre des notes à mesure que les faits se présentent, ceux-ci pouvant être nombreux et difficiles à retenir.

3° Pendant le cours de ses recherches, il doit s'abstenir de communiquer au magistrat, et à plus forte raison à toute autre personne, le jugement prématuré qu'il aurait pu porter sur l'affaire pour laquelle il est appelé, ce jugement pouvant être singulièrement modifié par la suite.

4° Avant de commencer l'examen physique et chimique des matières suspectes qui ont été trouvées dans les poches de l'individu, dans des cuvettes, des fioles, etc., il doit disposer tous les instrumens dont il croit avoir besoin. Il importe que les *réactifs soient purs, et que leurs dissolutions*, qui doivent toujours être faites dans l'eau distillée, *soient plutôt concentrées qu'affaiblies*. Il ne faut employer les *réactifs* liquides que goutte à goutte, parce qu'il pourrait arriver que les précipités que l'on cherche à obtenir ne parussent point si on agissait autrement.

5° Lorsqu'on est obligé de faire l'analyse des matières contenues dans le canal digestif, l'on fait à la partie supérieure de l'œsophage deux fortes ligatures bien serrées et séparées d'environ deux décimètres : on place de semblables ligatures sur le rectum et sur le cordon des vaisseaux et canaux qui se trouvent à la face intestinale ou concave du foie ; et, après avoir coupé entre les deux ligatures qu'on a faites, on détache, on enlève avec précaution l'œsophage, l'estomac et la masse intestinale, que l'on place sur un drap propre et plié en plusieurs doubles. Alors on examine de nouveau la surface des parties ; on l'asperge avec une éponge ; on ouvre dans toute sa longueur l'œsophage et l'estomac ; on recueille dans un vase de verre ou de faïence les liqueurs ou substances qui s'y trouvent ; enfin, il convient de laver la cavité de ces viscères avec de l'eau distillée, pour enlever toutes les parties solides qui s'y trouvent ou adhéraient à leur surface, et l'on conserve cette liqueur séparément des lotions, pour procéder ensuite à son examen par les moyens convenables.

Mais si, comme il arrive quelquefois, les parois de l'estomac ou des intestins ont été gangrenées, rongées, perforées, et ont laissé échapper dans l'abdomen les fluides ou substances qu'ils contenaient, il faut recueillir avec soin ces différentes substances, les absorber avec une éponge que l'on exprime dans un vase ; on fait ensuite des ligatures au-dessus et au-dessous des perforations, puis on sépare, on enlève, comme il a été dit, toute la masse intestinale, pour procéder plus exactement à un examen ultérieur. (Chaussier.)

6° L'analyse chimique des matières suspectes doit être faite en suivant la marche que nous indiquerons page 374 et suiv.; mais il faut savoir dès à présent que l'expert ne doit agir que sur une portion de ces matières, afin que d'autres experts, qui pourraient être nommés par la suite, soient à même de confirmer ou d'infirmer les résultats qui auraient été obtenus par le premier; et si les matières suspectes, *liquides* ou *solides*, étaient de nature à pouvoir s'altérer, il faudrait garder dans de l'alcohol très-pur la portion que l'on désirerait conserver : une partie du même alcohol serait déposée dans un flacon séparé, afin de pouvoir comparer plus tard ses propriétés avec celles du liquide alcoholique qui a été mêlé avec la matière suspecte.

7° La portion de matière sur laquelle on agira ne devra pas être entièrement employée dans une première expérience, la plupart des substances vénéneuses du règne minéral ne pouvant être reconnues qu'à l'aide d'un certain nombre de caractères, et le médecin étant par conséquent obligé de faire plusieurs essais.

8° Si les liquides paraissent beaucoup trop étendus pour que le poison qui peut y être dissous ne soit point décelé par les réactifs, on les fera évaporer à une douce chaleur, dans une capsule de platine ou de porcelaine.

9° Plusieurs auteurs conseillent, lorsque les premières expériences ont fourni quelques indices sur la nature du poison, de préparer une liqueur analogue, et de faire, comparativement et simultanément, les mêmes expériences sur l'une et sur l'autre. Cette contre-épreuve est évidemment inutile lorsque la liqueur suspecte se comporte avec les réactifs de manière à ce que l'expert, que nous supposons versé dans l'étude de la chimie, puisse en déterminer facilement la nature ; mais elle peut être fort utile dans certains cas, surtout si le médecin chargé de faire les recherches a négligé l'étude de la *toxicologie*. Quoi qu'il en soit, il peut arriver que les expériences dont nous parlons ne fournissent point des résultats absolument semblables, lors même que la liqueur que l'on a préparée contient le même poison que celle qui a produit l'empoisonnement ; en effet, cette dernière peut être beaucoup plus affaiblie que l'autre, et présenter, avec les réactifs, des phénomènes différens : il peut y avoir dans le liquide suspect, outre le poison dont on croit avoir reconnu la nature, quelques substances étrangères, qui modifient nécessairement les résultats, etc. Nous avons cru devoir signaler cette source d'erreur, pour que le médecin n'attache pas à ces expériences comparatives plus d'importance qu'elles n'en méritent.

Expériences chimiques propres à faire connaître les poisons minéraux et quelques poisons végétaux qui n'ont pas été avalés en entier ; en sorte que l'on peut agir sur une portion que l'on suppose sans mélange.

Les poisons dont nous devons nous occuper dans ce paragraphe peuvent être solides, liquides ou gazeux.

Poisons solides.

218. Les poisons solides peuvent être facilement divisés en deux sections : les uns sont tirés du règne minéral, les autres sont des principes immédiats des végétaux ou contiennent un de ces principes. Ces derniers seront reconnus en les mettant sur des charbons ardens : en effet ils seront décomposés, et répandront une fumée dont l'odeur sera analogue à celle du caramel, du vinaigre, etc. ; la plupart laisseront pour résidu du charbon ; quelques-uns d'entre eux fourniront en outre le métal ou l'oxyde qui entre dans leur composition (1).

Les poisons tirés du règne minéral, mis sur les charbons ardens, n'éprouveront aucune altération,

______

(1) Le camphre et l'acide oxalique, que nous rangeons parmi les poisons végétaux, présentent quelques phénomènes particuliers lorsqu'on les met sur les charbons ardens. Le camphre brûle avec une très-belle flamme ; l'acide oxalique se volatilise presque en entier, répand une fumée d'une odeur piquante et laisse à peine du charbon, en sorte qu'on pourrait être tenté de le confondre avec quelques poisons volatils du règne minéral.

ou bien se volatiliseront en répandant une fumée d'une odeur piquante ; mais dans aucune circonstance ils ne laisseront du charbon pour résidu.

Poisons solides tirés du règne minéral.

Phosphore.
Iode.
Acide phosphorique.
Potasse à l'alcohol.
idem à la chaux.
Soude à l'alcohol.
Foie de soufre.
Sous-carbonate de potasse pur.
idem du commerce.
Nitrate de potasse.
Chaux.
Baryte.
Strontiane.
Sous-carbonate de baryte.
Hydrochlorate de baryte.
Sous-carbonate d'ammoniaque.
Hydrochlorate d'ammoniaque.
Sublimé corrosif.
Deutoxyde de mercure.
Protoxyde de mercure.
Sulfure de mercure.
Proto-sulfate de mercure.
Deuto-sulfate de mercure.
Proto-nitrate de mercure.
Deuto-nitrate de mercure.
Turbith minéral.
Turbith nitreux.
Oxydes d'étain.
Proto-hydrochlorate d'étain pur.

idem du commerce.
Deuto-hydrochlorate d'étain.
Oxyde blanc d'arsenic.
Oxyde noir.
Poudre aux mouches.
Sulfure jaune d'arsenic artificiel.
Orpiment natif.
Réalgar natif.
Acide arsénique.
Arséniates solubles.
Arsénites solubles.
Oxydes de cuivre.
Sous-deuto-carbonate de cuivre.
Sulfate de cuivre.
Nitrate de cuivre.
Chlorure de cuivre.
Nitrate d'argent non fondu.
idem fondu (pierre infernale).
Kermès.
Soufre doré.
Oxydes d'antimoine.
Verre d'antimoine.
Beurre d'antimoine.
Nitrate de bismuth.
Sous - nitrate de bismuth (blanc de fard).
Nitrate de plomb.
Céruse.

Suite des poisons solides tirés du règne minéral.

Litharge.

Massicot.

Minium.

Tritoxyde de plomb.

Oxyde d'or.

Hydrochlorate d'or.

Oxyde de zinc.

Sulfate de zinc.

Sulfate de fer.

Poisons solides qui sont des principes immédiats des végé-
taux ou qui contiennent un de ces principes. (Voyez
page 374).

Morphine.

Strychnine.

Brucine.

Emétine.

Delphine.

Vératrine.

Picrotoxine.

Sel de Derosne.

Camphre.

Acide citrique.

Acide oxalique.

Acide tartarique.

Acétate de cuivre.

Vert-de-gris artificiel.

Tartrate acide de potasse
 et d'antimoine.

Acétate de plomb.

Poudre de Rousselot.

Poisons solides tirés du règne minéral. (Voy. page 375).

219. Les poisons solides tirés du règne minéral
peuvent être blancs ou autrement colorés (1).

Poisons solides blancs, gris,
ou d'un blanc tirant lé-
gèrement sur le gris ou
sur le jaune.

Poisons solides colorés en
jaune, en vert, en rouge,
en bleu ou en noir.

Phosphore pur et récem-
ment préparé.

Phosphore, jaune ou rou-
ge.

____

(1) Il importe d'observer que nous supposons agir sur
les poisons solides sans mélange, tels qu'on les trouve dans
les pharmacies.

Acide phosphorique.
Potasse à l'alcohol.
idem à la chaux, blanc-grisâtre.
Soude à l'alcohol.
Sous-carbonate de potasse pur.
idem du commerce.
Nitrate de potasse.
Chaux vive, blanc-grisâtre.
Chaux hydratée.
Baryte grise.
Baryte hydratée.
Strontiane grise.
idem hydratée.
Sous-carbonate de baryte.
Hydrochlorate de baryte.
Sous-carbonate d'ammoniaque.
Hydrochlorate d'ammoniaque.
Sublimé corrosif.
Proto-sulfate de mercure.
Deuto-sulfate *idem*.
Proto-nitrate *idem*.
Deuto-nitrate *idem*.
Oxydes d'étain hydratés.
Proto-hydrochlorate d'étain pur.
idem du commerce.
Deuto-hydrochlorate d'étain, blanc-jaunâtre.
Oxyde d'arsenic, blanc.
Acide arsénique.
Arséniates solubles.
Arsénites solubles.
Nitrate d'argent non fondu.
Oxydes d'antimoine hydratés.
Beurre d'antimoine.

Iode, bleu-noirâtre.
Foie de soufre, jaune, **verdâtre** ou brunâtre.
Deutoxyde de mercure, rouge.
Protoxyde de mercure, noir.
Sulfure de mercure, rouge.
Turbith minéral, jaune.
Turbith nitreux, jaune.
Oxyde noir d'arsenic.
Poudre aux mouches, noire.
Sulfure d'arsenic artificiel, jaune.
Orpiment natif, jaune.
Réalgar natif, rouge.
Oxyde de cuivre, jaune, rouge, bleu ou vert.
Sous-deuto-carbonate de cuivre, vert.
Sulfate de cuivre, bleu.
Nitrate de cuivre, bleu.
Chlorure de cuivre, vert.
Nitrate d'argent fondu, (pierre infernale), brun.
Kermès rouge-brun.
Soufre doré, jaune orangé.
Verre d'antimoine, jaune ou rouge-hyacinthe.
Protoxyde d'étain desséché, d'un gris jaunâtre ou bleuâtre.
Litharge, d'un jaune rougeâtre.
Massicot jaune.
Minium rouge.
Oxyde d'or d'un brun noirâtre.

Poisons solides blancs, gris, ou d'un blanc tirant légèrement sur le gris ou sur le jaune.	Poisons solides colorés en jaune, en vert, en rouge, en bleu ou en noir.
Sous-hydrochlorate d'antimoine.	Hydrochlorate d'or d'un jaune foncé.
Nitrate de bismuth.	Sulfate de fer, vert.
Sous-nitrate (blanc de fard).	
Nitrate de plomb.	
Céruse.	
Protoxyde de plomb hydraté.	
Oxyde de zinc.	
Sulfate de zinc.	

Poisons solides blancs, gris, ou d'un blanc tirant légèrement sur le gris ou sur le jaune.

220. Parmi les poisons solides blancs il en est qui sont solubles en totalité ou en partie dans l'eau distillée; il en est au contraire d'insolubles dans ce liquide. On introduira une petite portion du poison dans une fiole, on ajoutera de l'eau distillée, et on agitera pendant quelques minutes; si le poison n'est pas dissous, on fera bouillir le mélange pendant 12 à 15 minutes : on retirera la fiole du feu, et après l'avoir laissé refroidir on filtrera le liquide qu'elle contient : il est évident que si le poison est très-soluble dans l'eau, et que celle-ci ait été employée en suffisante quantité, il sera entièrement dissous : au contraire il en restera une portion à l'état solide, s'il n'est pas soluble en totalité, ou si l'on n'a pas employé une suffisante quantité d'eau distillée; supposons que par l'une ou l'autre de ces causes

il reste sur le filtre une portion de matière solide, on s'assurera qu'une partie du poison est en dissolution, par la saveur *marquée* du liquide filtré (1). Il serait important de pouvoir indiquer la quantité d'eau distillée qu'il faut employer pour faire la dissolution : mais on ne saurait donner rien de précis à cet égard, la substance vénéneuse qui est à la disposition du médecin pouvant être plus ou moins abondante : nous dirons seulement qu'il faut en général employer le moins d'eau possible, afin d'avoir des dissolutions plus concentrées.

Poisons solides blancs, gris ou blancs-grisâtres, solubles dans l'eau en totalité ou en partie.	*Poisons solides blancs, gris ou blancs-grisâtres, insolubles dans l'eau.* (Voy. § 219.)
Acide phosphorique.	Phosphore.
Potasse à l'alcohol.	Sous-carbonate de baryte.
Potasse à la chaux.	Oxydés d'étain hydratés.
Soude à l'alcohol.	Oxydes d'antimoine, *id.*
Sous-carbonate de potasse pur.	Sous-hydrochlorate d'antimoine.
Idem du commerce.	Sous-nitrate de bismuth (blanc de fard).
Nitrate de potasse.	Céruse.
Chaux.	Oxyde de zinc (1).
Baryte.	

---

(1) Il ne faut pas croire cependant qu'une substance puisse être regardée comme étant insoluble dans l'eau parce qu'elle n'a point communiqué de saveur à ce liquide, car l'expérience prouve le contraire : nous voulons dire seulement que pour faciliter la résolution du problème qui nous occupe, nous ne considérerons comme solubles dans l'eau que les corps qui communiquent à ce liquide une saveur marquée.

Strontiane.
Hydrochlorate de baryte.
Sous-carbonate d'ammo-
  niaque.
Hydrochlorate d'ammo-
  niaque.
Sublimé corrosif.
Proto-sulfate de mercure.
Deuto-sulfate de mercure.
Proto-nitrate *idem*.
Deuto-nitrate *idem*.
Proto-hydrochlorate d'é-
  tain pur.
Idem du commerce.
Deuto-hydrochlorate d'é-
  tain.
Oxyde blanc d'arsenic.
Acide arsénique.
Arsénites solubles.
Arséniate de potasse et de
  soude.
Nitrate d'argent non fondu.
Nitrate de bismuth..
Nitrate de plomb.
Sulfate de zinc.

Protoxyde de plomb hy-
  draté. (1)

Examen des substances solubles.

221. Parmi les poisons solides blancs solubles dans l'eau en totalité ou en partie, les uns précipitent par

______

(1) Il est légèrement soluble dans l'eau, mais il ne la rend pas sensiblement sapide. (*Voyez* la note de la page 379.)

Nous avons omis à dessein de faire entrer le beurre d'antimoine dans le tableau relatif à la solubilité ou à l'insolubilité des poisons solides blancs, parce qu'il est facile à reconnaître à sa consistance graisseuse et aux autres caractères indiqués § 77.

l'hydrosulfate sulfuré de potasse, les autres ne se sont point troublés par ce réactif.

Dissolutions des poisons solides blancs qui précipitent par l'hydrosulfate sulfuré de potasse.	*Dissolutions des poisons solides blancs qui ne précipitent point par l'hydrosulfate sulfuré de potasse.*

Acide phosphorique, en blanc.

Sublimé corrosif, en noir. ⎫
Proto-sulfate de mercure, *idem.*
Deuto-sulfate de mercure, *idem.*
Proto-nitrate de mercure, *idem.*
Deuto-nitrate de mercure, *idem.* ⎬ Pourvu qu'on emploie une assez grande quantité d'hydrosulfate.

Proto-hydrochlorate d'étain pur, en chocolat.

Idem du commerce, en noir.

Acide arsénique, en blanc-jaunâtre ou en jaune.

Nitrate d'argent non fondu, en brun noirâtre.

Nitrate de bismuth, en noir.

Nitrate de plomb, *idem.*

Sulfate de zinc pur, en blanc-jaunâtre.

Idem du commerce, en brun-foncé.

Potasse à l'alcohol.
Idem à la chaux.
Soude à l'alcohol.
Sous-carbonate de potasse pur.
Idem du commerce.
Nitrate de potasse.
Eau de chaux.
Eau de strontiane.
Eau de baryte.
Hydrochlorate de baryte.
Sous - carbonate d'ammoniaque.
Hydrochlorate d'ammoniaque.
Oxyde blanc d'arsenic.
Arséniates solubles.
Arsénites de potasse et de soude.

222. Parmi les dissolutions aqueuses des poisons solides blancs qui précipitent par l'hydrosulfate sulfuré de potasse, il en est qui précipitent par la potasse caus-

tique à l'alcohol, et d'autres qui ne sont point troublés par ce réactif.

Dissolutions précipitées par l'hydrosulfate sulfuré de potasse, et qui précipitent par une petite quantité de potasse à l'alcohol.

Sublimé corro-sif.
Deuto-sulfate de mercure.
Deuto-nitrate, *idem.*
} en jaune-serin.

Proto-sulfate de mercure.
Proto-nitrate, *idem.*
} en noir.

Proto-hydrochlorate d'é-tain pur, en blanc.
Idem du commerce, en blanc.
Deuto-hydrochlorate d'é-tain, en blanc.
Nitrate d'argent non fon-du, en olive.
Nitrate de bismuth, en blanc.
Nitrate de plomb, en blanc.
Sulfate de zinc pur, en blanc.
Idem du commerce, en blanc-jaunâtre.

Dissolutions qui précipitent par le même hydrosul-fate, et qui ne précipitent point par la potasse à l'al-cohol.

Acide phosphorique +.
Acide arsénique (1) +.

On distinguera aisé-ment ces deux acides : l'a-cide phosphorique, uni à la soude, précipite le nitrate d'argent en *jaune-serin*; tandis que l'acide arsé-nique, uni au même al-cali, fournit avec le ni-trate d'argent un précipité rouge-brique.

---

(1) Le signe + dont nous faisons souvent usage indique
que le poison est reconnu. Néanmoins il est du devoir du
médecin chargé de faire l'analyse de la substance vénéneuse

223. Parmi les dissoluions précipitées par l'hydro-sulfate sulfuré de potasse, et qui précipitent par la potasse, il en est qui fournissent un précipité blanc, d'autres qui donnent un précipité jaune, noir ou olive.

Dissolutions qui précipitent en blanc, en blanc-jaunâtre ou en blanc-verdâtre par la potasse à l'alcohol.	*Dissolutions qui fournissent avec la potasse à l'alcohol un précipité qui n'est pas blanc.*
Proto - hydrochlorate d'é-tain pur.	Sublimé corro-sif +.
Idem du commerce.	Deuto-sulfate de mercure +.
Deuto-hydrochlorate d'é-tain.	Deuto - nitrate, *idem* +. } en jaune-serin.
Nitrate de bismuth.	Proto-sulfate de mercure +.
Nitrate de plomb.	Proto - nitrate, *idem* +. } en noir.
Sulfate de zinc pur.	Nitrate d'argent non fon-du, en olive +.
Idem du commerce.	Pour distinguer les sul-fates des nitrates de mercure et du sublimé corro-sif, *voyez* § 45.

Les dissolutions qui précipitent en blanc, en blanc-jaunâtre ou en blanc-verdâtre par la potasse, ne se comportent pas toutes de la même manière avec l'acide hydrochlorique.

---

de vérifier, avant de prononcer sur l'existence du poison, si la substance marquée par le signe + jouit des propriétés énoncées dans la première section de ce livre, où elle a été décrite.

Dissolutions qui ne sont point precipitées par l'acide hydrochlorique.	*Dissolutions qui précipitent par l'acide hydrochlorique.*
Proto-hydrochlorate d'étain pur.	Nitrate de plomb, en blanc +.
Idem du commerce.	
Deuto-hydrochlorate d'étain.	
Nitrate de bismuth.	
Sulfate de zinc pur.	
Idem du commerce.	

Parmi les dissolutions qui ne sont point précipitées par l'acide hydrochlorique, celle du proto-hydrochlorate d'étain pur précipite en *chocolat* par l'hydrosulfate sulfuré de potasse+; celle de deuto-hydrochlorate d'étain fournit avec le même réactif un précipité jaune+; celle de sulfate de zinc pur donne un précipité *blanc-jaunâtre* +, d'où il suit qu'il sera très-facile de distinguer ces trois dissolutions. Quant aux trois autres, savoir : le proto-hydrochlorate d'étain du commerce, le nitrate de bismuth, et le sulfate de zinc du commerce, elles précipitent en *noir* ou en *brun-foncé* par l'hydrosulfate-sulfuré de potasse : on distinguera le proto-hydrochlorate d'étain du commerce des deux autres, par la propriété qu'il a de précipiter en brun-noirâtre par l'hydrochlorate d'or +; le nitrate de bismuth sera distingué du sulfate de zinc du commerce parce qu'il fournit par la potasse un oxyde *blanc* qui devient *jaune* lorsqu'on le dessèche+, tandis que le sulfate de zinc donne avec la potasse un oxyde *blanc-verdâtre* qui ne change point de couleur par la dessiccation +.

224. Après avoir terminé tout ce qui est relatif aux

poisons solides dissous dans l'eau qui précipitent par l'hydrosulfate sulfuré de potasse, nous devons parler de ceux qui ne précipitent point par ce réactif. (*Voy.* § 221.) Or ces derniers se distinguent en ceux qui verdissent le sirop de violettes, et ceux qui ne jouissent point de cette propriété.

Poisons dissous ne précipitant point par l'hydrosulfate sulfuré de potasse, et verdissant le sirop de violettes.	*Poisons dissous ne précipitant point par le même hydrosulfate et ne verdissant point le sirop de violettes.* (*Voy.* pag. 381.)
Potasse à l'alcohol.	Nitrate de potasse.
Potasse à la chaux.	Hydrochlorate de baryte.
Soude à l'alcohol.	Hydrochlorate d'ammoniaque.
Sous-carbonate de potasse pur.	Arséniates solubles.
Id. du commerce.	Oyxde blanc d'arsenic (1).
Eau de chaux.	
Eau de baryte.	
Eau de strontiane.	
Sous-carbonate d'ammoniaque.	
Oxyde blanc d'arsenic.	
Arsénites de potasse et de soude.	

225. Parmi les poisons qui jouissent de la propriété

---

(1) L'oxyde blanc d'arsenic doit être rangé parmi les poisons qui verdissent le sirop de violettes ; néanmoins nous le plaçons également parmi ceux qui ne le verdissent point : en effet il arrive souvent que le changement de couleur du sirop est si peu marqué, qu'il est très-difficile de prononcer s'il a eu lieu.

de verdir le sirop 'de violettes, il en est un qui répand
l'odeur d'alcali volatil; c'est le *sous-carbonate d'ammoniaque* + : les autres sont inodores, et peuvent être partagés en deux séries.

Ceux qui précipitent par le sous-carbonate de potasse.	*Ceux qui ne précipitent point par le sous-carbonate de potasse.*
Eau de chaux +.	Potasse à l'alcohol.
Eau de strontiane +.	*Id.* à la chaux.
Eau de baryte +.	Soude à l'alcohol.
	Sous-carbonate de potasse pur.
	Id. du commerce.
	Oxyde blanc d'arsenic.
	Arsénites de potasse et de soude.

226. On distinguera facilement les eaux de chaux,
de baryte et de strontiane ; car l'acide sulfurique ne
trouble point l'eau de chaux, et précipite en blanc les
eaux de baryte et de strontiane : si on transforme ces
deux alcalis en nitrates, et qu'on les traite par l'alcohol, on verra que l'alcohol strontiané brûle avec
une belle flamme pourpre, tandis que l'autre brûle
comme s'il était seul.

Parmi les poisons qui ne précipitent point par le sous-
carbonate de potasse (*voy*. § 225), il n'en est qu'un qui
précipite par l'acide hydrosulfurique (hydrogène sulfuré); c'est l'*oxyde blanc d'arsenic;* on le reconnaîtra
donc au 'précipité *jaune* qu'il fournira +. En outre,
un de ceux qui ne précipitent point par l'acide hydrosulfurique, précipite en *jaune* lorsqu'on emploie

cet acide et quelques gouttes d'acide nitrique : c'est *l'arsénite de potasse* ou de *soude* +. Quant aux autres, on peut les partager en deux séries.

Poisons qui précipitent en jaune-serin par l'hydrochlorate de platine.	*Poisons qui ne précipitent point par l'hydrochlorate de platine.*
Potasse à l'alcohol. Potasse à la chaux. Sous-carbonate de potasse pur. *Id.* du commerce.	Soude à l'alcohol +.

L'acide nitrique versé sur ces quatre variétés de potasse servira à les distinguer : les deux sous-carbonates produiront une vive effervescence due au dégagement du gaz acide carbonique, tandis que la potasse à l'alcohol et la potasse à la chaux ne subiront aucune altération, ou tout au plus laisseront dégager un peu d'acide carbonique qu'elles avaient absorbé à l'air. (*Voy.* § 19 et § 24 pour les différences qu'il y a entre la potasse à l'alcohol et la potasse à la chaux, et entre le sous-carbonate de potasse pur et celui du commerce.)

227. Revenons maintenant aux poisons dissous qui n'ont point précipité par l'hydrosulfate sulfuré de potasse, et qui ne verdissent point le sirop de violettes. (*Voy.* pag. 385.) Il n'en est qu'un qui précipite par l'acide hydrosulfurique ; c'est *l'oxyde blanc d'arsenic* +. Les autres peuvent être partagés en deux séries.

Ceux qui ne précipitent point par le sous-carbonate d'ammoniaque.	Ceux qui précipitent par le sous-carbonate d'ammoniaque.
Nitrate de potasse. Hydrochlorate d'ammoniaque. Arséniates solubles.	Hydrochlorate de baryte. ╼

L'hydrochlorate d'ammoniaque sera reconnu à la propriété qu'il a de dégager de l'ammoniaque reconnaissable à son odeur, lorsqu'on le triture avec de la chaux vive ╼ ; Les *arséniates solubles* fournissent un précipité *rouge - brique* avec le nitrate d'argent dissous ╼. Enfin le *nitrate de potasse* sera celui des trois sels dont nous parlons qui ne se comportera pas avec la chaux et avec le nitrate d'argent comme nous venons de le dire ; d'ailleurs on examinera s'il jouit des propriétés indiquées § 25., en faisánt son histoire.

VINGT-NEUVIÈME LEÇON.

228. Après avoir exposé tout ce qui est relatif aux poisons solides blancs-gris, ou d'un blanc légèrement jaunâtre, *solubles en totalité ou en partie dans l'eau distillée,* nous allons parler des poisons solides *blancs* insolubles dans l'eau. (*Voy.* § 220.)

229. Parmi ces poisons il n'en est qu'un, le *phosphore,* qui étant en contact avec l'air répande une fumée d'une odeur d'ail. Les autres seront divisés en deux séries par l'acide nitrique pur.

Poisons solides blancs so- lubles en totalité dans l'a- cide nitrique pur à la tem- pérature ordinaire.	Poisons solides blancs ne se dissolvant point ou ne se dissolvant qu'en partie dans l'acide nitrique pur à la température ordinaire. *Voy.* pag. 379.)

Protoxyde de plomb hydraté. } sans
Oxyde de zinc. } efferves-
Sous-nitrate de bismuth. } cence.
Sous-carbonate de baryte. } avec
Idem de plomb (céruse). } efferves-cence.

Protoxyde d'é-tain.
Deutoxyde d'é-tain.
Protoxyde d'an-timoine.
Deutoxyde *id*. } hydratés
Sous-hydrochlorate d'an-timoine.

Si le poison est entièrement dissous par l'acide nitrique *sans effervescence*, on versera deux ou trois gouttes d'acide sulfurique dans la dissolution du nitrate, il se produira un précipité blanc si c'est du *protoxyde de plomb hydraté* + : au contraire il n'y aura point de précipité si c'est de l'oxyde de zinc ou du sous-nitrate de bismuth ; pour distinguer ces deux corps, on trai-tera la dissolution nitrique par l'eau ; le *nitrate de zinc* ne sera point précipité + ; tandis que le *nitrate de bismuth* fournira un précipité blanc +. Supposons maintenant que la dissolution du poison dans l'acide nitrique ait eu lieu avec effervescence, on y versera de l'acide hydrosulfurique qui précipitera en noir la dissolution de *céruse* +, et qui ne troublera point celle du *sous-carbonate de baryte* +.

230. Les poisons solides blancs insolubles dans l'eau et dans l'acide nitrique pur, savoir : les oxydes d'étain et d'antimoine, et le sous-hydrochlorate d'an-

timoine (*voyez* § 229), seront traités à froid ou à la température de l'ébullition par l'acide hydrochlorique pur étendu d'eau, qui les dissoudra en totalité ou en partie : on filtrera la liqueur; l'hydrochlorate formé précipitera différemment avec les hydrosulfates; celui de protoxyde d'étain fournira un précipité chocolat +; l'hydrochlorate de deutoxyde du même métal précipitera en jaune +; enfin les hydrochlorates d'oxyde d'antimoine donneront un précipité orangé plus ou moins rougeâtre +.

231. Après avoir indiqué tout ce qui est relatif aux poisons solides blancs, ou d'un blanc légèrement jaunâtre, nous allons nous occuper de ceux qui sont colorés en jaune, en vert, en rouge, en bleu ou en noir. (*Voyez* § 219). On traitera ces poisons par l'eau distillée comme nous l'avons dit § 220.

Poisons colorés solubles en totalité ou en partie dans l'eau distillée.	*Poisons colorés insolubles dans l'eau distillée.* (*V.* pag. 376).
Foie de soufre.	Phosphore jaune ou rouge.
Sulfate de cuivre bleu.	Protoxyde de mercure.
Nitrate de cuivre bleu.	Deutoxyde *idem* jaune ou
Chlorure de cuivre vert.	rouge.
Nitrate d'argent fondu	Cinnabre.
(pierre infernale.)	Turbith minéral.
Hydrochlorate d'or jaune.	Turbith nitreux.
Sulfate de fer vert ou jaune.	Oxyde noir d'arsenic.
rougeâtre.	Poudre aux mouches.
Deutoxyde de mercure	Sulfure d'arsénic artificiel.
jaune ou rouge (1).	Orpiment.

(1) Le deutoxyde de mercure est assez soluble dans l'eau pour lui communiquer une saveur metallique : néanmoins nous croyons devoir prévenir le lecteur qu'il reste presqu'en entier dans la fiole dans laquelle on le fait bouillir , en sorte

> Réalgar.
> Oxydes de cuivre.
> Sous - deuto - carbonate de cuivre.
> Kermès.
> Soufre doré.
> Verre d'antimoine.
> Protoxyde d'étain desséché.
> Litharge (1).
> Massicot.
> Minium.
> Oxyde d'or.
> Iode (2).

232. Parmi les poisons colorés solubles en totalité ou en partie dans l'eau, il en est qui précipitent par l'hydrosulfate sulfuré de potasse, et d'autres qui ne précipitent point.

Poisons colorés dissous précipitant par l'hydrosulfate sulfuré de potasse.	*Poisons colorés dissous ne précipitant point par cet hydrosulfate.*
Sulfate de cuivre. Nitrate de cuivre. } en noir. Chlorure de cuivre.	Foie de soufre. + Le foie de soufre dissous dans l'eau, mis en contact avec l'acide sulfurique laisse précipiter du soufre, et

que l'on serait tenté de croire qu'il n'y en a pas eu de dissous : c'est ce qui nous engage à le ranger à la fois parmi les poisons solubles et parmi ceux qui ne le sont point.

(1) La litharge est légèrement soluble dans l'eau, mais sans lui communiquer de saveur marquée. (*Voy.* la note de la page 379.)

(2) L'iode est à peine soluble dans l'eau, néanmoins il communique à ce liquide une légère teinte jaune d'ambre.

Nitrate d'argent fondu ou pierre infernale, en noir.   dégage du gaz acide hydro-sulfurique.

Hydrochlorate d'or, en noir.

Sulfate de fer, en noir.

Deutoxyde de mercure, en noir.

Parmi les substances colorées dissoutes précipitant par les hydrosulfates, le deutoxyde de mercure est jaune-serin ou rouge +. Les autres peuvent être distinguées au moyen de la potasse à l'alcohol, qui précipite le nitrate d'argent en *olive* +; le sulfate de fer en *vert* ou en *jaune-rougeâtre* suivant qu'il est plus ou moins oxydé +; le sulfate, le nitrate ou le chlorure de cuivre en *bleu* +; enfin l'hydrochlorate d'or n'est point précipité par la potasse à froid +. (*Voyez* § 65 et 67 pour les caractères qui distinguent le sulfate du nitrate de cuivre.)

233. Les poisons colorés insolubles dans l'eau distillée (*voyez* pag. 390) peuvent être partagés en trois séries:

Poisons d'un jaune clair ou d'une couleur verte, bleue, brune ou noire.	*Poisons d'une couleur rouge intense.* (Voy. *pag.* 390).	*Poisons autrement colorés.* (Voy. *pag.* 390)
Phosphore jaune.	Phosphore rouge.	Sulfure d'arsenic artificiel d'un jaune orangé.
Deutoxyde de mercure hydraté, jaune.	Deutoxyde de mercure sec.	Protoxyde de cuivre hydraté d'un jaune rougeâtre.
Turbith minéral, jaune.	Cinnabre (sulfure de mercure).	
Turbith nitreux, jaune.	Réalgar (sulfure d'arsenic.)	Soufre doré d'antimoine, oran-

Orpiment, jaune.
Massicot, jaune.
Sous-deuto-carbonate de cuivre, vert.
Iode, bleuâtre.
Deuxtoxyde de cuivre hydraté, bleu.
Protoxyde de mercure, noir.
Oxyde noir d'arsenic.
Poudre aux mouches, noire.
Deutoxyde de cuivre sec, brun.
Oxyde d'or, brun.
Verre d'antimoine pulvérisé, jaune-paille.

Kermès.
Minium.
Protoxyde de cuivre sec.

gé-rougeâtre.
Litharge, d'un jaune rougeâtre,
Protoxyde d'étain desséché, d'un gris tirant sur le jaune.
Verre d'antimoine en fragmens couleur d'hyacinthe.
Tritoxyde de plomb puce.

234. Parmi les poisons solides de la première série, il en est un qu'il est aisé de reconnaître à l'odeur alliacée qu'il exhale; c'est le phosphore +. Les autres peuvent être distingués en

Poisons d'un jaune clair.

Deutoxyde de mercure hydraté.
Turbith minéral.
Turbith nitreux.
Orpiment.
Massicot.
Verre d'antimoine pulvérisé.

Poisons bruns ou noirs. (V. pag. 392.

Oxyde d'or brun.
Oxyde noir d'arsenic.
Poudre aux mouches, noire.
Deutoxyde de cuivre sec, brun.
Protoxyde de mercure, noir.

Poisons verts ou bleus. (Voyez pag. 392).

Sous-deuto-carbonate de cuivre vert.
Deutoxyde de cuivre hydraté, bleu.
Iode d'un bleu foncé.

Pour déterminer la nature du poison d'un *jaune clair*, on le fait chauffer dans un tube de verre étroit, long de vingt - cinq à vingt - huit centimètres, et l'on observe, au bout de trois ou quatre minutes d'une chaleur rouge, que l'orpiment, le massicot et le verre d'antimoine ne sont point décomposés, tandis que les trois autres fournissent du mercure métallique. On reconnaîtra le deutoxyde de mercure, le turbith minéral et le turbith nitreux, en les faisant bouillir pendant quelques minutes avec de la potasse à l'alcohol et de l'eau distillée : le turbith minéral (sous-sulfate de mercure) donnera naissance à du sulfate de potasse +; le turbith nitreux (sous-nitrate de mercure) fournira du nitrate de potasse +; le deutoxyde de mercure pur ne formera point de sel avec la potasse +. (*Voyez* § 46 et 25 pour la manière de constater s'il se forme du sulfate ou du nitrate de potasse). Quant à l'*orpiment*, au *massicot* et au *verre d'antimoine* qui n'ont point été décomposés dans le tube de verre, il est aisé de les distinguer : en effet l'orpiment (sulfure d'arsenic), chauffé dans un petit tube de verre avec de la potasse, se décompose et fournit de *l'arsenic métallique* dont les caractères ont été exposés page 88 +; le massicot se dissout dans l'acide nitrique à l'aide d'une légère chaleur et donne du nitrate de plomb qui précipite, comme l'acétate, par les réactifs indiqués § 83 +; le verre d'antimoine se dissout en totalité ou en partie dans l'acide hydrochlorique, et fournit un hydrochlorate qui précipite en blanc par l'eau, et en orangé-rougeâtre par les hydrosulfates +·

Parmi les poisons *bruns* ou *noirs* (*Voy*. § 234), il en est trois qu'il est aisé de distinguer à l'aide des charbons ardens : l'oxyde d'or se décompose en oxygène et en or métallique qui reste appliqué sur les charbons + ; l'oxyde noir d'arsenic et la poudre aux mouches se transforment en oxyde blanc d'arsenic volatil qui répand une fumée blanche d'une odeur alliacée +. Quant au deutoxyde de cuivre sec d'une couleur brune, on le dissoudra dans l'acide sulfurique étendu, et on obtiendra du deuto-sulfate de cuivre bleu, dont les caractères ont été exposés § 65 +. Le protoxyde de mercure noir se dissout dans l'acide nitrique affaibli, et produit un nitrate facile à reconnaître +. (*Voyez* § 45.)

Parmi les poisons *verts* ou *bleus* (*Voy.* § 234), il en en est un, l'iode, qui, étant mis sur une plaque de fer chauffée, se volatilise et répand des vapeurs d'un très-beau violet + ; le sous-deuto-carbonate de cuivre vert, et le deutoxyde de cuivre bleu hydraté qui ne se comportent pas ainsi sur la plaque de fer, seront mis en contact avec l'acide sulfurique étendu ; le sous-carbonate sera dissous *avec effervescence* + ; la dissolution de deutoxyde se fera *sans effervescence* + ; l'un et l'autre fourniront du deuto-sulfate de cuivre. (*Voyez* § 65).

235. Si le poison appartenait à la 2e série (*voyez* pag. 392) qu'il fût d'une couleur rouge intense et qu'il répandît une odeur alliacée, ce serait du *phosphore* plus ou moins oxydé + ; s'il n'en était pas, on examinerait s'il est soluble dans l'acide hydrochlorique pur.

Poisons d'un rouge intense, solubles en totalité ou en partie dans l'acide hydrochlorique pur à une température peu élevée.	*Poisons d'une couleur rouge intense, non dissous ou décomposés par l'acide hydrochlorique pur à une température peu élevée.*
Deutoxyde de mercure sec.	Cinabre.
Kermès.	Réalgar.
Protoxyde de cuivre.	Minium.

La dissolution du deutoxyde du mercure dans l'acide hydrochlorique précipite en jaune-serin par un excès de potasse + : celle du kermès précipite en blanc ou en orangé par l'eau, suivant la manière dont elle a été faite, et les hydrosulfates y font naître un précipité orangé, tirant plus ou moins sur le rouge +; l'hydrochlorate de cuivre précipite en jaune-orangé par la potasse, et devient bleu par l'addition de l'ammoniaque.

Si le poison d'une couleur rouge n'était point dissous par l'acide hydrochlorique, et qu'il eût été transformé par cet acide en une poudre blanche, ce serait du *minium* + (1); d'ailleurs on s'en assurerait en le faisant chauffer avec de l'acide nitrique (*v.* § 89). Quant au *cinnabre* et au *réalgar*, on les distinguera facilement en les mêlant avec de la potasse, et en faisant rougir le mélange pendant quelques minutes dans un petit tube de verre; le réalgar (sulfure d'arsenic) fournira de l'arsenic métallique + (*voy.* §. 54); le cinnabre (sulfure de mercure) donnera des globules de mercure + (*voy.* § 44).

---

(1) Cette poudre est du chlorure de plomb.

Si le poison solide est autrement *coloré* (*v.* pag. 392),
on commencera par examiner si c'est du tritoxyde de
plomb : il est très-pesant, de couleur puce, et passe
à l'état de massicot jaune lorsqu'on le calcine dans un
creuset +. Si le poison n'est pas du tritoxyde de plomb,
on le fera bouillir pendant quelques minutes avec de
l'acide hydrochlorique pur et concentré; on laissera
refroidir le mélange, et on filtrera; le *sulfure d'arsenic artificiel* d'un jaune orangé restera sur le filtre, et
l'on reconnaîtra qu'il n'y en a point eu de dissous, en
versant dans le liquide filtré de l'eau et de l'hydrosulfate de potasse, réactifs propres à déceler la présence de l'hydrochlorate d'arsenic concentré +. Les
autres poisons colorés dont nous nous occupons, tels
que les *protoxydes de cuivre* et *d'étain*, le *soufre doré*
et le *verre d'antimoine*, ainsi que la *litharge*, auront
été dissous en totalité ou en *partie* par l'acide hydrochlorique, comme on pourra s'en assurer en examinant
le liquide filtré, qui jouira des propriétés des hydrochlorates de ces métaux. Parmi ces hydrochlorates, il en est
un qui précipite en jaune-orangé par la potasse, c'est
celui de *protoxyde de cuivre* +; les autres précipitent
en blanc par cet alcali. L'hydrochlorate fourni par le protoxyde d'étain précipite en *pourpre-noirâtre* par l'hydrochlorate d'or +; celui qui contient de la litharge fournit un précipité *noir* avec l'hydrosulfate de potasse +,
tandis que ce réactif précipite en orangé-rougâtre l'hydrochlorate d'antimoine obtenu avec le soufre doré +
et avec le verre d'antimoine +. On distinguera facilement ces deux corps l'un de l'autre, en ayant égard
aux caractères exposés § 74 et 76.

Poisons solides qui sont des principes immédiats de végétaux, ou qui contiennent un de ces principes. (Voy. pag. 376.)

236. Parmi ces poisons, il en est un facile à recon- naître à son odeur, c'est le *camphre* +; les autres peuvent être distingués en

Poisons blancs ou d'un blanc jaunâtre (1).	*Poisons autrement colorés.*
Acide citrique.	Acétate de cuivre, bleu foncé. +
—— oxalique.	Vert-de-gris artificiel, d'un
—— tartarique.	vert bleuâtre. +
Tartrate, acide de potasse et d'antimoine (éméti- que).	Poudre de Rousselot, rou- ge. +
Acétate de plomb.	
Sous-acétate de plomb.	
Brucine.	
Morphine.	
Strychnine.	
Emétine.	
Delphine.	
Vératrine.	
Picrotoxine.	
Sel de Dérosne.	

(1) Nous croyons devoir rappeler encore au lecteur que nous supposons agir sur les poisons débarrassés des matières qui les altèrent : cette remarque est très-importante surtout pour ce qui concerne la brucine , la morphine, la strych- nine, l'émétine, la delphine, la vératrine, la picrotoxine et le sel de Derosne, substances que l'on n'obtient blanches qu'autant qu'elles ont été parfaitement purifiées.

237. Nous ne nous occuperons point des poisons colorés en vert, en bleu ou en rouge, parce qu'ils sont distingués les uns des autres par leur couleur; néanmoins
nous rappellerons au médecin chargé de faire ces recherches, qu'il devra, pour prononcer avec plus de cer-
titude, chercher à constater les propriétés qui ont été
décrites en faisant les histoires de ces substances. Quant
aux poisons blancs, on les réduira en poudre, et on
les triturera avec l'eau de tournesol.

Poisons qui rougissent l'eau de tournesol.	*Poisons qui ne rougissent point l'eau de tournesol.*
Acide citrique.	Sous-acétate de plomb.
— — oxalique.	Brucine.
——— tartarique.	Morphine.
Emétique.	Strychnine.
Acétate de plomb (1).	Emétine.
	Delphine.
	Vératrine.
	Picrotoxine.
	Sel de Derosne.

Les poisons qui rougissent l'eau de tournesol seront
dissous dans l'eau distillée en suivant les principes éta-
blis pag. 378; on filtrera le liquide, et on le mettra en
contact avec quelques gouttes d'acide sulfurique, qui
ne précipite que l'*émétique* et l'*acétate de plomb* : or,
l'émétique fournit avec les hydrosulfates un précipité
orangé-rougeâtre +, tandis que l'acétate de plomb
donne avec ce réactif un precipité noir +. Quant aux

---

(1) L'acétate de plomb (sel de Saturne) que nous avons
dit verdir le sirop de violettes, rougit également l'eau de
tournesol.

acides *citrique*, *oxalique* et *tartarique*, on les traitera
par un excès d'eau de chaux ; l'acide *citrique* ne précipitera point à la température ordinaire, tandis qu'il
fournira un précipité blanc si on fait bouillir le mélange pendant quelque temps +; l'acide *oxalique* précipitera en blanc à la température ordinaire, mais le
précipité ne sera point dissous par un excès d'acide +.
L'acide *tartarique* précipitera l'eau de chaux comme
l'acide oxalique, mais il suffira d'ajouter quelques
gouttes d'acide pour dissoudre le précipité +.

Les poisons qui ne rougissent point l'eau de tournesol
peuvent être distingués en deux séries (*voy*. pag. 399) :

Poisons qui deviennent rouges lorsqu'on les met en contact avec une ou deux gouttes d'acide nitrique concentré.	*Poisons qui ne rougissent point par l'addition de l'acide nitrique.*
	Sous-acétate de plomb.
	Emétine.
Brucine.	Delphine.
Strychnine.	Vératrine.
Morphine.	Picrotoxine.
	Sel de Derosne.

Parmi les poisons qui rougissent par l'acide nitrique,
la *brucine* n'exige que 500 parties d'eau bouillante pour
être dissoute ; d'ailleurs elle peut être fondue sans se
décomposer ; et alors elle se congèle comme de la cire
par le refroidissement +. La *strychnine* ne se dissout
que dans environ 3,000 parties d'eau bouillante, et ne
peut être fondue sans se décomposer +. La *morphine*
exige 5,000 parties d'eau bouillante pour se dissoudre ;
elle se fond aisément, ressemble au soufre fondu, et
peut crystalliser par refroidissement +.

Parmi les poisons qui ne rougissent point par l'acide nitrique, il en est un, le *sous-acétate de plomb*, qu'il est aisé de distinguer à la saveur à la fois douce, astringente et styptique dont il jouit+. (*Voy.* d'ailleurs ses propriétés, § 88.) Quant aux autres, on en fait bouillir une petite quantité dans l'alcohol : la dissolution alcoholique du *sel de Derosne* est la seule qui ne rétablisse pas la couleur du papier de tournesol rougi par un acide +. Pour distinguer la *picrotoxine*, l'*émétine*, la *delphine* et la *vératrine*, on en prend un grain que l'on fait bouillir avec 40 grains d'eau distillée ; la *picrotoxine* est la seule qui soit entièrement dissoute, les autres exigeant pour cela plusieurs centaines de-fois leur poids d'eau bouillante +. Quant à l'*émétine*, la *delphine* et la *vératrine*, on les fera dissoudre dans l'acide hydrochlorique ; l'hydrochlorate d'*émétine* est le seul qui précipite des flocons d'un blanc sale par la noix de galle +. (*Voyez* § 104 et 145 pour les caractères qui distinguent la *delphine* de la *vératrine*.)

TRENTIÈME LEÇON.

Poisons liquides.

238. Nous comprenons sous ce titre les poisons qui sont toujours liquides, et ceux dont l'état naturel est l'état solide ou gazeux, mais qui ont été dissous dans l'eau. Plusieurs d'entre eux peuvent être facilement distingués : l'acide *sulfureux* répand l'odeur de soufre qui brûle +; l'acide *hydrosulfurique* sent les œufs pouris+; l'acide *acétique* a l'odeur du vinaigre +. Le *chlore* et *l'eau de javelle* sont doués d'une odeur particulière ;

d'ailleurs ils détruisent et colorent en jaune l'eau de tournesol +; l'*ammoniaque* et le *sous-carbonate* d'ammoniaque ont l'odeur d'alcali volatil +; l'acide *hydrophtorique* corrode tellement le verre, que l'on est obligé de le conserver dans des vases métalliques +. L'éther et l'alcohol ont une odeur qui les caractérise; ils ne ramènent pas au bleu la couleur du papier de tournesol rougi par un acide, et ne précipitent point par l'eau +. L'*alcohol* tenant en dissolution de la *morphine*, de la *strychnine*, de la *delphine*, de la *vératrine*, de la *picrotoxine*, de l'*émétine* ou de la *brucine*, sera facilement reconnu 1° à son odeur d'esprit de vin; 2° à la propriété qu'il a de ramener au bleu la couleur du papier de tournesol rougi par un acide. Pour savoir quel est l'alcali végétal tenu en dissolution par le liquide, on fera évaporer celui-ci jusqu'à ce que tout l'alcohol soit dégagé, et on agira sur l'alcali solide comme nous l'avons dit page 400.

Les autres poisons peuvent être distingués 1° en poisons liquides rougissant l'eau de tournesol et ne précipitant point par l'ammoniaque pure; 2° en poisons liquides rougissant ou ne rougissant point l'eau de tournesol, et précipitant par l'ammoniaque pure; 3° en poisons liquides verdissant le sirop de violettes, ou rétablissant la couleur bleue du papier de tournesol rougi par un acide, et ne précipitant point par l'ammoniaque pure; 4° enfin en poisons liquides ne rougissant point l'eau de tournesol, ne verdissant point le sirop de violettes, et ne précipitant point par l'ammoniaque pure.

Nous disons expressément que l'on doit employer

de l'ammoniaque pure ; en effet, si on faisait usage d'ammoniaque contenant une quantité sensible d'acide carbonique, plusieurs des poisons rangés dans la 3ᵉ et dans la 4ᵉ colonne (*voyez* le tableau de la page suivante) seraient précipités ; tels seraient par exemple les eaux de chaux, de baryte et de strontiane, l'hydro-chlorate de baryte, etc. ; ce qui rendrait nécessaire-ment défectueuses les sections que nous avons établies. Il importe donc d'employer de l'ammoniaque pure qui n'ait pas été en contact avec l'air ; il faut même éviter autant que possible que le mélange du poison dont on cherche à déterminer la nature et de l'ammoniaque, ne reste pas long-temps en contact avec l'atmosphère, car il en absorberait l'acide carbonique, et finirait par être précipité.

L'ammoniaque doit être employée goutte à goutte jusqu'à ce que la liqueur soit saturée, si elle est acide ; et lorsque le précipité a paru, on ne doit plus en ajou-ter, parce que l'excès d'alcali pourrait le dissoudre, ce qui compliquerait nécessairement les résultats.

Poisons liquides rougissant l'eau de tournesol et ne précipitant point par l'ammoniaque pure.	*Poisons liquides rougissant ou ne rougissant point l'eau de tournesol, et précipitant par l'ammoniaque pure.*
Acide sulfurique	Sublimé cor-rosif. { Dans l'eau. --l'alcohol. --l'éther.
—— nitrique.	
—— nitreux.	Proto-sulfate de mercure.
—— hydrochlorique.	Deuto-sulfate de mercure.
Eau régale.	Proto-nitrate de mercure.
Acide phosphorique.	Deuto-nitrate de mercure.
—— phosphatique.	Proto-hydrochlorate d'é-tain pur.
—— citrique.	
—— tartarique (1).	Idem du commerce.
—— oxalique.	Deuto-hydrochlorate d'é-tain.
—— arsénique.	
Arséniates acides de po-tasse et de soude.	Nitrate de bismuth.
Nitrate acide d'argent.	Nitrate et acétate de plomb.
Hydrochlorate d'ammo-niaque.	Sulfate de zinc pur.
	Idem du commerce.
	Sulfate de cuivre.
	Nitrate de cuivre.
	Acétate de cuivre.
	Hydrochlorate de cuivre (provenant du chlorure dissous dans l'eau).
	Hydrochlorate d'or.
	Sulfate de fer.
	Hydrochlorate d'anti-moine.
	Tartrate acide de potasse et d'antimoine (éméti-que.)

(1) Les acides tartarique et citrique du commerce contiennent quelquefois du tartrate ou du citrate de chaux en dissolution, et fournissent un précipité blanc par l'ammoniaque; mais il faut pour cela que cet alcali soit employé en assez grande quantité pour saturer tout l'acide libre.

Poisons liquides verdissant le sirop de violettes ou rétablissant la couleur bleue du papier de tournesol rougi par un acide, et ne précipitant point par l'ammoniaque pure.

Potasse à l'alcohol ou à la chaux.
Soude, *idem.*
Sous-carbonate de potasse pur.
Idem du commerce.
Eau de chaux.
Idem de baryte.
Idem de strontiane.
Oxyde blanc d'arsenic (1).
Sous-arséniates de potasse et d'ammoniaque.
Arsénites de potasse et de soude.
Hydrosulfate sulfuré de potasse (provenant du foie de soufre dissous dans l'eau).
Sulfate de cuivre ammoniacal.
Cuivre ammoniacal.

Poisons ne rougissant point l'eau de tournesol, ne verdissant point le sirop de violettes et ne précipitant point par l'ammoniaque pure.

Nitrate d'argent neutre.
Nitrate de potasse.
Hydrochlorate de baryte.
Oxyde blanc d'arsénic (2).
Alcohol contenant du principe crystallisable de Derosne.

---

(1) L'oxyde blanc d'arsenic se trouve dans cette série parce qu'il verdit *légèrement* le sirop de violettes et qu'il ne précipite point par l'ammoniaque : néanmoins nous le placerons aussi dans la série suivante, afin que le lecteur ne soit pas induit en erreur.

(2) Nous rangeons l'oxyde blanc d'arsenic dans cette série, quoique la plupart des auteurs aient dit qu'il rougit l'eau de tournesol : en effet son action sur cette couleur est tellement faible, qu'il n'est guère possible de l'apprécier, à moins d'être habitué aux expériences de ce genre.

239. *Poisons liquides rougissant l'eau de tournesol, et ne précipitant point par l'ammoniaque pure.* On peut les partager en deux séries.

Poisons qui précipitent par un excès d'eau de chaux, à la température ordinaire.	Poisons qui ne précipitent point l'eau de chaux à la température ordinaire.
Acide phosphorique.	Acide sulfurique.
—— phosphatique.	—— nitrique.
—— tartarique.	—— nitreux.
—— oxalique.	—— hydrochlorique.
—— arsénique.	Eau régale.
Arséniates acides de potasse et de soude.	Acide citrique.
Nitrate acide d'argent.	Hydrochlorate d'ammoniaque.

Parmi les poisons liquides qui précipitent l'eau de chaux, le nitrate acide d'argent est le seul qui fournisse un précipité coloré (olive-clair ou foncé, suivant que l'eau de chaux contient ou ne contient point d'hydrochlorates) +. Les acides tartarique et oxalique, dont nous supposons les dissolutions concentrées, se troublent et fournissent un précipité blanc lorsqu'on les agite avec une petite quantité de dissolution concentrée de potasse : les autres conservent leur transparence : on distinguera l'acide tartarique à la rapidité avec laquelle il dissoudra le précipité qu'il forme dans l'eau de chaux +; l'acide oxalique ne dissout point le précipité qu'il fait naître dans la dissolution de cet alcali +. Les acides phosphorique et arsénique combinés avec la potasse précipiteront le nitrate d'argent, savoir le premier en *jaune* +, et le second en rouge-brique +. L'acide phosphatique s'enflammera lorsqu'on le fera bouillir pendant quelques minutes dans une fiole +. Quant aux arséniates acides de potasse et de soude, ils précipitent également le nitrate d'argent en rouge-brique, et on peut les distinguer de l'acide arsénique, en ce que celui-ci ne précipite le sulfate de cuivre qu'au bout d'un certain temps, tandis qu'ils y font naître sur-le-champ un précipité d'un bleu clair+.

240. Les poisons liquides qui ne précipitent point l'eau de chaux à la température ordinaire (*voy.* § 239) peuvent être divisés en

Poisons qui sont rapidement décomposés par le cuivre à froid.	*Poisons qui ne sont point décomposés par le cuivre à la température ordinaire.*
Acide nitrique.	Acide sulfurique.
——— nitreux.	——— hydrochlorique.
Eau régale.	——— citrique.
	Hydrochlorate d'ammoniaque.

Les acides nitrique, nitreux, et l'eau régale, sont décomposés avec effervescence et dégagement de vapeurs jaunes orangées (gaz acide nitreux); l'acide nitrique est blanc, ou d'un blanc légèrement jaunâtre+; l'acide nitreux est constamment coloré en orangé, en vert ou en bleu +; l'eau régale fournit avec le nitrate d'argent un précipité blanc de chlorure d'argent, dont nous avons exposé les caractères § 12 +.

Les acides sulfurique, hydrochlorique et citrique pourront être facilement reconnus. Ce dernier est le seul qui se solidifie lorsqu'on l'évapore +. (*Voyez* les caractères de l'acide citrique solide, § 17.) L'acide sulfurique précipite abondamment en blanc l'eau de baryte, lors même qu'elle est très-étendue +. L'acide hydrochlorique et l'hydrochlorate d'ammoniaque ne la troublent point : tous les deux précipitent en blanc le nitrate d'argent, mais l'hydrochlorate d'ammoniaque dégage de l'ammoniaque lorsqu'on le triture avec de la chaux vive +.

241. *Poisons liquides rougissant ou ne rougissant point l'eau de tournesol, et précipitant par l'ammoniaque pure. (Voy. pag. 404.)*

On peut les diviser en

Dissolutions qui précipitent en blanc ou en blanc verdâtre par la potasse.	*Dissolutions qui fournissent un précipité coloré par la potasse ou qui ne précipitent point à froid. (Voy. pag. 404.)*
Proto-hydrochlorate d'étain pur.	Sublimé corrosif.
Idem du commerce.	Deuto-sulfate de mercure.
Deuto-hydrochlorate d'étain.	Deuto-nitrate de mercure.
Nitrate de bismuth.	} En jaune-serin.
Nitrate et acétate de plomb.	Proto-sulfate de mercure.
Sulfate de zinc pur.	Proto-nitrate de mercure. } En noir.
Idem du commerce.	
Hydrochlorate d'antimoine.	Sulfate de cuivre.
Tartrate acide de potasse et d'antimoine (émétique).	Nitrate, *idem.*
	Acétate, *idem.* } En bleu.
	Hydrochlorate *idem.*
	Hydrochlorate d'or, point de précipité.
	Proto-sulfate de fer, en vert.

Parmi les poisons qui précipitent en blanc ou en

blanc-verdâtre par la potasse, le proto-hydrochlorate d'étain pur précipite par les hydrosulfates en chocolat ╾; le deuto-hydrochlorate du même métal en jaune ╾; le sulfate de zinc pur en blanc-jaunâtre ╾; l'hydroclorate d'antimoine et l'émétique en orangé tirant sur le rouge (1). Tous les autres poisons de cette série précipitent en noir par les hydrosulfates; mais on reconnaîtra le nitrate et l'acétate de plomb au précipité *blanc* qu'ils fourniront avec l'acide sulfurique ╾; le protohydrochlorate d'étain du commerce au précipité pourpre tirant plus ou moins sur le brun qu'il donnera avec l'hydrochlorate d'or ╾; le nitrate de bismuth, à ce que l'oxyde blanc précipité par la potasse passera au jaune à mesure qu'on le desséchera ╾; enfin le sulfate de zinc du commerce sera reconnu parce qu'il ne jouira d'aucun des caractères dont nous venons de parler; d'ailleurs l'oxyde de zinc qu'on en retire par la potasse, étant fortement chauffé avec du charbon, fournit du *zinc* métallique.

Nous nous bornons dans la résolution de ce problème à déterminer la nature de l'oxyde combiné avec l'acide; peu importe que ce dernier soit l'acide nitrique, sulfurique, etc.; car les propriétés vénéneuses du sel dépendent entièrement de la présence de l'oxyde : néanmoins on trouvera dans l'histoire particulière de ces poisons les caractères à l'aide desquels on peut juger quel est l'acide qui entre dans leur composition.

---

(1) L'hydrochlorate d'antimoine précipite en blanc par l'eau distillée ╾, l'émétique n'est point troublé par ce liquide ╾.

242. Parmi les dissolutions qui fournissent un préci-pité coloré par la potasse, ou qui ne sont point troublées par cet alcali (*voy*. pag. 408) l'hydrochlorate d'or sera facilement reconnu, parce qu'il ne précipite point à froid par la potasse, et qu'il donne un précipité jaune par l'ammoniaque +. Le sublimé corrosif et les autres sels de deutoxyde de mercure précipitent en blanc par l'alcali volatil +. Les sels de protoxyde de mercure précipitent en blanc par l'acide hydrochlorique +. Les sels de cuivre donnent avec un excès d'ammoniaque un liquide d'un bleu intense. + Le protosulfate de fer fournit du bleu de Prusse avec l'hydrocyanate de po-tasse et de fer (prussiate) + (1).

243. *Poisons liquides verdissant le sirop de violettes, et ne précipitant point par l'ammoniaque.* (*Voy.* pag. 405.) On peut diviser ces liquides en

Poisons qui précipitent par l'acide hydrosulfurique dissous dans l'eau.	*Poisons qui ne précipitent point par l'acide hydro-sulfurique. dissous dans l'eau.*
Oxyde blanc d'arsenic, en jaune. +	Potasse à l'alcohol.
	Idem à la chaux.
Cuivre ammoniacal, en noir.	Soude à l'alcohol.
	Sous-carbonate de potasse
Sulfate de cuivre ammo-niacal, en noir.	pur.
	Idem du commerce.

---

(1) Si l'on était curieux de connaître la nature de l'acide qui entre dans la composition des sels de mercure et de cuivre, on consulterait ce qui a été dit en faisant la descrip-tion de chacun de ces sels.

Eau de chaux.
Eau de strontiane.
Eau de baryte.
Sous-arséniates de potasse
et d'ammoniaque.
Arsénites de potasse et de
soude.
Hydrosulfate sulfuré de
potasse (provenant du
foie de soufre dissous
dans l'eau).

Les poisons qui précipitent en noir par l'acide hydrosulfurique seront distingués de la manière suivante : le sulfate de cuivre ammoniacal précipite l'eau de baryte, et le précipité n'est jamais complétement soluble dans l'acide nitrique +; le cuivre ammoniacal ne doit point troubler cet alcali ; et, dans le cas où il le précipiterait, le dépôt serait dissous par l'acide nitrique pur. (*Voyez* § 68.)

244. Les poisons qui verdissent le sirop de violettes (*voyez* § 243), et qui ne précipitent point par l'acide hydrosulfurique, peuvent être partagés en

Poisons qui précipitent par l'acide carbonique dissous dans l'eau.	*Poisons qui ne précipitent point par l'acide carbonique.*
Eau de chaux. +	Potasse à l'alcohol.
Eau de baryte. +	Potasse à la chaux.
Eau de strontiane. +	Soude à l'alcohol.
Le premier de ces alcalis ne précipite point par l'acide sulfurique, tandis que les deux autres se transforment en sulfates blancs insolubles dans l'eau et dans l'acide	Sous-carbonate de potasse pur.
	Idem du commerce.
	Sous-arséniates de potasse et d'ammoniaque.
	Arsénites de potasse et de soude.

nitrique. (*Voy*. pag. 386 pour les moyens de les distinguer.)

Hydrosulfate sulfuré de potasse.

Parmi les poisons qui ne sont point troublés par l'acide carbonique il en est qui ne précipitent point par l'eau de chaux :

Poisons qui ne précipitent point par l'eau de chaux.	*Poisons qui précipitent par l'eau de chaux.*
Potasse à l'alcohol.	Sous-carbonate de potasse pur.
Potasse à la chaux.	
Soude à l'alcohol.	*Idem* du commerce.
Hydrosulfate sulfuré de potasse.	Sous-arséniates de potasse et d'ammoniaque.
	Arsénites de potasse et de soude.

La potasse à l'alcohol et la potasse à la chaux précipitent en jaune - serin l'hydrochlorate de platine (*voyez* § 19 pour les différences qu'il y a entre ces deux corps) + ; la soude ne précipite point l'hydrochlorate de platine + ; l'hydrosulfate sulfuré de potasse a une légère odeur d'œufs pouris, et précipite du soufre d'un blanc jaunâtre par l'addition de quelques gouttes d'acide nitrique +.

Si le poison a précipité par l'eau de chaux, on le traitera par l'acide nitrique ; il y aura effervescence si c'est du sous-carbonate de potasse pur ou du commerce + ; il n'y aura point d'effervescence si c'est un sous-arséniate ou un arsénite. On distinguera le sous-arséniate à ce qu'il ne sera point troublé par l'acide hydrochlorique + ; l'arsénite, traité par cet acide, sera décomposé, et laissera précipiter de l'oxyde blanc

(413)

d'arsénic (acide arsénieux), à moins qu'il ne soit affaibli, dans lequel cas on le concentrera par l'évaporation.

245. *Parmi les poisons liquides qui ne rougissent
point l'eau de tournesol, qui ne verdissent point le sirop de violettes, et qui ne précipitent point par l'ammoniaque pure* (*voy.* pag. 405), le principe de Derosne dissous dans l'alcohol peut être reconnu à l'odeur
alcoholique du liquide +; d'ailleurs on l'obtient à l'état
solide par l'évaporation. (*V.* § 122 pour ses propriétés.)
Les autres poisons peuvent être séparés en deux séries :

Ceux qui précipitent par l'acide hydrosulfurique.	*Ceux qui ne précipitent point par l'acide hydro-sulfurique.*
Nitrate d'argent neutre.	Nitrate de potasse.
Oxyde blanc d'arsenic.	Hydrochlorate de baryte.

On distinguera le nitrate d'argent neutre de l'oxyde
blanc d'arsenic, parce qu'il fournit un précipité noir
avec l'acide hydrosulfurique +; tandis que l'oxyde
d'arsenic est précipité en jaune +.

Le nitrate de potasse et l'hydrochlorate de baryte,
qui ne précipitent point par l'acide hydrosulfurique,
seront distingués par l'acide sulfurique concentré, qui
précipite le sel de baryte en blanc +, et qui ne trouble
point la dissolution du nitrate de potasse +.

Poisons gazeux.

Le médecin peut être appelé dans quelques circonstances pour déterminer la nature de certains gaz auxquels on croit devoir attribuer les accidens fàcheux

que l'on a observés chez l'homme ou chez les animaux. Les gaz délétères, qu'il importe surtout de connaître, sont le chlore, le gaz ammoniac, les acides nitreux, sulfureux, hydrosulfurique, carbonique; l'azote, les oxydes de carbone et d'azote. On peut les diviser en

Gaz colorés.	*Gaz incolores.*
Chlore. Acide nitreux. Le chlore est d'un jaune-verdâtre +; le gaz acide nitreux est orangé +.	Gaz ammoniac. —acide hydrosulfurique. —acide sulfureux. —acide carbonique. Oxyde de carbone. Protoxyde d'azote. Azote.

Parmi les gaz incolores, il en est trois doués d'une odeur vive particulière qui les caractérise : le gaz ammoniac a l'odeur d'alcali volatil +; le gaz acide hydrosulfurique sent les œufs pouris +; l'acide sulfureux a l'odeur de soufre qui brûle +.

Les autres peuvent être facilement distingués au moyen d'une bougie allumée. Le gaz oxyde de carbone s'enflamme, brûle avec une flamme d'un blanc-bleuâtre, et passe à l'état d'acide carbonique; aussi l'eau de chaux, que l'on verse dans l'éprouvette qui a servi à faire l'expérience, est-elle précipitée en blanc +; le gaz protoxyde d'azote fait brûler la bougie avec beaucoup plus d'éclat +; l'azote et l'acide carbonique l'éteignent, mais le premier ne précipite point l'eau de chaux +; tandis que l'acide carbonique se combine avec cet alcali, et forme du sous-carbonate de chaux blanc insoluble dans l'eau, et soluble dans l'acide nitrique +.

TRENTE-UNIÈME LEÇON.

Expériences chimiques propres à découvrir les poisons minéraux qui ont été mêlés avec du thé, du café, du vin, etc., ou qui font partie des matières vomies, ou de celles que l'on trouve dans le canal digestif après la mort.

Le médecin chargé de découvrir un poison minéral dans du vin, dans un *infusum* de thé, un *decoctum* de café, dans la matière des vomissemens ou dans les substances contenues dans le canal digestif après la mort, doit savoir que le poison qu'il recherche peut s'y trouver dans des états différens, que nous allons indiquer en même temps que nous ferons connaître les expériences propres à le découvrir et l'ordre dans lequel elles doivent être faites.

A. Il peut y exister à l'état *solide* sans avoir éprouvé la moindre décomposition, soit parce qu'il n'a pas été sensiblement dissous, soit parce que l'ayant été à une température élevée il s'est précipité en grande partie à mesure que le liquide dissolvant s'est refroidi; dans ce cas il faut ramasser les diverses parties qui se trouvent ordinairement au fond du liquide, et agir sur elles comme nous l'avons dit page 374.

B. Il peut se trouver en *dissolution* dans un liquide incolore ou légèrement coloré, sans avoir été décomposé : alors on passe la liqueur à travers un linge fin, et on en essaye une portion par les réactifs dont nous avons parlé à l'article des poisons liquides (*v.* pag. 404); si les résultats que l'on obtient ne sont pas de nature à faire connaître la substance vénéneuse, on introduit la dissolution dans une cornue à laquelle on adapte un récipient, et on chauffe lentement; par ce moyen, non-seulement on obtient dans le ballon les substances volatiles qui pourraient en faire partie, et qui sont l'ammoniaque, le sous-carbonate d'ammoniaque, les acides nitrique, hydrochlorique et sulfureux, mais encore on concentre la liqueur et on la rend propre à être précipitée par les réactifs qui n'avaient point agi sur elle d'abord, parce qu'elle était dissoute dans une trop grande quantité de véhicule; il peut même arriver qu'après le refroidissement du liquide ainsi chauffé, une partie du poison se dépose sous forme de poudre ou de crystaux. Si malgré cette opération la liqueur reste transparente et sans action sensible sur les réactifs, il faut la verser dans une capsule de porcelaine et la faire évaporer jusqu'en consistance presque syrupeuse, afin d'obtenir le poison à l'état solide et l'examiner comme nous l'avons dit pag. 374. Enfin, si tous les essais dont nous parlons sont infructueux pour mettre l'existence de la substance vénéneuse hors de doute, on agira comme nous l'indiquerons plus bas (E).

C. Le poison peut se trouver en dissolution dans un liquide *coloré* sans avoir été décomposé : dans ce cas on passe le liquide à travers un linge fin, et on s'assure par les moyens indiqués § 69 et 70 qu'il ne renferme ni un sel d'antimoine ni du nitrate d'argent : alors on le décolore en y versant une suffisante quantité de *chlore* liquide et concentré; on laisse déposer les flocons de matière rougeâtre qui se forment par l'action du chlore sur les matières végétales et animales;

on filtre et on agit sur la dissolution comme nous venons de le dire (B). Il importe de s'assurer, avant d'employer le chlore, que la liqueur colorée ne renferme ni un sel d'antimoine ni du nitrate d'argent, parce que ces dissolutions salines seraient précipitées par le chlore, et qu'il serait impossible de les découvrir dans la liqueur.

D. Le poison peut, sans avoir été décomposé, se trouver en partie à l'état solide, en partie dissous dans un liquide coloré ou incolore. Ce cas rentre dans un de ceux que nous venons d'examiner.

E. Par suite de l'action chimique que les différentes substances végétales et animales exercent sur certains poisons, ceux-ci peuvent s'être combinés avec elles ou avoir été décomposés et transformés en un produit presque toujours insoluble, qui fait partie des mélanges dont on cherche à constater la nocuité ; les liquides qui entrent dans la composition de ces mélanges ne fournissent pour l'ordinaire aucune trace de poison lorsqu'on les traite par les réactifs ; néanmoins il serait imprudent de les rejeter, car ils peuvent en contenir une petite quantité. Voici le procédé qu'il convient de suivre pour mettre l'existence de la substance vénéneuse hors de doute. On évapore les portions liquides jusqu'à siccité ; on dessèche les matières solides, et on calcine séparément, dans un petit tube de verre, une partie de ces produits avec un mélange de charbon et de sous-carbonate de potasse sec. Si le poison minéral que l'on cherche est à base de mercure ou d'arsenic (métaux volatils), on obtient, sur les parois de la partie moyenne du tube, des globules

27

mercuriels ou des lames brillantes semblables à de l'acier, qui ne sont autre chose que de l'arsenic métallique.

Si par le moyen que nous indiquons on ne découvre point sur la surface interne du tube des particules métalliques, on peut affirmer que ni le mercure ni l'arsenic ne font partie du poison que l'on cherche ; et dès lors on peut soupçonner que celui-ci a pour base l'antimoine, le cuivre, l'étain, le bismuth, le zinc, l'argent, l'or ou le plomb. Pour s'en assurer, on calcine de nouveau le mélange dans un petit creuset que l'on fait rougir, et que l'on maintient à cette température pendant quinze ou vingt minutes : on obtient au fond du creuset une des huit substances métalliques énumérées : on la traite par l'eau pour la séparer du charbon avec lequel elle est mêlée, puis on la fait chauffer avec de l'acide nitrique pur : l'*or* ne subit aucune altération de la part de l'acide nitrique ; l'étain et l'antimoine sont transformés en oxydes blancs par cet acide, tandis que le cuivre, le zinc, l'argent, le bismuth et le plomb sont dissous.

Nitrates formés par le mé-
tal et l'acide nitrique.

Oxydes formes par le mé-
tal et l'oxygène de l'acide
nitrique.

Nitrate de cuivre bleu.
Nitrate de zinc.
Nitrate d'ar-
gent.
Nitrate de bis-
muth.
Nitrate de
plomb.

incolo-
res ou
légère-
ment co-
lorés.

Peroxyde d'antimoine.
Idem d'étain.

Le nitrate de cuivre peut être reconnu à sa couleur bleue ou verte +; celui de bismuth est le seul qui précipite en blanc par l'eau distillée +; celui de plomb précipite en blanc par l'acide sulfurique +; le nitrate d'argent fournit un précipité olive avec la potasse +, tandis que celui de zinc précipite en blanc ou en blanc-verdâtre par cet alcali +.

Pour distinguer l'oxyde d'étain de l'oxyde d'antimoine, on les fait dissoudre séparément et à l'aide de la chaleur dans l'acide hydrochlorique; l'hydrochlorate d'étain précipite en jaune par les hydrosulfates, et n'est point troublé par l'eau distillée +; tandis que celui d'antimoine précipite en blanc par ce liquide, et en orangé-rougeâtre par les hydrosulfates.

Avant de quitter ce sujet, nous croyons devoir observer qu'il faudrait agir sur les tissus du canal digestif comme nous venons de le dire, si les recherches faites jusqu'alors avaient été infructueuses.

§ II. — *Des symptômes considérés comme des moyens propres à faire reconnaître la nature de la substance vénéneuse.*

Nous avons établi, pag. 36o, en parlant des moyens propres à constater que l'empoisonnement a eu lieu, qu'il était impossible de regarder les symptômes éprouvés par les malades autrement que comme des preuves accessoires, mais fort utiles, et nous avons développé les motifs qui nous forçaient à adopter cette opinion. Il est donc évident que l'étude la plus attentive des symptômes ne saurait conduire *d'une manière certaine* à la découverte du poison qui les a occasionés ; néanmoins elle peut guider le médecin dans la résolution de ce problème important, et nous semble devoir être prise en considération. Refusera-t-on d'admettre, par exemple, que dans un très-grand nombre de cas, les poisons rangés dans la classe des irritans, des narcotiques ou des narcotico-âcres, déterminent une série de phénomènes qui ne se ressemblent pas, et qui sont par conséquent propres a indiquer à l'observateur le choix des moyens dont il doit faire usage pour résoudre la question ? Certes, ici il ne s'agit point d'affirmer, mais bien de présumer que la substance vénéneuse appartient à une des trois classes dont nous parlons : or le médecin serait blâmable s'il négligeait aucune des considérations propres à éclairer un problème aussi difficile.

Phénomènes qui peuvent faire soupçonner que le

poison ingéré appartient à la classe des irritans. Les substances vénéneuses irritantes, déterminant presque toujours une vive inflammation de l'estomac et des intestins, occasionnent la plupart des symptômes qui caractérisent cette affection, tels que des douleurs vives à l'épigastre et dans quelques autres parties de l'abdomen, des nausées, des vomissemens violens, quelquefois sanguinolens, des déjections alvines, etc. Indépendamment de ces symptômes, les malades se plaignent d'avoir ressenti une saveur âcre, chaude, brûlante; ils éprouvent une constriction à la gorge et une grande sécheresse dans la bouche et dans l'œsophage. Rarement observe-t-on des vertiges ou la paralysie des membres abdominaux, à moins que ce ne soit vers la fin de la maladie, et lorsque la dose du poison employé a été très-considérable.

Phénomènes qui peuvent faire soupçonner que le poison ingéré appartient à la classe des narcotiques. La plupart de ces poisons déterminent d'abord des vertiges, l'affaiblissement et même la paralysie des membres abdominaux, la dilatation de la pupille, la stupeur, quelquefois le coma, enfin des mouvemens convulsifs légers ou forts. Les malades ne se plaignent point d'avoir éprouvé une saveur caustique; la bouche, le pharynx et l'œsophage ne paraissent être le siége d'aucune altération : les vomissemens et les déjections alvines, lorsqu'ils ont lieu (ce qui est assez rare), sont loin d'être aussi opiniâtres que dans l'empoisonnement par les substances irritantes; la douleur développée par ces poisons n'a jamais lieu peu de temps après leur ingestion; elle est ordinairement légère; quelquefois

cependant elle est excessivement aiguë, mais alors loin
d'avoir exclusivement son siége dans l'abdomen, elle
se fait sentir dans différentes parties du corps.

*Phénomènes qui peuvent faire soupçonner que le poi-
son ingéré appartient à la classe des narcotico-âcres.* Les
poisons narcotico-âcres peuvent être rangés en deux
sections par rapport à leurs effets; les uns, comme
le camphre, la coque du Levant, la picrotoxine, la
stryehnine, la noix vomique, la brucine et l'écorce qui
la fournit, etc., donnent lieu à des accidens nerveux
ordinairement fort graves qui *cessent tout à coup pour
reparaître quelque temps après.* La durée des accès et
des intervalles lucides peut varier à l'infini. Pendant
l'attaque, les membres se roidissent et sont agités en
tous sens par des mouvemens convulsifs effrayans; les
yeux sont saillans, hors des orbites, le thorax immobile, ce qui amène la suspension de la respiration; la
langue, les gencives et la bouche sont livides comme
dans l'asphyxie; la lésion des facultés intellectuelles
n'est point constante; le vomissement est fort rare; le
malade éprouve une saveur amère insupportable. Les
poisons rangés dans l'autre section agissent, comme les
narcotiques, d'une manière continue, c'est-à-dire que
l'on n'observe aucune intermittence dans les symptômes qu'ils déterminent : ces symptômes ressemblent
en partie à ceux que produisent les poisons narcotiques, excepté qu'ils sont précédés, dans la plupart
des cas, de plusieurs phénomènes qui indiquent une
vive excitation.

§ II. — *Des lésions de tissu considérées comme des moyens propres à faire connaître la nature de la substance vénéneuse.*

Il en est de même des lésions de tissu que des symptômes produits par les poisons; on ne doit les considérer que comme des moyens secondaires propres à jeter quelque jour sur la question qui nous occupe; elles peuvent *porter* le médecin à *croire* que l'empoisonnement est le résultat d'une substance irritante, narcotique ou narcotico-âcre, mais elles sont loin de pouvoir le convaincre qu'il en est réellement ainsi.

Lésions de tissu tendant à établir que l'empoisonnement a été produit par une substance irritante. S'il est démontré que dans certaines circonstances les poisons irritans ont occasioné la mort sans laisser sur les organes avec lesquels ils avaient été mis en contact la moindre trace de leur action, il est également vrai qu'ils déterminent presque toujours une phlogose, ordinairement très-intense dans les parties qu'ils touchent : cette inflammation produit dans les tissus une altération dont le degré varie, et que nous avons fait connaître en détail § 6.

Lésions de tissu produites par les substances narcotiques. Nous ne pensons pas, comme la plupart des auteurs qui ont écrit sur ce sujet, qu'il soit possible de déterminer, à l'inspection du cadavre, que la mort est le résultat de l'empoisonnement par une substance narcotique. En effet les poisons de cette classe n'enflamment point, comme on l'a prétendu, les tissus

avec lesquels on les met en contact ; et si dans quelques circonstances on a observé la phlogose du
canal digestif à la suite de l'empoisonnement par les
narcotiques, cette altération dépendait évidemment
des liquides irritans que l'on avait administrés pour
faire vomir ou pour s'opposer aux effets du poison.
La liquidité du sang, la flexibilité des membres, la
promptitude avec laquelle le cadavre se putréfie,
l'apparition de plaques rouges, violettes, etc., à la
peau, l'entr'ouvrement des yeux, la distension de l'estomac et des intestins, etc., sont autant de caractères
que l'on a indiqués comme étant propres à faire distinguer l'empoisonnement par les narcotiques ; mais
quelques-uns de ces caractères sont loin d'être cons-
tans, et il en est d'autres que l'on observe également
dans l'empoisonnement produit par les substances
irritantes et narcotico-âcres.

En général les poumons des individus qui ont
succombé à l'empoisonnement par les narcotiques,
offrent des taches livides et même noires ; leur tissu
est plus dense et moins crépitant ; mais on retrouve
souvent cette altération dans l'empoisonnement par
les narcotico-âcres et par les irritans.

*Lésions de tissu produites par les poisons narcotico-
âcres.* Parmi les substances vénéneuses de cette classe,
il en est un certain nombre qui, en général, n'enflamment point les tissus avec lesquels on les met en
contact ; la mort qu'elles occasionnent est précédée
d'un ou de plusieurs *accès* que l'on pourrait appeler
tétaniques, et à l'ouverture du cadavre on découvre
des altérations semblables à celles que produit l'as-

phyxie. (*Voy.* pag. 330.) Il en est d'autres qui, à l'instar des poisons irritans, déterminent *le plus souvent* une inflammation plus ou moins vive, l'ulcération ou la gangrène des parties sur lesquelles on les a appliquées; toutefois les symptômes qui ont précédé la mort peuvent servir dans beaucoup de cas à faire présumer que l'inflammation est plutôt le résultat de l'action d'un poison irritant que d'un narcotico-âcre.

De l'époque à laquelle doivent être faites les recherches pouvant servir à déterminer s'il y a eu empoisonnement, et à faire connaître la nature de la substance vénéneuse.

Dans la plupart des cas, le médecin chargé de constater la cause d'une mort subite est appelé avant que l'inhumation du cadavre ait eu lieu ; mais il peut se faire qu'il ne soit consulté que plusieurs jours, et même plusieurs mois après. Nous indiquerons ailleurs, en faisant l'histoire de la *mort*, les divers changemens qu'éprouvent successivement les cadavres, suivant les circonstances dans lesquelles ils sont placés, et nous insisterons particulièrement sur les différences qui existent entre les altérations des organes produites par la putréfaction et celles qui sont le résultat d'un corps vulnérant, d'un poison, ou de toute autre cause de maladie : nous devons nous borner aujourd'hui à rechercher s'il est permis de découvrir la présence d'une substance vénéneuse en analysant les matières trouvées dans le canal digestif d'un cadavre inhumé depuis long-temps. L'idée de traiter un pareil sujet nous a été suggérée par un des magistrats les plus recommandables de cette ville, qui, il y a environ un an, demanda notre avis sur la question suivante : *Est-il possible de déterminer que le sieur X, mort depuis deux mois, a succombé à un empoisonnement?* Nous répondîmes qu'il était sans doute plus difficile de résoudre ce problème dans le moment actuel, qu'il ne l'eût été deux mois auparavant ; mais qu'il n'était point prouvé que l'on ne parvînt encore à découvrir la présence matérielle d'un certain nombre de poisons, et qu'il fallait par conséquent tenter les recherches.

Voici quelques considérations propres à éclairer cette question.

1° Il est difficile, pour ne pas dire impossible, de reconnaître les poisons végétaux retirés de l'estomac d'un cadavre inhumé depuis long-temps, ces poisons étant susceptibles de se décomposer et de donner naissance à un certain nombre de produits dans lesquels on ne retrouve plus les propriétés qui les caractérisaient. Il pourrait arriver cependant que la décomposition dont il s'agit n'eût atteint que les parties extérieures de certains poisons végétaux, et qu'il fût possible de constater encore leurs propriétés physiques dans les parties non décomposées.

2° Les substances vénéneuses tirées du règne minéral peuvent être reconnues, pour la plupart, avec plus de facilité. Les unes conservent leur état solide au milieu des organes que la putréfaction tend à détruire ; elles peuvent ne pas avoir subi la moindre altération, et doivent être analysées comme nous l'avons indiqué, page 374. Les autres sont décomposées et transformées en un produit insoluble par les substances contenues dans l'estomac ou par les tissus qui composent ce viscère ; on doit les rechercher dans les matières solides ou dans les tissus ; tandis qu'on aurait pu les découvrir vingt - quatre heures après la mort en examinant les liquides dans lesquels elles avaient été d'abord dissoutes. (*Voy.* § 238). Il en est qui, sans avoir éprouvé la moindre altération dans leur composition, se sont combinées avec l'estomac ou avec les matières alimentaires; en sorte qu'il est impossible de constater leur présence, à moins de faire l'analyse de ces matières. Un certain nombre d'entre elles, enfin, qui n'ont point été décomposées, se sont combinées avec quelques-uns des produits de la putréfaction, ont formé des corps nouveaux, et ne sauraient être décelées qu'en employant des moyens souvent difficiles.

Il résulte de ce qui précède, qu'il est permis de démontrer, dans un assez grand nombre de circonstances, la présence d'un poison du règne minéral, lors même que les recherches sont faites plusieurs jours après la mort. Le médecin serait par conséquent blâmable, si, dans un cas de ce genre, il refusait d'éclairer la justice, sous le prétexte qu'il lui serait impossible d'obtenir constamment des résultats satisfaisans.

ARTICLE II. — *De quelques autres questions relatives à l'empoisonnement, considéré sous le rapport de la médecine légale.*

Lorsqu'à l'aide de nombreuses recherches on est déjà parvenu à prouver qu'une personne est morte empoisonnée, on peut encore être consulté pour résoudre les deux questions suivantes : 1° *Cette personne s'est-elle empoisonnée elle-même ?* 2° *Comment se fait-il qu'ayant été empoisonnée dans un repas où il y avait plusieurs personnes, elle seule soit morte, tandis que, parmi les autres, il en est qui n'ont rien éprouvé, et d'autres qui ont été à peine atteintes par la substance vénéneuse ?* La solution de la première de ces questions repose entièrement sur des considérations morales qui sont plutôt du ressort des magistrats que de l'homme de l'art : aussi l'abandonnons-nous, pour nous occuper de l'autre.

Pour résoudre celle-ci il faut rechercher attentivement : 1° quel est le mets qui a été empoisonné ; car il est possible que l'on découvre que c'est précisément de celui-là que la personne qui a succombé avait particulièrement mangé ; 2° quelle est la nature de la substance vénéneuse, et comment elle se trouve dans le mets, c'est-à-dire si elle y est tenue en dissolution, en suspension, ou bien si elle est inégalement répartie, telle portion en pouvant recéler une grande quantité, tandis qu'il n'y en a point, ou qu'il y en a à peine dans telle autre partie ; 3° jusqu'à quel point l'estomac des différens convives pouvait se trouver rempli de substances solides ou liquides au moment où le mets empoisonné a été mangé ; en effet, tout étant égal d'ailleurs, les ravages du poison doivent être beaucoup moins considérables si l'estomac est plein, que dans le cas où il est vide ; ce viscère se trouvant en quelque sorte à l'abri de la substance vénéneuse par les alimens, qui l'enveloppent ou la divisent au point d'affaiblir singulièrement son action ;

4° quels sont les individus qui ont été en proie à des vomissemens et à des déjections alvines ; combien de temps , après avoir mangé du mets empoisonné, ces évacuations se sont-elles manifestées ? Il est évident que , de trois individus ayant avalé la même quantité de substance vénéneuse, en supposant que toutes les autres circonstances soient égales, celui qui aura éprouvé des évacuations abondantes peu de temps après, sera moins atteint par le poison que celui qui n'a évacué que très-tard ; et, à plus forte raison, que celui qui n'a point vomi ou qui n'a pas eu de déjections alvines.

ARTICLE III.— *De l'Empoisonnement lent.*

Les poisons les plus actifs peuvent être introduits dans l'estomac à une dose assez faible pour n'occasioner d'abord que de legères incommodités ; cependant si l'emploi d'une pareille dose de ces substances vénéneuses est souvent réitéré, s'il a lieu, par exemple, pendant plusieurs jours de suite, il peut arriver et il arrive fréquemment que les fonctions éprouvent un dérangement notable dans leur exercice ; les individus sont en proie à des symptômes fâcheux, ils peuvent même succomber. C'est à l'ensemble de ces effets que l'on a donné le nom d'*empoisonnement lent.*

« Il peut se faire, dit M. Chaussier, qu'un homme ait pris une dose d'un poison irritant trop peu considérable pour le faire périr en peu d'heures, mais que cette dose, répétée à des intervalles plus ou moins rapprochés, entretienne un état presque continuel d'anxiétés, de douleurs plus ou moins graves à l'estomac, à l'intestin,

produise par intervalles des vomissemens, des déjections alvines de matières muqueuses, sanguinolentes,
et amène l'extinction de la vie dans l'espace de dix,
quinze ou vingt jours, et même plus.»(Notice sur les
moyens de reconnaître le sublime corrosif, pag. 154.)

Les expériences que nous avons faites sur les animaux,
dans le dessein d'éclairer cette question difficile, nous
ont prouvé que les accidens déterminés par de très-petites doses d'une substance vénéneuse énergique, ont
le plus grand rapport avec ceux que produit le même
poison administré en assez grande quantité pour donner lieu à l'empoisonnement aigu.

Le médecin chargé par les tribunaux de donner son
avis sur un cas de ce genre, doit examiner attentivement les symptômes, l'époque de leur invasion, leur
progression successive, la constitution et les habitudes
de l'individu, les circonstances physiques et morales
dans lesquelles il a pu être placé, etc.; par ce moyen il
découvrira quelquefois que la maladie dépend d'une
affection organique héréditaire, de l'abus de médicamens purgatifs ou autres, d'écarts dans le régime, etc.
Quelle que soit son opinion sur la cause des accidens
qu'il a observés, il ne prononcera affirmativement qu'il
y a eu empoisonnement, qu'autant qu'il aura trouvé
la substance vénéneuse, en agissant comme nous l'a-
vons prescrit page 374.

TRENTE-DEUXIÈME LEÇON.

RAPPORTS SUR L'EMPOISONNEMENT.

Les rapports sur l'empoisonnement doivent être rédigés d'après des principes généraux que nous nous proposons de faire connaître ailleurs : il nous suffira maintenant d'indiquer qu'ils doivent se composer de trois parties, 1º le *protocole* ou la *formule*, ayant pour objet de faire connaître les titres, noms et qualités du rapporteur, l'autorité qui a ordonné la visite, le magistrat en présence duquel elle a été faite, le lieu où l'on s'est transporté, avec l'indication du jour et de l'heure, l'attitude du sujet, son âge, sa grandeur, les objets qui l'entourent, etc.; 2º la *description* des faits que l'on a observés ; 3º les *conclusions* que l'on a cru devoir tirer.

Premier rapport.

Première partie. Nous soussigné docteur en médecine de la faculté de Paris, habitant de la ville de Melun, département de Seine et Marne, sur la réquisition de M. le procureur du roi, nous sommes transporté aujourd'hui 25 février 1821 à deux heures de l'après-midi, accompagné de MM. L. L. étudians en médecine, chez le sieur Philippe, demeurant dans la maison nº 10, sise rue de ... au troisième étage, chambre sur le devant, pour constater la cause de la mort du nommé X., neveu du sieur Philippe. Arrivé dans ladite chambre avec le procureur du roi, nous avons trouvé étendu sur un lit le cadavre d'un homme que l'on nous a dit être âgé de trente ans ; il conservait à peine un reste de

chaleur; son attitude ne présentait rien de remarquable. Les draps et le parquet étaient salis par des matières
molles, verdâtres, mêlées de sang, d'une odeur aigre,
désagréable, semblables à celles que l'on voyait dans le
vase de nuit qui était au milieu de la chambre; il y
avait sur la cheminée un flacon sans étiquette, bouché
à l'émeril, contenant environ deux gros d'un liquide
transparent, d'une saveur âcre, corrosive; du reste on
ne découvrait aucune trace d'instrument vulnérant,
contondant, etc. Interrogé sur les accidens qui avaient
précédé la mort, le sieur Philippe nous a dit que la
veille son neveu paraissait encore jouir de la santé la
plus florissante, qu'il l'avait vu rentrer dans sa chambre à onze heures du soir, ayant un flacon à la main;
qu'il s'était enfermé comme il le faisait ordinairement;
mais voyant qu'il n'était point descendu ce matin à
huit heures, contre son habitude, il avait frappé à la
porte pour l'éveiller, et enfin il s'était décidé à la faire
ouvrir de force; que du reste, jamais le sieur X. ne
s'était plaint d'aucune incommodité.

Deuxième partie. Après avoir recueilli ces renseigne-
mens, nous avons procédé à l'examen du cadavre. Il
n'y avait à l'extérieur aucune trace d'ecchymose ni de
blessure faite par un instrument vulnérant; les membres thoraciques et abdominaux, ayant été profondément incisés, nous ont paru dans l'état naturel; on
voyait çà et là sur le dos des taches rougeâtres qui
n'étaient que des lividités cadavériques, ce dont nous
nous sommes assuré en incisant la peau. Les lèvres
étaient enduites d'une matière semblable par sa couleur à celle qui avait été trouvée sur le parquet. La

bouche, le pharynx et l'œsophage n'étaient le siége d'aucune altération marquée. L'estomac était vide; sa membrane interne, d'un rouge foncé dans presque toute son étendue, offrait çà et là des taches noires lenticulaires, formées par du sang extravasé entre les tuniques muqueuse et musculeuse, ainsi que nous nous en sommes assuré en les incisant et en les lavant avec de l'eau; la membrane musculeuse était d'un rouge clair. Les intestins, le péritoine et les divers organes renfermés dans l'abdomen, dans le thorax et dans la cavité du crâne, paraissaient être dans l'état naturel.

La liqueur contenue dans le flacon dont nous avons parlé présentait les caractères suivans : elle était limpide, incolore, inodore, d'une saveur âcre, caustique, et rougissait à peine l'eau de tournesol; l'ammoniaque la précipitait en blanc, la potasse en jaune-serin, l'hydrosulfate de potasse en noir, le nitrate d'argent en blanc : une lame de cuivre décapé, plongée dans cette liqueur, devenait brune sur-le-champ et acquérait une couleur blanche brillante, argentine, par le frottement. La matière verte sanguinolente trouvée dans le vase de nuit était en partie solide, en partie liquide : on l'a exprimée dans un linge fin, et l'on s'est assuré que la portion liquide était légèrement trouble, et qu'elle ne subissait aucune altération de la part de l'eau de tournesol, de l'ammoniaque et des hydrosulfates : elle n'a été précipitée par aucun de ces réactifs, même après avoir été réduite au tiers de son volume par une évaporation lente. La portion solide, examinée avec soin, n'a offert aucune trace de *poudre blanche* : on l'a fait bouillir pendant un quart d'heure avec de l'eau distillée : la dissolution, d'une couleur jaunâtre, n'a subi aucun changement notable de la part de la teinture de tournesol, de l'ammoniaque, de l'eau de chaux, de la potasse, ni de l'hydro-sulfate de potasse. Le résidu, c'est-à-dire la matière solide qui restait après avoir fait bouillir, a été mêlé avec de là potasse caustique, et desséché dans une capsule de porcelaine, à une douce chaleur; on l'a ensuite chauffé jusqu'au rouge dans un tube de verre étroit et long de huit à dix pouces; au bout de trois ou quatre minutes d'une chaleur rouge, il s'est volatilisé du *mercure métallique*, qui s'est condensé sur la paroi interne du tube, et que l'on a ramassé sous forme de petits globules très-brillans, excessivement mobiles, d'un blanc bleuâtre et d'une pesanteur spécifique considérable.

Troisième partie. Nous croyons pouvoir conclure de ce qui précède 1° que la liqueur contenue dans le flacon renferme une assez forte dose de sublimé corrosif dissous dans l'eau ; 2° que la matière trouvée dans le vase de nuit, et qui paraît avoir été vomie par le sieur X., contient dans sa portion solide un composé mercuriel insoluble dans l'eau; 3° que ce composé peut-être le résultat de la décomposition d'une certaine quantité de sublimé corrosif par des matières alimentaires, muqueuses, bilieuses, etc. ; 4° que l'introduction dans l'estomac d'une partie de la liqueur contenue dans la fiole rend parfaitement raison de la promptitude avec laquelle la mort a eu lieu, et de l'inflammation de l'estomac; 5° qu'il est *excessivement probable* que le sieur X. est mort empoisonné (1).

____

(1) Il est *excessivement probable* mais il n'est pas hors de

rate de platine. Évaporé jusqu'à siccité il fournissait un produit solide qui, mis sur les charbons ardens, répandait des vapeurs blanches d'une odeur alliacée.

Troisième partie. Nous pouvons affirmer d'après ce qui précède 1° que la liqueur soumise à l'analyse contient une assez forte dose d'arsénite de potasse ; 2° que ce sel est la cause des accidens éprouvés subitement par la femme L.; 3° que c'est également à lui qu'il faut attribuer l'inflammation de l'estomac et la mort; 4° que l'affection des poumons est indépendante de l'empoisonnement, et peut expliquer les souffrances auxquelles la malade était habituellement en proie.

Troisième rapport.

Première partie. Nous soussigné, etc...., nous sommes transporté, etc...., pour constater la cause de la mort de F., etc. (*voyez* pag. 431). Arrivé dans la chambre, nous avons trouvé étendu sur un lit le cadavre d'un homme d'environ 50 ans, bien vêtu, qui habitait la maison depuis la veille seulement, et dont on ignorait le nom : on voyait sur une des chaises de la chambre deux pistolets et un poignard ; le parquet était sali par des matières alimentaires moîles, à demi digérées, de couleur verdâtre ; il n'y avait aucun autre objet digne de fixer notre attention. Interrogés sur les accidens qui avaient précédé sa mort, les voisins et les assistans se sont bornés à déclarer que le sieur F. avait loué une chambre dans la maison la veille, et qu'il paraissait bien portant. Le cadavre était froid et roide ; il était couché sur le dos, la tête légèrement penchée sur le côté droit.

Deuxième partie. Le cadavre, dépouillé des vête-
mens qui le couvraient, a été examiné attentivement.
Il n'y avait à l'extérieur aucune trace de blessure.
(*Voy.* le premier rapport pour les détails dans lesquels
il faut entrer à cet égard, pag. 432.) On voyait sur la
face dorsale de la main droite une *tache jaune*, semblable à celles que produit l'acide nitrique en agissant sur la peau; le bord libre des lèvres offrait une
couleur orangée, et il était aisé d'en détacher l'épiderme, qui paraissait brûlé; la membrane interne de la
bouche était d'une couleur citrine; le pharynx ne paraissait être le siége d'aucune altération : toute la surface interne de l'œsophage était enduite d'une matière
jaune, grasse au toucher, sillonnée par des plis verti-
caux et facile à détacher. L'estomac était vide, réduit
à un très-petit volume, et d'une couleur jaune à l'extérieur; sa membrane muqueuse était rouge-cerise; il offrait près de sa portion pylorique deux ouvertures de
la grandeur d'un centime, voisines l'une de l'autre, à
bords fort amincis, usés, ou plutôt dissous. L'intérieur
du *duodénum* et du *jéjunum* étaient tachés en jaune,
sans présenter de traces d'inflammation. Les gros intestins étaient remplis de matières fécales très-dures,
moulées; du reste ils paraissaient dans l'état naturel.
Le péritoine, manifestement épaissi, était d'un rouge
sale dans plusieurs points, et recouvert de couches
albumineuses dans d'autres. Tous les viscères abdominaux ne formaient qu'une masse au moyen des adhérences produites entre eux par l'inflammation du péritoine et l'interposition des couches albumineuses. On
voyait çà et là des plaques jaunes sur le mésentère, le

foie, la rate et les reins; du reste il n'y avait aucun liquide épanché dans l'abdomen. Le lobe inférieur du
poumon gauche était enflammé, et avait contracté des
adhérences avec le diaphragme. Le cœur, le cerveau,
le cervelet et la moelle épinière étaient sains.

Les matières répandues sur le parquet, ayant été
traitées par l'eau distillée bouillante, ont fourni une dissolution d'un jaune verdâtre qui rougissait *faiblement*
la teinture de tournesol, mais qui ne subissait aucune
altération de la part de l'eau de baryte, de la potasse,
de l'eau de chaux, des hydrosulfates ni du prussiate
de potasse. On les a fait bouillir avec de la potasse
caustique, et il a été impossible d'en obtenir du nitrate
de potasse ni de démontrer l'existence d'aucun autre
poison du règne minéral. On a fait les mêmes recherches sur les tissus du canal digestif, et les résultats
ont été les mêmes. (On doit décrire exactement toutes
les opérations chimiques, lors même qu'on n'est point
parvenu à découvrir la substance vénéneuse.)

Troisième partie. Nous croyons pouvoir conclure de
ce qui précède 1° qu'il est difficile d'attribuer la mort du
sieur F. et les altérations cadavériques dont nous avons
parlé à une autre cause qu'à un empoisonnement;
2° que parmi les substances vénéneuses connues, les
acides *nitrique* et *nitreux* et l'*eau régale* sont les seules
capables de produire l'ensemble de phénomènes qui ont
été observés; 3° qu'il est néanmoins impossible d'*affirmer* que le sieur F. ait été empoisonné par un de ces
acides, puisqu'on n'est point parvenu à en démontrer
la présence, mais qu'il est *excessivement probable* que
la mort est le résultat de l'introduction d'un de ces
poisons dans l'estomac.

Quatrième rapport.

Première partie. Nous soussigné, etc., nous sommes transporté à la Morgue, etc., pour constater la cause de la mort du sieur N..., etc. (*voyez* page 431). Arrivé dans la chambre, nous avons vu, étendu sur une table, le cadavre d'un homme robuste, d'environ cinquante ans, qui paraissait être mort dans un état de spasme, à juger du moins par la rougeur de la face et le gonflement des veines du cou. Le cadavre dont il s'agit avait été trouvé deux jours auparavant dans une des rues de Paris; du reste il était inconnu, et on ne put fournir aucun renseignement sur les accidens qui avaient précédé la mort.

Deuxième partie. Il était roide, et n'offrait aucune trace de lésion extérieure.... (*Voyez* le premier rapport pour les détails dans lesquels il faut entrer à cet égard.) La bouche, le pharynx et l'œsophage étaient comme dans l'état naturel; l'estomac était vide et retiré sur lui-même : on voyait à sa face antérieure, près du pylore, une ouverture inégalement arrondie, d'environ un pouce de diamètre, dont les bords étaient très-minces, irrégulièrement denticulés et formés uniquement par la tunique péritonéale; les membranes musculeuse et muqueuse étaient détruites dans un plus grand espace. Les bords de cette ouverture étaient recouverts d'une couche molle, noirâtre comme muqueuse, et circonscrits par une auréole légèrement saillante, grisâtre, d'un tissu compact; ils étaient simplement formés par le péritoine. La face postérieure de l'estomac présentait, à la partie correspondante à l'ouverture dont nous avons parlé, une eschare molle, ronde, noire, qui n'intéressait que la membrane muqueuse. Du reste, on n'observait aucune trace de rougeur dans les autres parties de ce viscère ni dans le canal intestinal. Il y avait dans la cavité de l'abdomen environ une chopine d'un liquide épais de couleur jaunâtre ; le péritoine était parsemé de points rouges. Les autres organes étaient sains.

Le liquide recueilli dans l'abdomen, soumis à l'analyse, ne parut contenir aucune substance vénéneuse. (On décrit exactement les essais qui furent faits.)

Troisième partie. Il résulte de ce qui précède, 1° que la mort du sieur N... peut être attribuée à une de ces *irritations des voies gastriques* qui se terminent par des perforations dites *spontanées ;* 2° que *tout porte à croire* que cet individu n'a pas été empoisonné ; 3° que lors même qu'il serait avéré par la suite qu'il avait éprouvé quelques-uns des symptômes produits par les poisons irritans, on ne pourrait pas établir d'une manière *positive* qu'il y ait eu empoisonnement, la substance vénéneuse n'ayant pas été découverte et les altérations trouvées dans le canal digestif n'offrant point le caractère que l'on remarque ordinairement lorsque des poisons irritans ont déterminé la mort.

Cinquième rapport.

Première partie. Nous soussigné, etc., nous sommes transporté le 25 août 1820, etc., pour constater la cause de la mort du sieur X. Arrivé dans la chambre nous n'avons rien découvert qui pût faire soupçonner la cause de la mort. Le docteur B..., médecin de la maison, nous a rapporté qu'ayant été appelé la veille pour donner des soins au sieur X., il l'avait trouvé dans un état alarmant; qu'il se plaignait d'éructations acides et de douleurs atroces à l'épigastre et dans les intestins; qu'il avait des vomissemens et des déjections alvines presque continuels de matières grises et noirâtres; que l'abdomen était tendu, le pouls petit, accéléré, les extrémités froides, la prostration des forces extrême; qu'à ces symptômes s'étaient joints bientôt après le hoquet, des crampes et des syncopes, et qu'il était mort quinze heures après l'invasion de la maladie, malgré l'emploi des boissons adoucissantes et des révulsifs. Interrogé sur les habitudes du sieur X., le docteur B. nous a dit qu'il faisait souvent usage d'alimens difficiles à digérer, et qu'il était sujet aux indigestions; que du reste il l'avait vu peu de jours avant, et qu'il lui avait paru assez bien portant. Le cadavre était froid et couché sur le dos; il y avait au pied du lit plusieurs cuvettes contenant la matière des vomissemens.

Deuxième partie. Le cadavre ne présentait à l'extérieur aucune trace de blessure. (*Voyez* le premier rapport pour les détails dans lesquels il faut entrer à cet égard.) L'estomac était vide; sa membrane interne offrait une couleur rouge marquée; les autres tuniques étaient saines; le duodénum contenait une assez grande quantité de bile d'un jaune verdâtre : on voyait près de l'ouverture du conduit cholédoque deux eschares circulaires de la grandeur d'un centime; les autres parties du canal intestinal étaient à peu près

comme dans l'état naturel. La vésicule du fiel occupait un très-grand volume, et contenait beaucoup de
bile verte d'une odeur désagréable. Les autres organes
étaient sains.

Les matières vomies et celles qui étaient contenues
dans le canal intestinal, ayant été soumises à l'action des réactifs, n'ont fourni aucune trace de poison. (Ici on indique exactement les expériences qui
ont été faites.) Une grande partie du liquide vomi a
été introduite dans l'estomac d'un chien robuste et
de moyenne taille, dont l'œsophage avait été préalablement détaché et percé d'un trou ; au bout de dix minutes l'animal a fait des efforts pour vomir, il a eu
des déjections alvines, et a poussé des cris plaintifs :
deux heures après, ces symptômes ont cessé, et il s'est
manifesté un abattement remarquable qui a toujours
augmenté jusqu'au moment de la mort (dix heures
après le commencement de l'expérience). A l'ouverture
du cadavre, on a trouvé l'estomac enflammé ; les autres
organes ne paraissaient point altérés.

Troisième partie. Nous croyons pouvoir conclure de
ce qui précède 1° que *probablement* le sieur X. a été
atteint du cholera-morbus, maladie qui se développe
particulièrement sous l'influence des causes auxquelles
cet individu était soumis; 2° que la mort peut être
le résultat de cette affection; 3° qu'il est impossible
d'*affirmer* qu'il y ait eu empoisonnement, parce qu'on
n'a point trouvé le poison, et que d'ailleurs les résultats de l'expérience faite sur le chien peuvent s'expliquer en admettant que les liquides avaient contracté,
pendant la maladie du sieur X., des qualités délétères.

Dispositions des lois relatives à l'empoisonnement.

« Est qualifié empoisonnement tout attentat à la vie
» d'une personne par l'effet des substances qui peu-
» vent donner la mort plus ou moins promptement,
» de quelque manière que ces substances aient été em-
» ployées ou administrées, et quelles qu'en aient été les
» suites. » (Code pénal, art. 3o1.)

« Tout coupable d'assassinat, de parricide, d'infan-
« ticide et d'*empoisonnement* sera puni de mort. » (Art.
3o2 du code pénal.)

« Toute tentative de *crime* qui aura été manifestée
» par des actes extérieurs et suivie d'un commencement
» d'exécution, si elle n'a été suspendue ou n'a manqué
» son effet que par des circonstances fortuites ou in-
» dépendantes de la volonté de l'auteur, est considérée
» comme le *crime* même. » (Code pénal, art. 2.)

» Quiconque aura vendu ou débité des boissons fal-
« sifiées, contenant des mixtions nuisibles à la santé,
» sera puni d'un emprisonnement de six jours à deux
» ans et d'une amende de seize francs à cinq cents francs.
» Seront saisies et confisquées les boissons falsifiées,
» trouvées appartenir au vendeur ou débitant. » Code
(pénal, art. 3i8.)

TRENTE-TROISIÈME LEÇON.

Des Alimens considérés sous le rapport de la police médicale.

L'homme de l'art est quelquefois requis par le magistrat pour examiner certaines substances alimentaires qui paraissent avoir été altérées, et dont l'usage pourrait donner lieu à des accidens plus ou moins fâcheux. Il importe de fixer, pendant quelques instans, l'attention du lecteur sur cet objet, d'autant plus qu'il se rattache essentiellement à la matière dont nous avons parlé dans les leçons précédentes.

L'altération des substances alimentaires reconnaît des causes très-variées : tantôt elle est le résultat de l'action de l'air, de l'humidité ou des vases dans lesquels elles sont conservées; tantôt elle dépend d'une ou de plusieurs matières plus ou moins nuisibles que l'on a ajoutées dans le dessein de masquer leurs mauvaises qualités, ou de rendre leur débit plus lucratif. Nous ne nous occuperons ici que des altérations des substances alimentaires solides et liquides qui peuvent être découvertes par des moyens chimiques.

De la Farine de froment.

Il est indispensable, avant de parler des altérations que la farine peut éprouver, de faire connaître les substances qui entrent dans sa composition, ainsi que les moyens de les séparer et d'en déterminer les quantités.

La farine de froment *desséchée* est composée de fécule, de gluten, de sucre gommeux, d'albumine, de phosphate de chaux, et d'une certaine quantité de *son* que l'on trouve même dans la fleur de farine. Voici comment on peut en faire l'analyse : on commence par la priver de son humidité, en la faisant chauffer pendant 15 ou 20 minutes à la température de 35 à 40° dans une capsule de porcelaine ou de platine et en l'agitant continuellement avec un tube de verre : on connaît qu'elle est sèche lorsqu'elle ne se pelotonne plus et qu'elle n'adhère plus au tube. Elle perd dans cette expérience depuis 8 jusqu'à 16 pour cent de son poids. Ainsi desséchée, on la mêle avec la quantité d'eau nécessaire pour en faire une pâte ductile que l'on abandonne à elle-même pendant deux heures : alors on la place sur un tamis de crin assez serré, préalablement mouillé, et on la malaxe sous un filet d'eau ; ce liquide dissout l'albumine et le sucre gommeux, entraîne la fécule et le son, passe à travers le tamis, et doit être recueilli dans un vase qui est placé au-dessous ; il est laiteux. Le gluten reste entre les mains de l'opérateur ou sur le tamis (1) ; on reconnaît qu'il est pur lorsqu'il ne rend point laiteuse l'eau dans laquelle on le malaxe ; dans cet état on le comprime pour lui enlever l'humidité surabondante et on le pèse : il porte le nom de *gluten non desséché* ; en effet il con-

____

(1) Si la farine n'est pas de bonne qualité et que le gluten soit peu consistant, il y en a une partie qui passe à travers le tamis : plusieurs chimistes pensent que cela a lieu lors même que l'on agit sur la farine de première qualité, parce que, disent-ils, le liquide qui a passé à travers le tamis de crin, dépose une couche d'amidon d'un très-beau blanc sur laquelle on en voit une autre de couleur grise qui leur a paru être du gluten. Cette dernière couche nous semble formée par le son.

tient une très-grande quantité d'eau. Pour le dessécher on l'étend et on le laisse pendant 12 ou 15 jours
dans une étuve.

Le liquide qui a passé à travers le tamis de crin, et
qui tient en suspension la fécule et le son, est passé de
nouveau à travers un tamis de soie; le *son* reste sur le
tamis, la fécule passe avec le liquide; en abandonnant
celui-ci à lui-même, à une température de quelques
degrés au-dessus de zéro (1), il dépose au bout d'un
certain temps la fécule d'un blanc éclatant.

Le liquide, ainsi débarrassé de fécule et de son, est
demi transparent; on le filtre, puis on l'évapore; la
matière animale que nous avons dit être de l'albumine,
et que certains chimistes regardent comme du gluten
dissous, se coagule pendant l'évaporation; on la sépare au moyen du filtre et on continue à évaporer le
liquide jusqu'à ce qu'il ait la consistance de sirop; on
traite le produit sirupeux par l'alcohol, qui dissout le
sucre; le résidu est mis en contact avec l'eau distillée
froide, qui s'empare de la gomme; enfin il ne reste
plus qu'un mélange d'albumine coagulée et de phosphate de chaux.

On se rendra facilement raison de ce qui se passe
dans cette opération, en considérant la farine de froment comme essentiellement composée de gluten et
de fécule très-divisés; lorsqu'on ajoute de l'eau, celle-ci
est absorbée par le sucre gommeux et surtout par le
gluten, dont les parties, en se gonflant, se soudent et
forment une masse élastique, tandis que la fécule conserve son état grenu : il est donc évident que l'eau doit

_____

(1) Il pourrait fermenter si la température était de
25° à 30°

détacher les grains de fécule qui sont pour ainsi dire enchâssés dans le gluten, et dissoudre le sucre gommeux ainsi que l'albumine végétale.

Suivant M. Vauquelin, cent parties de fleur de farine desséchée absorbent (terme moyen) quarante-sept parties d'eau pour se transformer en une pâte ductile. Cent quarante-sept parties de cette pâte fournissent à l'analyse (d'après le même chimiste) quatre-vingt-dix parties de fécule, trente-quatre de gluten *non desséché* (composées de six de gluten desséché et de vingt-huit parties d'eau), dix-neuf parties d'eau combinée avec les autres principes de la farine, et trois à quatre parties de sucre gommeux. On peut juger jusqu'à un certain point de la quantité de gluten contenue dans une farine, par la quantité d'eau que cette farine absorbe; plus il y aura de gluten, plus la proportion d'eau absorbée sera considérable.

Il résulte de plusieurs analyses de fleur de farine de froment que nous avons faites, M. Barruel et moi, que cent parties de cette farine desséchée contiennent (terme moyen) vingt-huit parties de *gluten non desséché* et 5 ¼ de gluten desséché.

Altérations de la farine 1° *par l'humidité.* La farine attire rapidement l'humidité de l'air, se pelotonne et s'altère dans l'espace de quelques jours. Alors elle contient moins de gluten, et celui-ci est moins gluant.

2° *Par des insectes* tels que la *blatte*, le *charançon*, etc., qui attaquent la farine par parties et qui agissent en détruisant le gluten de ces parties. On peut aisément déterminer la présence de ces insectes ou de leurs larves, à l'œil nu ou armé d'une loupe.

3° *Par du sable* provenant des meules dont la friabilité était trop considérable. Il suffit de délayer cette farine dans l'eau froide pour que le sable se précipite au fond du vase avec tous les caractères propres à le faire reconnaître.

4° *Par du plâtre* (sulfate de chaux) qui a été moulu aux mêmes meules que la farine ou que l'on a mêlé à dessein. On reconnaît cette altération en faisant bouillir pendant deux ou trois minutes, dans une livre d'eau distillée, environ deux onces de farine; celle - ci est délayée par l'eau, tandis que le sulfate de chaux se précipite; on décante, puis on fait bouillir le précipité dans une quantité d'eau distillée suffisante pour le dissoudre; la dissolution filtrée fournit avec l'eau de baryte un précipité blanc de sulfate de baryte, insoluble dans l'eau et dans l'acide nitrique, et par l'oxalate d'ammoniaque un précipité blanc d'oxalate de chaux, soluble dans l'acide nitrique et donnant de la chaux vive lorsqu'on le décompose dans un creuset à une chaleur rouge. Si la quantité de plâtre était trop peu considérable pour pouvoir être décelée par le procédé que nous indiquons, il faudrait calciner la farine dans un creuset, pendant une demi-heure, pour la décomposer et la transformer en charbon : celui-ci ferait passer le sulfate de chaux à l'état de sulfure que l'on reconnaîtrait au moyen de l'acide nitrique : en effet cet acide dégagerait sur-le-champ du gaz *acide hydrosulfurique*, et dissoudrait la chaux; le nitrate résultant étant filtré, donnerait un précipité d'oxalate de chaux par l'addition de l'oxalate d'ammoniaque.

5° *Par le carbonate de chaux* (craie) qui peut avoir été mêlé à dessein. On parvient à découvrir cette fraude en délayant la farine dans l'eau bouillante ; le carbonate de chaux se précipite ; on décante pour l'obtenir à l'état pulvérulent. Il est solide et insipide ; il se dissout *avec effervescence* dans l'acide nitrique affaibli ; le nitrate résultant donne, par l'oxalate d'ammoniaque, un précipité blanc d'oxalate de chaux soluble dans l'acide nitrique, et laissant pour résidu de la chaux vive, lorsqu'on le calcine dans un creuset.

6° *Par la céruse* (sous-carbonate de plomb). On délaye la farine dans l'eau bouillante, et l'on obtient la céruse à l'état pulvérulent ; elle est solide, blanche, insipide et soluble avec *effervescence* dans l'acide nitrique : le nitrate résultant précipite en blanc par les alcalis et par les acides sulfurique et hydrochlorique, en jaune par le chromate de potasse, et en noir par les hydrosulfates.

7° *Par le blanc de fard* (sous-nitrate de bismuth). On traite la farine par l'eau bouillante pour en séparer le blanc de fard, comme nous venons de le dire en parlant de la céruse : le sous-nitrate de bismuth peut être reconnu aux caractères indiqués § 80 *B*.

8° *Par le sous-carbonate de potasse*, dans le dessein de favoriser l'élévation de la pâte et la cuisson du pain. On agite pendant quelques minutes la farine avec de l'eau distillée à la température ordinaire : au bout de vingt-quatre heures on décante le liquide qui surnage, et on voit qu'il verdit le sirop de violettes, qu'il fait effervescence avec les acides, et qu'il précipite en jaune-serin l'hydrochlorate de platine, s'il contient du sous-carbonate de potasse ; d'ailleurs la farine ainsi frelatée offre une saveur alcaline. On agirait de la même manière pour y découvrir la présence des *cendres* qui fournissent, étant traitées par l'eau froide, une dissolution contenant beaucoup de sous-carbonate de potasse.

9° *Par l'alun*, afin de rendre le pain plus blanc : On mêle une partie de farine avec six parties d'eau distillée ; on agite de temps à autre ; au bout de vingt-quatre heures on filtre, et on voit que la liqueur a une saveur légèrement astringente ; elle précipite en blanc par l'ammoniaque, le sous-carbonate de potasse et l'hydrochlorate de baryte ; le précipité fourni par ce dernier réactif est du sulfate de baryte insoluble dans l'eau et dans l'acide nitrique. Si l'on évapore la liqueur dont il s'agit, on obtient l'alun crystallisé.

Dans le cas où l'on ajoute de la poudre de jalap pour que la farine frelatée par l'alun ne détermine pas la constipation, on traite la farine par l'alcohol à 36°, et on agite de temps à autre : au bout de trente à trente-six heures, on décante l'alcohol, qui a dissous la partie résineuse du jalap, et qui n'a point touché à l'alun ; on filtre, le liquide est jaunâtre et précipite en blanc par l'eau ; lorsqu'on l'évapore il jaunit, et finit par donner la résine de jalap, d'une couleur jaune et d'une saveur amère. On démontre la présence de l'alun dans cette farine au moyen de l'eau distillee, comme nous venons de le dire. (*Voy.* 9°.)

10° *Par la farine de haricot et de vesce.* On trouve à l'article *comestible* du Dictionnaire des Sciences médicales, « que 8 parties de farine de vesce suffisent, d'après Galvani, pour détruire la partie glutineuse, ou du moins pour enlever au gluten contenu

dans 20 parties de farine de froment sa propriété
élastique ; qu'il suffit pour cela de transformer ce mélange en une pâte molle , et de pétrir celle-ci pendant
un quart d'heure ; que c'est à la dose d'un vingtième
seulement que la farine de vesce dévient inactive ; que
la farine de haricot blanc jouit de la même propriété,
mais à un plus haut degré ; enfin, qu'il suffit de faire
digérer deux drachmes de gluten frais, avec une drachme de farine de haricot, délayée auparavant dans
une once d'eau, pour qu'au bout de quelques heures
la moitié du gluten soit divisée, et passe aisément
avec le liquide par le tamis ». Ces résultats nous ont
paru assez intéressans pour mériter d'être confirmés
par l'expérience. Voici ce que nous avons observé,
M. Barruel et moi :

A. On a pétri pendant un quart d'heure une pâte
molle faite avec 20 parties de fleur de farine de
froment, et 8 parties de farine de vesce de seconde
tamisation, c'est-à-dire contenant beaucoup de son.
Cette pâte avait une couleur grisâtre et était parsemée
de petits points noirs ; elle n'adhérait point aux mains ;
sa ténacité était moins considérable que celle de la pâte
de froment ; elle exhalait une odeur assez forte ayant
de l'analogie avec l'odeur de pois (caractères pouvant
servir à reconnaître la fraude). On en a obtenu *facile-*
ment autant de gluten qu'en aurait fourni la farine de
froment seule.

B. La même expérience a été répétée avec 20 parties de fleur de farine de froment et 8 parties de farine de vesce de première tamisation : *la pâte, sans*
mélange de points noirs, était moins colorée que la pré-

cédente, et offrait la même odeur. Traitée par un filet d'eau, comme *Galvani* l'avait annoncé, elle n'a point fourni de gluten. Désirant savoir si le gluten avait été détruit ou simplement divisé par la farine de vesce, on a fait l'analyse de la matière solide qui avait passé à travers le tamis : après l'avoir séparée du liquide qui la surnageait, on l'a traitée à froid par un excès d'acide hydrochlorique affaibli, qui jouit de la propriété de dissoudre la fécule sans toucher au gluten, et en effet il est resté une matière en tout semblable au gluten ; *celui-ci n'avait donc éprouvé qu'un grand degré de division.* Pour s'assurer encore davantage qu'il en était ainsi, on a mélé 20 parties de fleur de farine de froment avec 8 parties de *sous-carbonate de magnésie très-finement pulvérisé*, et dans une autre expérience, avec 20 parties de craie réduite en poudre fine; les pâtes, ayant été pétries pendant un quart d'heure, *n'ont point laissé de gluten entre les mains* lorsqu'on les a malaxées sous un filet d'eau.

Il était important de savoir quelle était l'influence de la division de la matière glutineuse sur la *panification :* on a fait du pain avec un mélange de 20 parties de fleur de farine de froment et de huit parties de farine de vesce de première tamisation : le pain était grisâtre, doué d'une odeur et d'une saveur désagréables, et beaucoup plus compact que le pain de froment; il est évident que le gaz acide carbonique formé pendant la fermentation panaire avait à peine dilaté les cellules du *gluten trop divisé.*

C. On a laissé pendant 24 heures, à la température de 25°, un mélange de deux drachmes de gluten frais, et d'une drachme de farine de vesce délayée auparavant dans une once d'eau ; le gluten n'a subi aucune altération : il en a été de même après avoir fait chauffer ce mélange, pendant plusieurs heures, à la température de 70° à 80°.

D. On a pétri pendant un quart d'heure une pâte préparée avec 20 parties de fleur de farine de froment et 8 parties de farine de haricot. *Cette pâte était d'un blanc légèrement jaunâtre; sa ténacité était plus grande que celle de la pâte de froment; elle avait une odeur trèssensible d'herbe fraîche écrasée* (caractères propres à faire connaître la fraude). On l'a malaxée sous un filet d'eau; il n'est pas resté un atome de gluten entre les mains ; mais on s'est assuré, au moyen de l'acide hydrochlorique affaibli, que la matière glutineuse n'avait pas été détruite, elle avait seulement éprouvé un assez grand degré de division pour passer à travers le tamis. (*Voy*. pag. 453 *B.*). Le pain fait avec cette pâte était aussi bon que celui de froment pur, excepté qu'il était plus mat.

E. Deux drachmes de gluten frais ont été laissées pendant 24 heures, à la température de 25°, dans un mélange d'une once d'eau et d'une drachme de farine de haricot; le gluten a conservé toutes ses propriétés et n'a point perdu de son poids; il en a été de même après avoir fait chauffer le mélange, pendant huit heures, à la température de 80°. Ce résultat est tout-à-fait opposé à celui qu'avait obtenu Galvani.

On peut conclure de ce qui précède, 1° que la fleur de farine de froment, contenant un tiers de son poids de farine de haricot, fournit du pain mat dont on peut cependant faire usage sans inconvénient; 2° que la même farine, mêlée avec le tiers de son poids de farine de vesce de première tamisation, donne du pain mat, d'une odeur et d'une saveur assez désagréables pour qu'on ne puisse pas l'employer dans l'économie domestique; 3° que dans aucun de ces cas le gluten de la farine de froment n'est détruit, mais qu'il est simplement très-divisé.

Du Pain.

L'altération des farines par une des causes que nous avons énumérées entraîne nécessairement celle du pain. Les farines sont-elles humides ou rongées par des insectes, le pain qu'elles fourniront contiendra moins de matière glutineuse. Si elles ont été mêlées avec du sable, des substances salines solubles ou insolubles, etc., le pain renfermera ces substances, et il pourra même se faire que le gluten qui entre dans sa composition ait éprouvé un très-grand degré de division par le mélange des farines avec des matières finement pulvérisées. (*Voy*. pag. 453 *B*.) Nous allons nous occuper de ce dernier genre d'altération.

Pain altéré par du sable, du plâtre, du carbonate de chaux, de la céruse, du blanc de fard, du sous-carbonate de potasse, des cendres ou de *l'alun.* La température à laquelle il faut soumettre la pâte pour cuire le pain n'étant pas assez élevée pour décomposer les substances dont nous parlons, il est évident qu'on doit les retrouver dans le pain. On commencera donc par faire macérer, pendant vingt-quatre heures, la mie de pain coupée par tranches, dans une suffisante quantité d'eau distillée qui dissoudra le sulfate de chaux, le sous-carbonate de potasse, les sels solubles des cendres et l'alun : on filtrera la dissolution, et on l'essayera par les réactifs dont nous avons parlé en faisant l'histoire des farines frelatées par ces substances salines. (*Voy.* pag. 449 et suiv.)

Le sable, le carbonate de chaux, la céruse et le blanc de fard, étant insolubles dans l'eau, se sépareront de la mie de pain et se précipiteront au fond du vase ; on décantera l'eau tenant la mie de pain en suspension. Le *sable* sera facilement reconnu à ses propriétés physiques. Quelques gouttes d'acide nitrique affaibli serviront à distinguer le carbonate de chaux, la céruse et le blanc de fard, comme nous l'avons établi en parlant des farines. (*Voy.* pag. 45o.)

Si le pain était altéré par la farine de *vesce*, on le reconnaîtrait aux caractères indiqués pag. 452.

Pain contenant un sel soluble de plomb ou de cuivre. Lorsqu'on se sert, pour faire le pain, d'un levain trop acide qui a été conservé dans des vases de cuivre ou de plomb, ces métaux peuvent être oxydés et dissous par l'acide : le *pain* dans ce cas doit être mêlé avec trois fois son poids d'un mélange d'eau et de vinaigre distillé ; on filtre la dissolution au bout d'une heure, et on l'examine par les réactifs propres à déceler la présence des acétates de cuivre et de plomb. (*Voy.* § 63 et 83.)

Pain ergoté. (*Voy.* § 190.)

Du Sel commun (Hydrochlorate de soude).

Altérations du sel, 1° *par une trop grande quantité*

de sels déliquescens , tels que les hydrochlorates de magnésie et de chaux. Dans ce cas le sel attire rapidement l'humidité de l'air ; sa dissolution aqueuse précipite en blanc par la potasse, l'ammoniaque, les sous-
carbonates de ces bases, et l'oxalate d'ammoniaque,
tandis que le sel de cuisine pur n'est point troublé
pas ces réactifs.

2° *Par du sulfate de chaux.* En traitant le sel par
une petite quantité d'eau froide, le sulfate de chaux
n'est point dissous, et peut être reconnu comme il a
été dit pag. 449. Si par hasard il faisait partie de la
dissolution , celle-ci précipiterait en blanc par l'oxalate
d'ammoniaque et par l'hydrochlorate de baryte : le
premier de ces précipités se dissoudrait dans l'acide
nitrique ; l'autre serait insoluble dans cet acide.

3° *Par du sulfate de soude.* Dans ce cas le sel gris
peut s'effleurir à l'air ; sa dissolution précipite en blanc
l'hydrochlorate de baryte ; enfin si on la fait évaporer,
le sulfate de soude crystallise le premier lorsqu'on
abandonne à elle - même la liqueur moyennement
concentrée.

4° *Par de l'oxyde de fer.* La dissolution saline est
légèrement colorée et précipite en noir par la noix de
galle et en bleu par le prussiate de potasse.

5° *Par de l'oxyde de cuivre.* Le sel peut être d'une
couleur verdâtre ; sa dissolution précipite en brun
marron par le prussiate de potassse, en noir par les
hydrosulfates, et bleuit par l'addition de l'ammoniaque.

6° *Par l'oxyde de plomb* , ce qui tient à la nature
des vases dans lesquels on a fait évaporer le sel. La
dissolution aqueuse précipite en blanc par l'acide

sulfurique, en jaune par le chromate de potasse et en noir par les hydrosulfates solubles.

Du Chocolat.

Le chocolat de première qualité est préparé avec du cacao, du sucre et de la cannelle ; quelquefois on ajoute aussi de la vanille et du girofle. Celui que l'on débite dans le commerce est souvent altéré par de la fécule. Le bon chocolat ne doit présenter dans sa cassure rien de graveleux ; il doit se dissoudre aisément dans la bouche, et produire un sentiment de fraîcheur ; lorsqu'on le fait fondre dans l'eau ou dans le lait, il ne doit communiquer à ces liquides qu'une consistance médiocre. (Parmentier.)

Altérations du chocolat, 1° *par la farine*, et surtout par celle de pois et de lentilles, qui se lient mieux que les autres espèces. Le chocolat contient une matière farineuse, dit Parmentier, toutes les fois qu'il répand dans la bouche un goût pâteux ; qu'en le préparant il exhale au premier bouillon une odeur de colle, et qu'après son entier refroidissement il se convertit en une espèce de gelée. Ces caractères sont assurément de nature à devoir être pris en considération lorsqu'il s'agit de prononcer sur la fraude dont nous parlons, mais ils nous paraissent insuffisans. Voici le procédé qu'il faut mettre en usage pour découvrir les plus petites quantités de ces farines. On fait bouillir pendant 8 à 10 minutes une partie de chocolat avec 6 à 7 parties d'eau distillée, afin de dissoudre la fécule faisant partie de la farine ; on décolore le liquide à l'aide d'une suffisante quantité de chlore concentré ;

il se forme un précipité jaunâtre ; on le laisse reposer et on filtre ; la liqueur ainsi clarifiée est d'une couleur jaunâtre et contient la fécule ; elle devient d'un très-beau *bleu* par l'addition d'une ou de deux gouttes de *teinture alcoholique d'iode* (iode dissous dans l'alcohol). Le chocolat sans mélange de farine, traité de la même manière, fournit un liquide jaunâtre qui passe au brun par l'addition de la teinture d'iode.

2° *Par l'amidon* : tout ce que nous venons de dire à l'occasion du chocolat frelaté par la farine, s'applique à celui qui contient de l'amidon.

3° *Par du cacao âcre, amer, nouvellement récolté, trop grillé ou avarié :* le chocolat offre alors une saveur amère, marinée ou de moisi.

4° *Par de l'huile ou des graisses animales,* que l'on ajoute dans le dessein de remplacer le beurre dont on a privé le cacao. Le chocolat exhale dans ce cas une odeur de fromage (Parmentier).

S'il y avait lieu de soupçonner que des *poisons minéraux* eussent été mêlés avec du chocolat, on devrait décolorer celui-ci au moyen du chlore concentré, laisser reposer le précipité qui se formerait, filtrer et concentrer le liquide en l'évaporant dans une capsule ; on l'examinerait ensuite par les réactifs dont nous avons parlé en faisant l'histoire de chacun des poisons ; en effet la matière colorante du chocolat s'oppose seule à ce que les menstrues agissent sur les substances vénéneuses qu'il tient en dissolution, comme ils le feraient si elles étaient dissoutes dans un liquide incolore ; il s'agit donc tout simplement de la détruire.

Mais si le poison dissous dans le chocolat avait été

décomposé par lui, et transformé en un produit insoluble, ou qu'il fût du petit nombre de ceux que le chlore
précipite (1), on ne devrait plus le chercher dans la liqueur ; il faudrait alors agir sur le précipité que nous
avons dit se former quand on décolore le chocolat par le
chlore.

Du Café.

Le café est souvent altéré par la racine de *chicorée
sauvage torréfiée ;* cette fraude est même tolérée par le
gouvernement qui permet le débit d'un pareil mélange.
Voici les caractères propres à distinguer la poudre de
café d'une poudre composée de café et de la quantité
de chicorée avec laquelle il est mêlé dans le commerce. La poudre de café est composée de particules
beaucoup plus dures que l'autre, ce qu'il est aisé
de voir en les triturant comparativement, pendant
quelque temps, entre le pouce et l'index ; lorsque
ces doigts ont été mouillés, et que la compression a été
assez forte, le mélange de café et de chicorée ne tarde
pas à s'agglomérer et à former un petit ovale, tandis
que le café reste toujours à l'état pulvérulent. La saveur
du café pur est amère ; celle du café chicorée est amère
et légèrement acidule.

Café à l'eau mêlé à dessein ou accidentellement
avec des poisons minéraux. On détermine aisément la
présence des poisons minéraux qui sont tenus en dissolution par le café, en décolorant celui-ci à l'aide du
chlore concentré, en laissant déposer le précipité qui se
forme, en filtrant la liqueur, en la concentrant par l'éva-

____

(1) Comme l'émétique et le nitrate d'argent.

poration si on la juge trop étendue, et en la mettant en contact avec les réactifs susceptibles de déceler les poisons. (*Voy*. mon Mémoire sur un nouveau procédé propre à faire découvrir les poisons. *Nouveau Journal de Médecine*, juillet 1820).

Si les substances vénéneuses ont été décomposées par le café ou par le chlore, et transformées en une matière insoluble (*voyez* chocolat, pag. 460), on agit sur les précipités comme nous l'avons dit en parlant de ces substances en particulier.

Café au lait et Eau de Javelle. Lorsque nous fîmes imprimer l'article *Eau de Javelle* à la page 34 de cet ouvrage, nous étions loin de prévoir que nous serions incessamment requis par l'autorité pour décider si ce liquide avait été mêlé à du café au lait avec lequel on avait le dessein d'empoisonner un individu ; en effet l'eau de javelle n'est pas un poison énergique, surtout lorsqu'elle se trouve étendue dans une grande quantité de véhicule. Quoi qu'il en soit, le cas dont il s'agit peut se présenter de nouveau, et nous croyons devoir faire connaître les moyens qui peuvent servir à l'éclairer.

L'eau de javelle est composée de chlore et de potasse ; il faut donc s'attacher à démontrer la présence de ces deux corps dans le café au lait. On devra soigneusement rechercher si la liqueur n'exhale pas une odeur de *chlore*, et si elle n'offre point une saveur *alcaline*. On procédera ensuite à la découverte de l'alcali : pour cela on laissera pendant vingt ou vingt-cinq minutes, dans le liquide suspect, un papier de tournesol *rougi* par un acide ; l'expérience prouve que le

papier est *bleui* dans un mélange d'une partie d'eau
de javelle et de vingt parties de café au lait : quel que
soit le résultat obtenu dans cette expérience, on traitera une *partie* de la liqueur par six où sept fois son
volume d'alcohol à 36°; on agitera; le lait et le café
seront caillés au bout de quelque temps; on filtrera,
et on obtiendra un liquide alcoholique jaunâtre, qui
rétablira la couleur *bleue* du papier de tournesol
rougi par un acide, et qui fournira, par l'hydrochlorate de platine, un précipité jaune-serin assez abondant; ces caractères seront encore plus sensibles si on
concentre le liquide en dégageant une partie de l'alcohol par l'évaporation. Or le café au lait sans addition d'eau de javelle, et caillé par l'alcohol, donne
un liquide qui *n'agit point sur le papier de tournesol;*
à la vérité il précipite *légèrement* l'hydrochlorate de
platine, en raison des sels à base de potasse qui font
partie du sérum du lait; mais ce précipité est beaucoup moins abondant que celui qui est fourni par le
café avec addition d'eau de javelle; donc il sera permis de conclure qu'il y a de la *potasse* libre dans la
liqueur dont il s'agit, parce qu'elle est alcaline, qu'elle
précipite abondamment l'hydrochlorate de platine, et
qu'elle ne contient point d'ammoniaque.

Pour démontrer la présence du chlore dans le café
au lait, on fera chauffer l'autre *partie* avec une lame
d'argent pur et exempt de cuivre, et l'on ne tardera
pas à s'apercevoir que le métal sera bruni ou noirci; en
effet il se formera du chlorure d'argent noir; on lavera
la lame avec de l'eau distillée, puis on la traitera par
l'ammoniaque liquide qui dissoudra le chlorure d'ar-

gent; la lame reprendra le brillant métallique : on saturera la dissolution ammoniacale par de l'acide nitrique pur qui s'emparera de l'alcali, et laissera précipiter du chlorure d'argent blanc dont les caractères ont été exposés § 12. Or ce chlorure ne peut avoir été formé qu'aux dépens du *chlore libre* contenu dans le café au lait, les hydrochlorates qui entrent dans la composition du sérum, n'étant point décomposés par la lame d'argent.

Si, par une raison quelconque, l'expert n'obtenait point des résultats propres à démontrer la présence du chlore dans la liqueur dont il s'agit, il s'attacherait particulièrement à découvrir la potasse à laquelle l'eau de javelle doit ses propriétés vénéneuses.

Du fromage.

Le fromage peut avoir séjourné dans des vaisseaux de cuivre, de laiton ou de plomb, et contenir des oxydes de ces métaux. S'il ne renferme qu'un atome d'*oxyde de cuivre*, il est à peine coloré; l'ammoniaque et le prussiate de potasse ne changent point de couleur, même lorsqu'ils ont été agités pendant quelques minutes avec lui : mais si on abandonne ce mélange à lui-même, on observe au bout de vingt-quatre heures que l'ammoniaque offre une *couleur bleue*, et que le prusssiate de potasse a déterminé un précipité brun *marron*, caractères qui suffisent pour affirmer qu'il y a de l'oxyde de cuivre. Dans le cas où cet oxyde serait plus abondant, le fromage pourrait offrir une teinte jaunâtre, verdâtre ou bleuâtre, et les réactifs dont nous parlons démontreraient sur-le-champ la présence du métal.

Le fromage contenant de *l'oxyde de plomb hydraté* présente la même couleur que le fromage ordinaire ; mais lorsqu'après l'avoir divisé on l'agite pendant quelques minutes avec l'hydrosulfate de potasse, il brunit et finit par noircir ; traité de la même manière par le chromate de potasse dissous dans l'eau, il fournit un précipité jaune de chromate de plomb. Si la quantité d'oxyde n'était pas assez considérable pour pouvoir être décelée par ces moyens, il faudrait calciner le fromage dans un creuset pendant une demi-heure à une chaleur rouge, afin d'obtenir le plomb métallique, dont nous avons fait connaître les caractères page 152.

Il arrive quelquefois que pour augmenter le poids du fromage on le mêle avec de la farine, avec des pommes de terre cuites, des fécules, etc. Cette fraude peut être aisément reconnue en triturant dans un mortier un mélange de fromage, d'eau et d'*iode*, ce dernier corps jouissant de la propriété de former avec l'amidon un composé d'un très-beau bleu, à moins que la proportion de farine, de fécule, etc., ne soit très-faible. Le fromage sans addition de fécule, trituré avec de l'iode et de l'eau, acquiert une couleur de tabac d'Espagne.

Du Beurre et de l'Huile.

Altérations du beurre, 1° par des pommes de terre pour augmenter son poids. On connaît cette fraude en mettant le beurre dans un petit tube de verre, et en le faisant fondre au bain-marie à la température de 60 à 66° ; il vient à la surface, tandis que le sérum *liquide* et les flocons de caséum faisant partie du beurre, ainsi que les pommes de terre, occupent

le fond du tube ; on verse de l'ammoniaque qui dissout rapidement les flocons de caséum , surtout si on
continue à chauffer le mélange ; la pomme de terre
reste sous forme d'une masse ou de grumeaux. Le
beurre non mélangé de pommes de terre fournit des
flocons de caséum lorsqu'on le fait fondre au bain-
marie , mais ces flocons disparaissent entièrement
lorsqu'on les traite par l'ammoniaque. Nous croyons
devoir encore ajouter que le beurre mêlé avec de la
pomme de terre devient bleu quand on le triture dans
un mortier avec une petite quantité d'eau et d'iode ,
tandis qu'il passe au jaune-orangé lorsqu'il ne contient
point de fécule , et qu'on le traite de la même manière.

2° *Par du suif*. La saveur que le beurre acquiert
suffit pour découvrir cette altération.

3° *Par de la craie*, *du sable*, *etc.* On fait fondre le
beurre dans dix ou douze parties d'eau ; il vient à la
surface, tandis que les matières dont nous parlons se
précipitent, et peuvent être reconnues comme nous
l'avons dit page 449.

4° *Par des oxydes de cuivre et de plomb*. On agit
comme pour le fromage. (*Voy.* page 463.)

5° *Par une trop grande quantité de sel commun*. La saveur suffit pour faire découvrir cet excès d'hydrochlorate
de soude, dont la quantité, du reste, peut être rigoureusement appréciée en faisant bouillir le beurre avec
de l'eau distillée, en le laissant figer et en évaporant
le liquide jusqu'à siccité , après l'avoir filtré.

L'*huile* contient quelquefois des oxydes de cuivre ou
de plomb dont on détermine la présence comme nous
l'avons dit en parlant du fromage. (*Voy.* page 463.)

Du Lait.

Le lait peut être altéré, 1° *par une trop grande quantité d'eau* : il offre alors une teinte bleuâtre et une saveur aqueuse. La chimie ne possède aucun moyen de découvrir cette fraude, et l'on ne peut tirer aucun parti du *galactomètre* dit de Cadet de Vaux, la quantité d'eau naturellement contenue dans le lait pouvant varier à l'infini, suivant une multitude de circonstances.

2° *Par de la farine ou de l'amidon :* on fait quelquefois bouillir le lait avec l'une ou l'autre de ces substances pour l'épaissir et lui donner un aspect plus agréable et plus gras. On reconnaît aisément cette fraude en triturant le lait avec un peu d'iode qui lui communique sur-le-champ une *couleur bleue*, tandis que le lait pur acquiert la couleur du tabac d'Espagne lorsqu'il est trituré avec ce corps. Si le mélange d'amidon et de lait avait été fait à froid, on observerait les nuances suivantes en le triturant avec l'iode. Lait et très-peu d'amidon : couleur *jaune clair*. Lait et un peu plus d'amidon : couleur *jaune de moutarde*. Lait et un peu plus d'amidon : couleur *bleue verdâtre*. Lait et une assez grande quantité d'amidon : couleur *bleue lilas*.

3° *Par l'oxyde de zinc* dans le dessein de l'épaissir : nous nous sommes assuré que l'on pouvait mêler au lait une assez grande quantité d'oxyde de zinc pour le rendre nuisible. On découvre cette fraude en y versant quelques gouttes d'acide sulfurique concentré qui le caille sur-le-champ; on filtre la liqueur, et on voit qu'elle a une saveur métallique, et qu'elle précipite en blanc par les alcalis et par les hydrosulfates; lorsqu'on la fait évaporer jusqu'à siccité, et qu'on calcine le produit avec de la potasse et du charbon, on obtient du zinc métallique. (*Voy.* § 82.)

4° *Par du sous-carbonate de potasse*, dans le but de s'opposer à la coagulation du lait. La saveur de celui-ci est alors alcaline ; il rétablit la couleur bleue du papier de tournesol rougi par un acide ; il fait effervescence avec les acides minéraux ou végétaux.

5° Par les vaisseaux de cuivre, d'étain et de plomb, dans lesquels il a été conservé. (*Voyez* § 48, 63 et 83.)

TRENTE-QUATRIÈME LEÇON.

De l'Eau.

L'eau dont on fait habituellement usage comme boisson est loin de présenter toujours les mêmes avantages : celle qui doit être préférée contient de l'air et une petite proportion de sulfates, d'hydrochlorates ou de carbonates ; elle est fraîche, vive, limpide et inodore ; on s'assure qu'elle est aérée en élevant un peu sa température, puisqu'on voit aussitôt l'air se dégager sous forme de bulles ; elle se trouble à peine par le nitrate d'argent et par l'hydrochlorate de baryte dissous, parce qu'elle ne renferme que très-peu d'hydrochlorates, de carbonates et de sulfates ; l'oxalate d'ammoniaque n'y fait point naître un précipité abondant, ce qui arriverait si elle contenait une assez forte proportion de sels calcaires ; le chlore et l'infusion alcoholique de noix de galle ne la précipitent pas sensiblement, tandis que le contraire aurait lieu si elle renfermait beaucoup de matière animale ; elle cuit bien les légumes et dissout le savon sans former des grumeaux. Il devient inutile de constater ces deux caractères, lorsqu'on a été à même de faire usage des réactifs dont nous venons de parler, car ils ne tendent qu'à démontrer d'une manière grossière que l'eau contient une grande quantité d'un sel à base de chaux.

Eau distillée. L'eau distillée est lourde parce qu'elle est privée d'air et des sels qui se trouvent dans l'eau que nous avons dit devoir être préférée. On la reconnaîtra à sa transparence, à son défaut d'odeur et de saveur, et surtout à ce qu'elle ne se trouble *point* lorsqu'on la met en contact avec le nitrate d'argent, l'hydrochlorate de baryte, l'oxalate d'ammoniaque et le chlore.

Eau trouble. L'eau que nous avons dit être la meilleure peut quelquefois devenir tellement bourbeuse qu'au premier abord on pourrait la croire nuisible : il suffit de la laisser reposer pendant quelque temps, et mieux encore de la filtrer à travers des couches de sable fin, de mousse, d'éponges, etc., pour la débarrasser des matières terreuses qu'elle tient en suspension et la rendre transparente.

Eau dure. On désigne sous ce nom l'eau de puits, qui contient une assez grande quantité de sulfate de chaux et celles qui renferment beaucoup de carbonate calcaire; on les emploie journellement dans les pays où il est impossible de s'en procurer de meilleure, mais leur usage peut être quelquefois suivi d'un dérangement dans les fonctions digestives. *L'eau de puits* précipite abondamment par l'hydrochlorate de baryte et par l'oxalate d'ammoniaque; elle cuit mal les légumes et transforme le savon en grumeaux, ce qui prouve qu'elle contient beaucoup de sulfate de chaux. L'*eau* qui renferme une assez forte proportion de *carbonate de chaux* est acidule, ce carbonate étant tenu en dissolution par un excès d'acide carbonique ; elle rougit faiblement l'eau de tournesol, et se trouble lorsqu'on la chauffe à une température inférieure à celle qui la ferait bouillir, parce qu'on dégage alors l'acide carbonique ; elle précipite abondamment par l'eau de chaux et par l'oxalate d'ammoniaque ; enfin elle est impropre à la cuisson des légumes et à la dissolution du savon.

Eau contenant du gaz acide carbonique et ne renfermant aucun carbonate insoluble. Elle a une saveur aigrelette, rougit sensiblement l'eau de tournesol et précipite l'eau de chaux en blanc : elle perd toutes ces propriétés en la faisant bouillir pendant quelques minutes, mais elle ne se trouble point.

Eau imprégnée de plomb. (*Voy.* § 91.)

Nous nous abstiendrons de parler des eaux corrompues, dont on connaît aisément les mauvaises qualités à l'odeur qu'elles exhalent. Il n'entre pas non plus dans le plan de cet ouvrage de traiter des eaux minérales, salines, sulfureuses, et ferrugineuses, que l'on doit considérer plutôt comme des médicamens que comme des boissons habituelles. (*Voyez* nos Élémens de Chimie médicale, tom. II, 2ᵉ édition.)

Du Vin.

Le vin peut être altéré, 1° *par l'eau*. Si la quantité d'eau contenue dans le vin était toujours la même,

on parviendrait aisément à reconnaître s'il a été frelaté par l'eau ; il s'agirait tout simplement de déterminer combien une quantité quelconque de vin fournirait d'alcohol à un degré déterminé de l'aréomètre ;
mais il n'en est pas ainsi ; la proportion d'alcohol varie
considérablement suivant l'espèce de vin, et dans la
même espèce de vin suivant que l'année a été plus ou
moins favorable, etc. La chimie n'offre donc aucun
moyen de parvenir à la solution de ce problème, et le
dégustateur ne peut être guidé que par la saveur plus
ou moins aqueuse du vin.

2° *Par la potasse*, dans le dessein d'arrêter la fermentation et de saturer l'acide acétique que le vin contient
en excès ; dans ce cas le vin renfermera de l'acétate de
potasse. On fait évaporer le vin jusqu'en consistance
syrupeuse, puis on l'agite pendant quelques minutes
avec une petite quantité d'*alcohol* à 35° de l'aréomètre ;
on chauffe légèrement ; l'alcohol dissout tout l'acétate
de potasse ; on filtre ; le liquide alcoholique, d'un jaune
rougeâtre, est partagé en deux parties ; une d'elles est
traitée par l'hydrochlorate de platine qui y fait naître un
précipité *jaune-serin* (preuve de l'existence de la *potasse*) ;
l'autre partie est évaporée jusqu'à siccité, et le produit
est mis en contact avec l'acide sulfurique concentré,
qui en dégage des vapeurs d'acide *acétique* reconnaissable à son odeur. Mais, dira-t-on, le vin sans addition
de potasse se comporte de la même manière lorsqu'a-
près l'avoir évaporé on le traite par l'alcohol, l'hydrochlorate de platine et l'acide sulfurique, parce qu'il
renferme toujours de l'acétate de potasse : cela est
vrai, mais la quantité d'acétate contenue naturellement

dans le vin est tellement faible, que l'hydrochlorate de platine précipite à peine sa dissolution alcoholique , et que l'acide sulfurique n'en dégage que très-peu de vapeurs d'acide acétique.

3° *Par la chaux ou par la craie*, que l'on substitue quelquefois à la potasse pour remplir le même but. On évapore le vin jusqu'en consistance de sirop : on traite celui-ci par de l'alcohol à 46° ; la dissolution alcoholique contient l'acétate de chaux formé aux dépens de l'acide du vin et de la chaux ajoutée ; elle précipite abondamment en blanc par l'oxalate d'ammoniaque, et le précipité fournit de la chaux vive lorsqu'on le calcine dans un creuset. Le vin sans addition de chaux ou de craie, évaporé jusqu'en consistance de sirop et traité par l'alcohol à 46°, fournit une dissolution qui n'est point troublée par l'oxalate d'ammoniaque.

4° Par *l'alun*, par la *litharge*, la *céruse* ou quelques autres préparations de *plomb*, par les *oxydes de cuivre* et par *l'oxyde d'arsenic* ; plusieurs de ces substances peuvent avoir été ajoutées à dessein, pour exalter la couleur des vins et leur communiquer une saveur astringente ou douceâtre : quelques-unes d'entre elles s'y trouvent accidentellement. Voici le procédé qu'il faut mettre en usage pour démontrer leur existence : si le vin est rouge, on le mêle avec une suffisante quantité de *chlore* liquide pour le décolorer : on laisse déposer un précipité jaune-rougeâtre qui se forme, puis on filtre ; la liqueur filtrée est évaporée et concentrée dans une capsule de porcelaine ou de platine ; lorsqu'elle est réduite au tiers de son volume, on la filtre de nouveau pour la débarrasser d'un pré-

cipité rougeâtre qui s'est formé pendant l'évaporation, et on la traite par les réactifs propres à déceler les
dissolutions aqueuses d'alun, de plomb, de cuivre et
d'arsenic. Elle contiendra de l'*alun* si elle offre une saveur
astringente, et si elle précipite, 1° en blanc par l'ammoniaque et par la potasse; ce dernier alcali doit redissoudre le précipité; 2° en blanc par le sous-carbonate
de potasse ou de soude; 3° en *blanc* par le nitrate ou
l'hydrochlorate de baryte; le précipité est du sulfate de
baryte insoluble dans l'eau et dans l'acide nitrique.
(*Voyez* § 49 *bis*, 63 et 83), les réactifs qu'il faut
mettre en usage pour découvrir dans le vin traité par
le chlore, les sels de plomb et de cuivre ainsi que l'oxyde
d'arsenic.)

Le vin blanc frelaté par l'une ou l'autre de ces substances sera analysé comme le vin rouge décoloré par
le chlore.

5° *Par le sublimé corrosif.* (*Voy.* page 65.)

6° *Par une préparation antimoniale.* On reconnaîtra
le vin dans lequel on a fait dissoudre du tartrate de
potasse et d'antimoine comme nous l'avons indiqué
page 132. Si le vin émétique a été préparé avec du
vin blanc et du verre ou du foie d'antimoine, il présente les caractères suivans : il est jaune-rougeâtre,
transparent ou trouble, d'une saveur douceâtre et légèrement styptique ; il rougit l'eau de tournesol, il ne
précipite point par l'eau ; l'acide sulfurique le précipite en jaune foncé tirant sur le gris ; les hydrosulfates
et la noix de galle agissent sur lui comme sur la dissolution d'émétique. (*Voyez* § 70 *bis.*)

7° *Par l'eau-de-vie*, dans le dessein de lui donner

plus de force et de s'opposer à sa décomposition. Le vin qui a été ainsi altéré offre l'*odeur de l'eau-de-vie*, et ce caractère permet de le distinguer dans la plupart des cas, de celui qui est sans mélange. Dans l'article *comestible* du Dictionnaire des Sciences médicales, M. Marc a dit avec raison, qu'il avait constamment reconnu la présence de l'eau-de-vie à sa *déflagration*, lorsqu'il projetait dans un brasier bien ardent des mélanges faits avec diverses proportions de vin et d'eau-de-vie ; mais qu'il n'était guère possible d'y parvenir lorsque le mélange était ancien, la combinaison des fluides étant devenue très-intime.

8° *Par le poiré.* Dans la plupart des cas, le vin mêlé avec du poiré conserve la saveur de ce dernier corps, qu'il est par conséquent aisé de reconnaître. S'il n'en était pas ainsi, on ferait évaporer le mélange au bainmarie jusqu'en consistance de sirop clair, on le laisserait reposer et refroidir ; au bout de vingt-quatre heures on décanterait le liquide et on séparerait les crystaux de crème de tartre qui auraient pu se former : on étendrait le liquide sirupeux d'eau distillée pour le faire évaporer et crystalliser de nouveau : cette opération serait encore recommencée, et à la fin on obtiendrait un *sirop ayant la saveur de la poire.* (Déyeux.) On serait encore plus certain que le poiré a été mêlé au vin, si, après avoir fait des mélanges de vin et de poiré, on voyait qu'ils jouissent de propriétés semblables à celles des vins qu'on analyse.

9° *Par des matières colorantes*, soit qu'on les ajoute à des vins peu colorés, soit qu'on fasse des mélanges d'eau, d'eau-de-vie, de crème de tartre et de ces matières pour imiter les vins naturels. Les substances colorantes dont on peut faire usage sont les bois d'*Inde* et de *Fernambouc*, le *tournesol* en drapeau, les *baies* d'*Yèble*, de *troëne* et de *myrtille*. Il est facile de reconnaître cette fraude au moyen des dissolutions d'alun, de proto-hydrochlorate et de deuto-hydrochlorate d'étain. On commence par faire les trois dissolutions suivantes, 1° quatre gros d'alun dans cinq onces d'eau distillée; 2° demi-gros de liqueur fumante de Libavius dans deux onces d'eau distillée; 3° un gros de proto-hydrochlorate d'étain dans deux onces d'eau distillée. On verse dans demi-once du vin dont on veut connaître la nature, à peu près demi-gros de chacune de ces dissolutions que l'on décompose au moyen de quelques gouttes d'ammoniaque; l'alumine et les oxydes d'étain se précipitent et entraînent la matière colorante. On note exactement la couleur des précipités, et on a les données nécessaires pour résoudre ce problème, comme on peut s'en convaincre en lisant le tableau suivant:

NOMS DES VINS ou des matières qui les colorent.	PRÉCIPITÉS par l'alun et par l'ammoniaque.	PRÉCIPITÉS par le protohydrochlorate d'étain et par l'ammoniaque.	PRÉCIPITÉS par le deutohydrochlorate d'étain et par l'ammoniaque.
Vins de Bourgogne.	Couleur de bronze-foncé.	Bleu sale plus ou moins clair.	Bleu ou gris-foncé-bleuâtre.
Vin de Mâcon.	Idem.	Idem.	Gris-foncé-bleuâtre.
Vin de Bordeaux.	Idem.	Idem.	Bleu très-foncé.
Baies de Myrtille.	Olive-foncé vu par réflexion.	Gris-ardoise.	Gris-de-fer-foncé.
Baies d'Yèble.	Olive-clair vu par réflexion.	Vert-olive-grisâtre.	Gris-vert-bouteille.
Baies de Troëne.	Vert-foncé.	Gris-ardoise.	Gris-brun.
Bois de Fernambouc.	Rouge-violet.	Violet.	Rouge-brun-foncé.
Bois d'Inde.	Lie de vin très-foncé.	Idem.	Brun-foncé.
Tournesol.	Bleu, vu par réflexion et rouge par réfraction.	Bleu-d'azur-clair.	Bleu d'azur-foncé vu par réflexion.

De l'Eau-de-vie et des Liqueurs de table.

Ces liquides peuvent être altérés, 1° *par le poivre, le poivre long, le stramoine, et l'ivraie*, ajoutés dans le dessein de les rendre plus sapides et plus enivrans. On reconnaît cette fraude en faisant évaporer les liqueurs dont nous parlons dans une capsule de porcelaine; si elles sont pures, leur saveur spiritueuse diminue et finit par disparaître à mesure que l'alcohol se dégage; tandis que si elles contiennent des principes amers ou âcres, la saveur qui leur est communiquée par ces principes est d'autant plus marquée que l'évaporation a été poussée plus loin.

2° *Par le laurier cerise*, qui n'est pas nuisible s'il y est en très-petite quantité, mais qui peut occasioner des accidens graves lorsqu'il s'y trouve en assez forte proportion; on a quelquefois employé cette substance pour frelater l'eau-de-vie de grains et de pommes de terre. On s'assure de sa présence, *A* à l'odeur d'amandes amères qu'exhalent les liquides, *B* à la propriété qu'ils ont de précipiter du bleu de Prusse quelques heures après avoir été mêlés avec de la potasse, du sulfate de fer et de l'acide sulfurique. (*Voyez* § 129.)

3° *Par des oxydes de cuivre et de plomb.* Il est arrivé plusieurs fois que l'eau-de-vie préparée dans des vaisseaux de cuivre contenait de l'oxyde de ce métal dont on pouvait démontrer la présence par les moyens indiqués § 63. *L'oxyde de plomb*, dissous dans les acides faisant partie de l'eau-de-vie, et qui peut s'y trouver accidentellement, sera reconnu comme il a été dit § 83.

(477)

4° *Par l'alun*, dans le dessein de lui communiquer une saveur douceâtre et astringente. On découvre l'alun par les moyens déjà indiqués à l'occasion du vin rouge décoloré par le chlore. (*Voy.* page 471.)

5° *Par le sulfate ou par tout autre sel de fer.* La liqueur précipite en bleu par le prussiate de potasse, en violet-foncé presque noir par *l'infusum* alcoholique de noix de galle, et en vert ou en rouge par les alcalis.

6° On distinguera l'eau-de-vie obtenue par la distillation du vin, de l'eau-de-vie préparée avec de l'eau et de l'alcohol, à la propriété qu'a la première de rougir le papier de tournesol, tandis que l'autre ne lui fait subir aucun changement ; d'ailleurs l'odeur de ces deux liquides n'est pas la même.

Le *Punch* et les autres boissons chaudes que l'on acidule quelquefois avec des acides minéraux et notamment avec l'acide sulfurique, doivent être analysés comme nous l'indiquerons en parlant du vinaigre page 481.

Du Cidre.

Le cidre peut être altéré, 1° par *diverses matières colorantes*, telles que les fleurs de coquelicot, les baies d'yèble, de sureau, etc.; sa couleur est alors plus foncée, ce qui le fait paraître plus fort. L'addition des substances dont nous parlons est en général sans inconvénient, et peut être reconnue jusqu'à un certain point, en suivant le procédé que nous avons indiqué en parlant du vin. (*Voy.* page 473).

2° *Par l'eau-de-vie*, dans le dessein de lui donner plus de force. On reconnaît cette fraude à l'odeur et à la saveur que l'eau-de-vie communique au liquide. On avait pensé que le cidre, mélangé d'eau-de-vie, pourrait être facilement distingué de celui qui n'en contient point, par la propriété qu'il a de donner de l'alcohol lorsqu'on le chauffe à la chaleur douce du bain-marie; tandis que, disait-on, le cidre naturel ne perd son alcohol que lorsqu'il est en pleine ébullition. Ce caractère ne jouit d'aucune valeur, car on sépare aisément l'alcohol qui fait partie du cidre ordinaire, en le chauffant au bain-marie, à la température de 65 à 70°.

3° *Par de la chaux, de la craie ou des cendres.* On concevra facilement le but de cette sophistication lorsqu'on saura que plus le cidre est foncé en couleur, plus il passe pour être fort; que sa couleur est d'autant plus claire qu'il est plus acide, et qu'il importe par conséquent de saturer les acides libres qu'il renferme par des substances alcalines; enfin que lorsqu'il a été long-temps en vidange, il éprouve la fermentation acide, et finit par contenir une telle quantité de vinaigre, qu'il ressemble à de l'acide acétique étendu d'eau. — Il serait extrêmement aisé de découvrir dans ce liquide la présence de la chaux ou de la craie que l'on aurait ajoutées pour le sophistiquer, si le cidre du commerce le moins frelaté ne tenait pas en dissolution un ou plusieurs sels calcaires; en effet l'oxalate d'ammoniaque ferait naître sur-le-champ, dans celui qui aurait été altéré par la chaux ou par la craie, un précipité d'oxalate de chaux, dont on pourrait retirer de la chaux vive par la calcination, tandis que le cidre sans mélange ne précipiterait point par ce réactif. Mais il n'en est pas ainsi;

constamment les meilleurs cidres sont troublés et précipités par l'oxalate d'ammoniaque, ce qui peut dépendre de la présence d'un sel calcaire dans le suc des
pommes ou dans l'eau qui ont servi à la fabrication de
la liqueur, et assez souvent des meules et des auges en
pierre que l'on a employées pour diviser les pommes :
à la vérité le précipité produit par l'oxalate d'ammoniaque dans les cidres non frelatés par de la chaux ou
de la craie, est peu abondant, tandis que le contraire a
lieu lorsqu'on y a ajouté l'une ou l'autre de ces substances. Au reste la sophistication dont il s'agit n'entraîne pas beaucoup d'inconvéniens, parce qu'en général la quantité de chaux employée est trop faible pour
saturer tout l'acide du cidre, et à plus forte raison
pour se trouver en excès dans la liqueur ; et s'il n'en
était pas ainsi, le cidre serait tellement faible et plat,
qu'il n'aurait aucun débit. — Il est moins difficile de
soupçonner l'addition des *cendres* ou de la *potasse*
qui en fait partie ; en effet les cidres de bonne qualité
ne contiennent qu'une petite quantité de sels à base de
potasse, et se troublent à peine par l'addition de l'hydrochlorate de platine, tandis que ceux qui ont été
mêlés avec des cendres précipitent abondamment en
jaune-serin par ce même réactif.

4° Par des préparations de plomb, telles que la *céruse*, la *litharge*, etc. Il suffit de laisser le cidre pendant quelques jours en contact avec la litharge, pour
qu'il en dissolve une quantité notable ; et comme il se
prend ordinairement à des doses très-fortes, il peut
résulter des inconvéniens graves de l'usage d'une pareille boisson. Cette altération peut-être l'effet de l'em-

ploi d'un pressoir dont plusieurs parties sont revê-
tues de plomb ; elle peut tenir à ce qu'on a recueilli
le jus des pommes dans des grandes auges en pierre
composées de pièces dans l'intérieur desquelles on a
coulé du plomb ; enfin elle peut avoir été faite à dessein, dans le but de saturer l'acide acétique surabon-
dant, et de corriger la saveur désagréable des cidres.
(*Voy.* § 83 pour la manière de reconnaître la présence
du plomb.)

De la Bière.

On falsifie quelquefois la bière en y ajoutant de la
chaux, de la potasse, des matières végétales, etc. ; dans
certaines circonstances aussi cette boisson contient des
oxydes de cuivre ou de plomb provenant des vases dans
lesquels elle a été cuite ou gardée. Nous renvoyons à
l'article *cidre* pour les procédés qu'il faut mettre en
usage lorsqu'il s'agit de constater dans la bière la présence des substances dont il s'agit. Toutefois il ne sera
pas inutile de faire remarquer que la bière de bonne
qualité doit offrir les propriétés suivantes :

1° Elle doit être transparente et nullement floscon-
neuse, sa saveur doit être aigrelette, alcoholique et
légèrement amère.

2° Elle doit contenir une assez grande quantité de
gaz acide carbonique pour produire une vive effervescence lorsqu'on la transvase.

3° Elle doit rougir le papier de tournesol ; lorsqu'elle
agit fortement sur cette couleur et qu'elle ne produit
point d'écume quand on la transvase, elle a éprouvé la
fermentation acide, et sa saveur est désagréable.

4° L'oxalate d'ammoniaque, l'acétate de plomb et le nitrate de baryte doivent y déterminer des précipités peu abondans.

5° L'hydrochlorate de platine doit la troubler à peine parce qu'elle ne renferme qu'une petite quantité de sels à base de potasse.

Du Vinaigre.

Nous croyons devoir parler dans cet article, 1° des caractères qui distinguent le vinaigre de cidre du vinaigre de vin; 2° des différences qui existent entre le vinaigre de vin distillé et non distillé; 3° du vinaigre de vin ou de cidre frelaté; 4° des mélanges de vinaigre de vin et de vinaigre de cidre.

§ Ier. — *Caractères qui distinguent le vinaigre de vin du vinaigre de cidre.*

Le vinaigre de cidre présente à peu près les mêmes propriétés physiques que le vinaigre de vin blanc; il offre cependant une légère saveur de pomme ou de poire que l'on ne retrouve point dans l'autre; l'eau de tournesol, le nitrate d'argent et les sels solubles de baryte agissent de la même manière sur eux, et ne fournissent point de caractère distinctif. L'oxalate d'ammoniaque précipite abondamment le vinaigre de cidre, tandis qu'il trouble à peine celui de vin; on observe le contraire avec l'acétate de plomb, qui donne un précipité beaucoup plus abondant avec le vinaigre de vin; l'*infusum* alcoholique de noix de galle n'altère point la transparence de ce dernier, tandis qu'il trouble sensiblement le vinaigre de cidre.

Ces caractères étant insuffisans pour distinguer les liquides dont il s'agit, nous proposons d'avoir recours au procédé suivant : on fera évaporer à une douce chaleur, dans une capsule de platine ou de porcelaine, huit ou dix onces de vinaigre ; lorsque la liqueur sera réduite au quart de son volume, on la versera dans un verre à expérience et on la laissera refroidir ; le vinaigre de vin déposera une assez grande quantité de crystaux blancs formés principalement de tartrate acidule de potasse (crème de tartre), tandis que le vinaigre de cidre ne fournira aucun dépôt salin; et en effet le suc de pommes et de poires ne contient pas un atome de crème de tartre. (Premier caractère.) Si après avoir décanté et filtré le vinaigre de vin qui surnage les crystaux de crème de tartre, on le fait évaporer de nouveau jusqu'à ce que la liqueur soit réduite au seizième de son volume primitif, on obtiendra encore des crystaux de tartrate acidule de potasse par le refroidissement; le vinaigre de cidre, évaporé jusqu'au même degré et refroidi, ne fournira aucun dépôt salin. (Deuxième caractère.) Enfin, si après avoir séparé le vinaigre de vin de la seconde quantité de crème de tartre crystallisée, on le fait évaporer jusqu'en consistance de sirop, il donnera un léger résidu jaunâtre qui serait rouge si le vinaigre de vin avait cette dernière couleur : ce résidu *sera peu abondant, à peine gluant et d'une saveur forte, simplement acide ;* le vinaigre de cidre, réduit par l'évaporation jusqu'en consistance sirupeuse, fournira un *résidu d'un rouge foncé, assez abondant, très-gluant et d'une saveur salée, peu acide, tenant de la saveur de pellicule de pomme.* (Troisième caractère.)

§ II. — *Différences qui existent entre le vinaigre de vin distillé et celui qui ne l'a pas été.*

Le vinaigre de vin non distillé est jaunâtre ou rouge; celui qui a été distillé est blanc; le premier contient de l'acide tartarique, et fournit un précipité de tartrate de plomb lorsqu'on le mêle avec de l'acétate de ce métal; le vinaigre distillé ne renferme point d'acide tartarique et n'est point troublé par ce réactif.

§ III. — *Du vinaigre de vin ou de cidre frelaté.*

Le vinaigre peut être altéré :

1° *Par du poivre, de la moutarde, des graines de paradis, l'écorce de garou, la racine de pyrètrhe, d'arum,* etc..; substances qu'on peut laisser pendant quelque temps en contact avec le vinaigre faible pour lui donner de la force et du montant. On reconnaîtra cette fraude en faisant évaporer le liquide dans une capsule de porcelaine, à une douce chaleur, jusqu'à ce qu'il soit réduit au sixième de son volume; on l'abandonnera à lui-même pendant vingt-quatre heures, puis on le décantera pour le séparer des sels qui se sont déposés : on le fera évaporer de nouveau jusqu'en consistance d'extrait mou : cet extrait aura une saveur âcre, amère, etc., si le vinaigre contient quelques-unes des substances dont nous parlons; tandis que sa saveur sera simplement acide si le vinaigre était sans mélange.

2° *Par des acides minéraux,* tels que les acides sulfurique, hydrochlorique et nitrique, que l'on aurait

ajoutés dans le dessein d'augmenter l'acidité du vinaigre.

A. Pour déterminer la présence de l'acide *sulfurique* dans le vinaigre, les auteurs disent qu'il faut y
ajouter quelques gouttes d'une dissolution d'hydrochlorate de baryte, et que le précipité blanc de sulfate
de baryte, insoluble dans l'eau et dans l'acide nitrique,
est une preuve qu'il y existe de l'acide sulfurique libre.
Il est facile de prouver que cette conclusion n'est pas
exacte; en effet le vinaigre de vin contient toujours
du sulfate de chaux et du sulfate de potasse : or les
sels de baryte s'emparent de l'acide sulfurique dans
quelque état qu'elles le trouvent; donc on doit toujours avoir un précipité de sulfate de baryte quand on
verse de l'hydrochlorate de cette base dans du vinaigre de vin naturel : c'est ce que l'expérience démontre.
Voici comment il faut procéder pour prouver l'existence de l'acide sulfurique *libre* dans cette liqueur : on
la mêle avec autant de chaux vive ou de carbonate de
chaux qu'il en faut pour saturer tout l'acide (1); il se
produit de l'acétate de chaux soluble et du sulfate de
chaux peu soluble : ce dernier est évidemment formé
par l'acide sulfurique libre du vinaigre, et il ne s'agit
plus que de démontrer la présence de cet acide dans
le précipité; pour cela on le recueille sur un filtre,
on le lave, et on en fait bouillir une partie dans l'eau
distillée; la dissolution fournit avec l'hydrochlorate de
baryte un précipité blanc insoluble dans l'eau et dans

______

(1) La chaux ou le carbonate doivent être purs, et surtout
exempts de sulfates.

l'acide nitrique; donc elle renferme un sulfate, qui dans ce cas ne peut être que celui de chaux. On peut encore s'assurer de la présence du sulfate en desséchant la portion du précipité que l'on n'a point fait dissoudre, en la mêlant avec un sixième de son poids de charbon finement pulvérisé, et en la calcinant pendant deux heures dans un creuset rouge de feu ; on obtiendra du sulfure de chaux reconnaissable à l'odeur d'œufs pouris qu'il exhalera lorsqu'on le mettra en contact avec de l'eau et quelques gouttes d'acide nitrique.

B. Si le vinaigre était frelaté par de l'acide *hydrochlorique*, on le ferait chauffer dans une cornue à laquelle on adapterait un ballon qui renfermerait une petite quantité d'eau distillée; le liquide condensé dans le récipient contiendrait du vinaigre et de l'acide hydrochlorique ; traité par le nitrate d'argent dissous, il fournirait un précipité de chlorure d'argent, blanc, caillebotté, lourd, insoluble dans l'eau et dans l'acide nitrique, soluble dans l'ammoniaque : preuve évidente de l'existence de l'acide hydrochlorique. (*Voyez* § 12.) C'est à tort que les auteurs ont conseillé, pour découvrir cette fraude, de verser le nitrate d'argent dans le vinaigre avant de l'avoir distillé ; car les vinaigres du commerce contiennent tous une certaine quantité d'hydrochlorates, et précipitent par conséquent par le nitrate d'argent. Comment décider alors si le précipité est formé aux dépens de l'acide hydrochlorique qu'on aurait pu ajouter? On évite cet écueil en n'agissant que sur le liquide distillé à une douce chaleur, puisque les hydrochlorates que le vinaigre peut contenir ne passent point dans le récipient.

C. Lorsque le vinaigre renferme de l'*acide nitri-que*, on doit le saturer par de la potasse à l'alcohol et évaporer jusqu'en consistance de sirop épais ; il se forme de l'acétate et du nitrate de potasse ; on traite le magma par de l'alcohol concentré, qui dissout l'acétate de potasse et quelques autres principes du vinaigre, et qui n'agit point sur le nitrate de potasse ; on filtre, et on démontre la présence de ce nitrate, 1° en le mettant sur les charbons ardens ; 2° en le traitant par l'acide sulfurique concentré (*voyez* § 25). Nous observerons seulement qu'il est possible que l'acide sulfurique en dégage des vapeurs orangées au lieu de vapeurs blanches ; cela tient à ce que le nitrate de potasse est mêlé à une certaine quantité d'hydrochlorates faisant partie du vinaigre, qui sont également décomposés par l'acide sulfurique, en sorte qu'il se produit du chlore et du gaz acide *nitreux jaune-orangé*.

3° *Par du sulfate de cuivre ou de zinc* dont on a fait quelquefois usage pour clarifier le vinaigre. On emploie pour découvrir cette fraude les moyens que nous avons indiqués § 65 et 82 en parlant des dissolutions de cuivre et de zinc.

4° *Par des préparations de plomb, de laiton, etc.*, pour avoir séjourné dans des vases formés par ces métaux. On a recours au procédé dont nous avons fait mention lorsque nous avons traité des vins blancs frelatés par ces substances. (*Voyez* pag. 471.)

§ IV. — *Des mélanges de vinaigre de vin et de vinaigre de cidre.*

Il serait difficile, pour ne pas dire impossible, de reconnaître la présence d'une petite quantité de vinaigre de cidre dans le vinaigre de vin ; mais il n'en serait pas de même si le premier se trouvait en assez forte proportion dans le mélange ; on ferait évaporer comparativement une pinte de ce mélange et une pinte de vinaigre de vin ; la quantité de crystaux de crème de tartre fournie par ce dernier serait beaucoup plus considérable : la matière sirupeuse obtenue dans l'un et dans l'autre cas présenterait aussi des caractères différens. (*Voyez* ce qui a été dit plus haut en parlant des résidus de l'évaporation du vinaigre de cidre et de vin, pag. 482.)

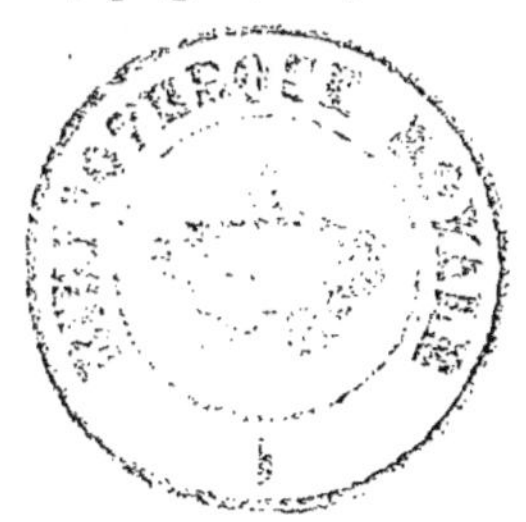

FIN.

TABLE GÉNÉRALE

DES MATIÈRES,

PAR ORDRE ALPHABÉTIQUE.

A.

FIN DE LA TABLE DES MATIÈRES.

ERRATA.

Le lecteur est prié de faire les corrections suivantes.

Page 68, ligne 26, au lieu d'*évaporatian*, lisez : *évaporation*.

Id. 72, ligne 13, au lieu de *ses substances*, lisez : *les substances*.

Id. 83, ligne 8, au lieu de *déliquescente*, lisez : *déliquescentes*.

Id. 102, ligne 19 et 25, au lieu de *sang-de-dragon*, lisez : *sangdragon*.

Id. 123, ligne 5, au lieu de *caractères suivans*, lisez : *caractères*.

Id. 138, ligne 9, au lieu de *se dissout l'acide hydrochlorique*, lisez : *se dissout dans l'acide*.

Id. 163, ligne 2, au lieu de *bryoin*, lisez *bryonia*.

Id. 203, ligne 17, au lieu de 208. 3°, lisez : 208. 13°.

Id. 208, ligne dernière, au lieu de *Robquet*, lisez : *Robiquet*.

Id. 215, ligne 19, au lieu de *batrachiens*, lisez : *batraciens*.

Id. 219, ligne 23, au lieu d'*un panicule allongé*, lisez : *une panicule allongée et peu garnie*.

Id. 221, ligne 3, au lieu de *sufcatum*, lisez : *fuscatum*.

Id. 230, ligne 29, au lieu de *bilabiée*, lisez : *bilabié*.

Id. 235, ligne 28, au lieu de § 166, lisez : § 167.

Id. 257, ligne première au lieu de *découvert*, lisez : *a été découvert*.

Id. 268, ligne première, au lieu de *vénéneuse*, lisez : *vénéneuses*.

Id. 316, ligne 19, au lieu de *Vespra*, lisez : *Vespa*.

Id. 322, ligne 26, au lieu de *avaiens*, lisez : *avaient*.

Id. 381, ligne première, au lieu de *les autres ne se sont*, lisez : *ne sont*

Id. 428, ligne 25, au lieu de *met*, lisez : *mets*.

Tab. 1.

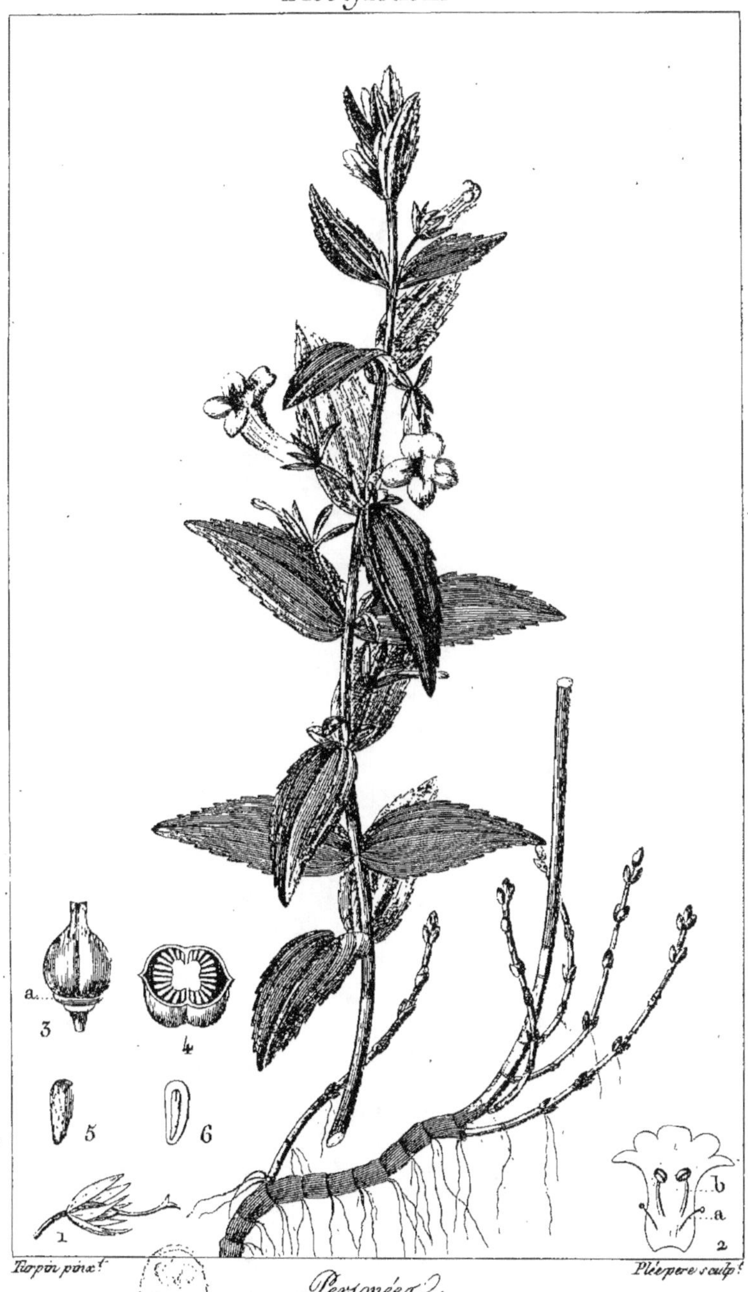

Turpin pinx.   Plée père sculp.

Personéès.
GRATIOLE officinale.
GRATIOLA officinalis. (Lin.)
(½ Grand. nat.)

1. Calice et pistil. 2. Corolle ouverte. a. Etamines rudiment.^{res} b. Id. développées. 3.
Fruit. a Placostème. 4. Fruit coupé horizont.^{ent} 5. Graine. 6. Id. coupée pour faire voir l'Emb.^{on}

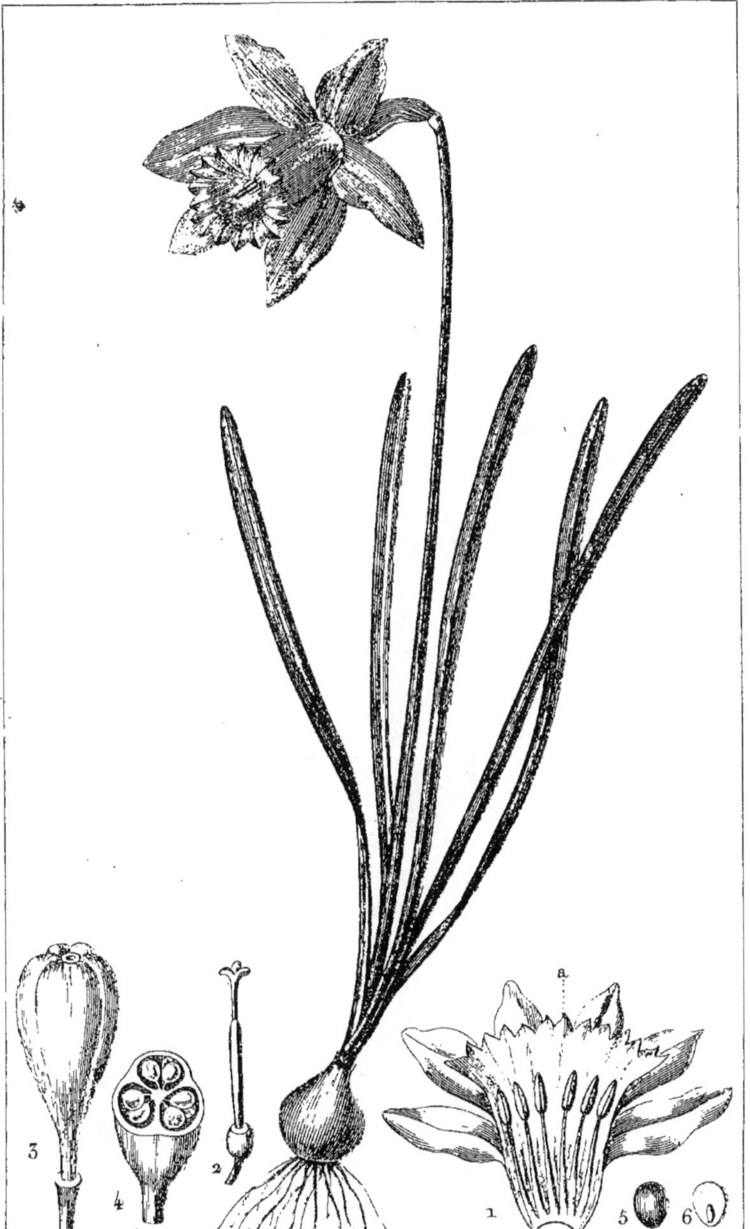

Narcissées.

NARCISSE faux-narcisse.

NARCISSUS pseudo-narcissus. *(Liv.)*

(½ Grand. nat.)

1. Calice ouvert pour faire voir les 6 étamines et le phycostème tubuleux et a bord découpé en a. 2. Pistil. 3. Fruit. 4. Id. coupé horizont.ᵗ 5. Graine. 6. Id. coupée vertic.ᵗ pour faire voir l'emb.ᵒⁿ

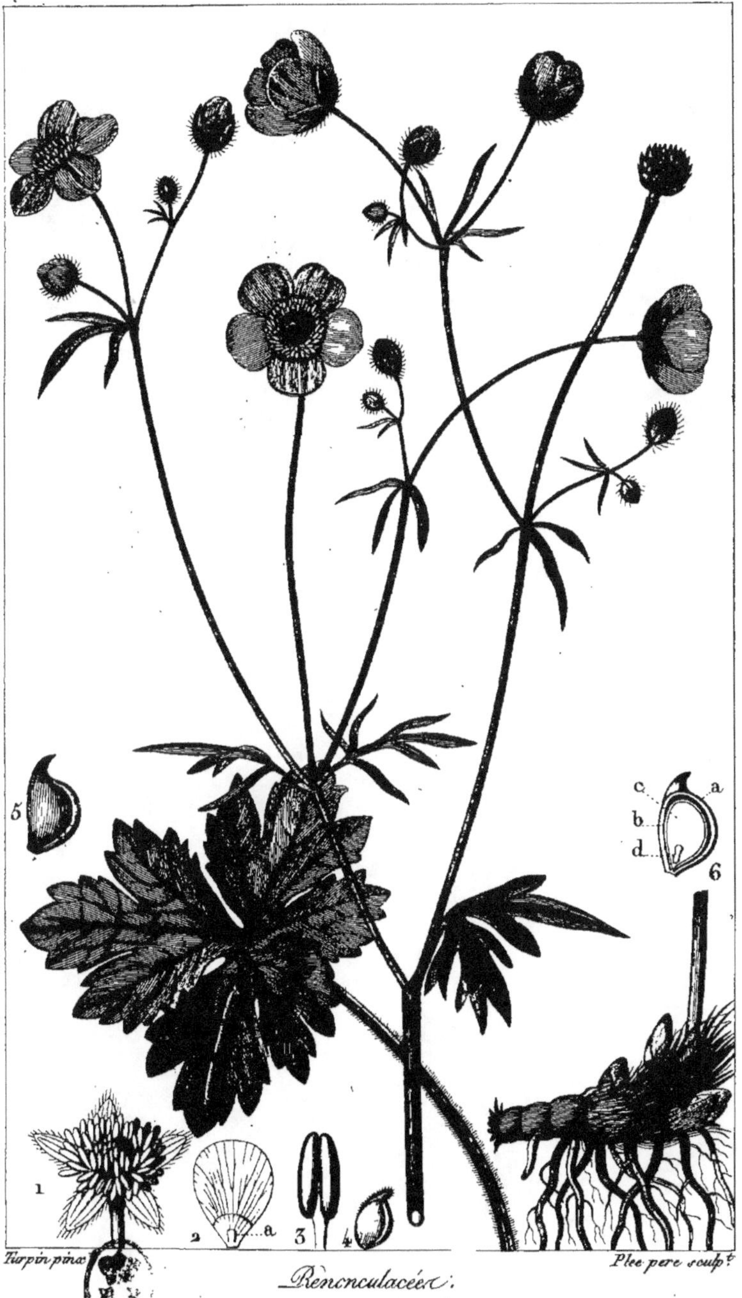

Renonculacées.

RENONCULE âcre.

RANUNCULUS acris. (Lin.)

(Grand. nat.)

1. Calice, étamines et pistils. 2. Pétale. a. Ecaille. 3. Etamine. 4. Pistil. 5. Fruit. 6. Id. coupé verticalem.ᵗ a. Péricarpe. b. Tégument de la graine. c. Endosperme. d. Embryon.

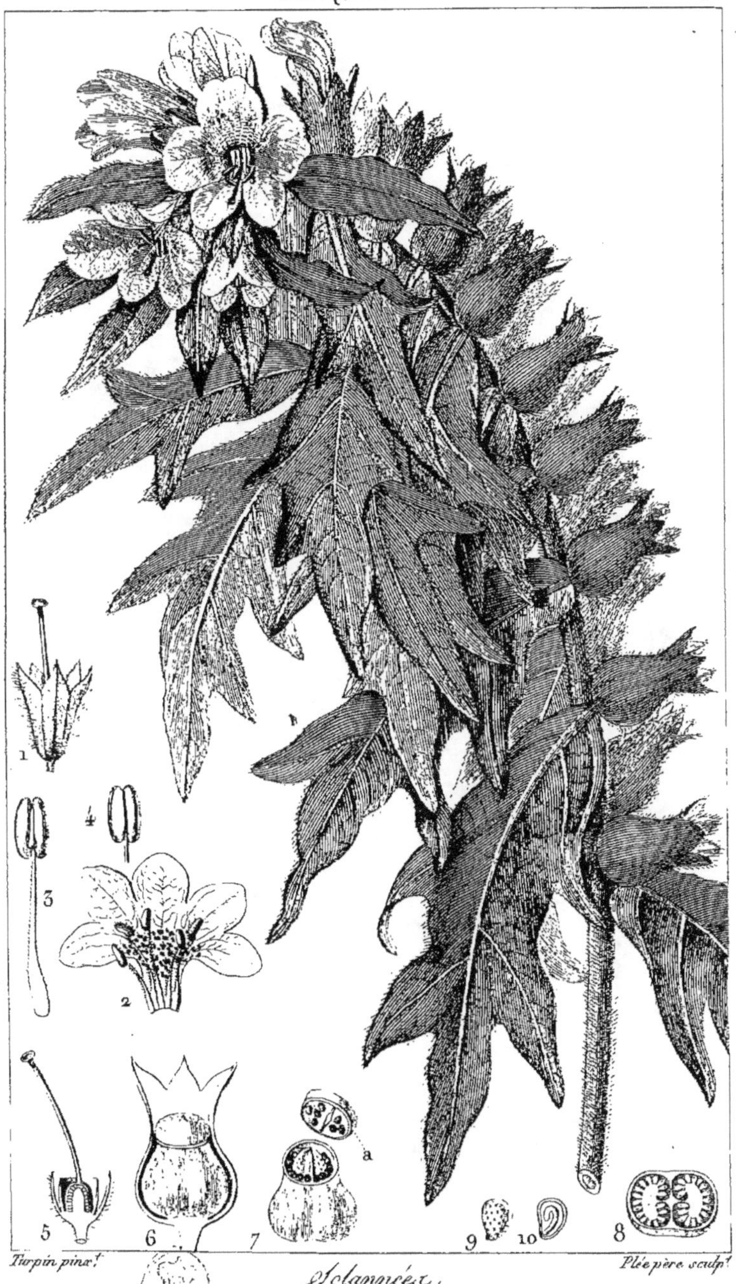

Turpin pinx.t   Plée père sculp.t

Solanées.

JUSQUIAME noire.

HYOSCIAMUS niger. (Lin.)

(½ Grand. nat.)

1. Calice et pistil. 2. Corolle ouverte pour faire voir les étamines. 3. Etamine vue par le dos. 4. Anthère vue du côté opposé. 5. Coupe verticale d'un ovaire. 6. Fruit accomp.gné d'une partie du calice. 7. Id. séparé de son opercule. a. Opercule. 8. Id. coupé horizon.ent 9. Graine. 10. Id. coupée vertical.ent

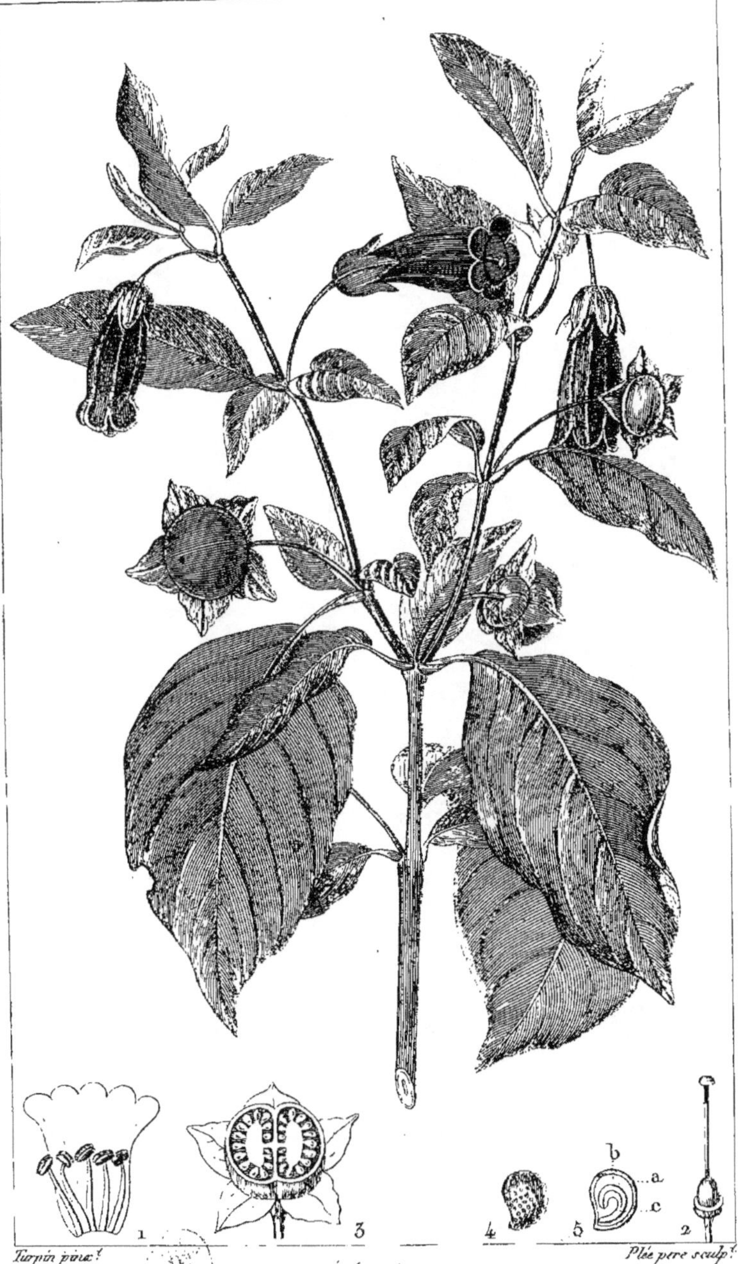

Solanée.

BELLADONE commune.
ATROPA belladona. (Lin.)
(½ Grand. nat.)

1. Corolle et étamines. 2. Pistil. 3. Coupe horizontale d'un fruit accompagné du calice persistant. 4. Graine grossie. 5. Id. Coupée verticalement. a. Tégument. b. Endosperme. c. Embryon.

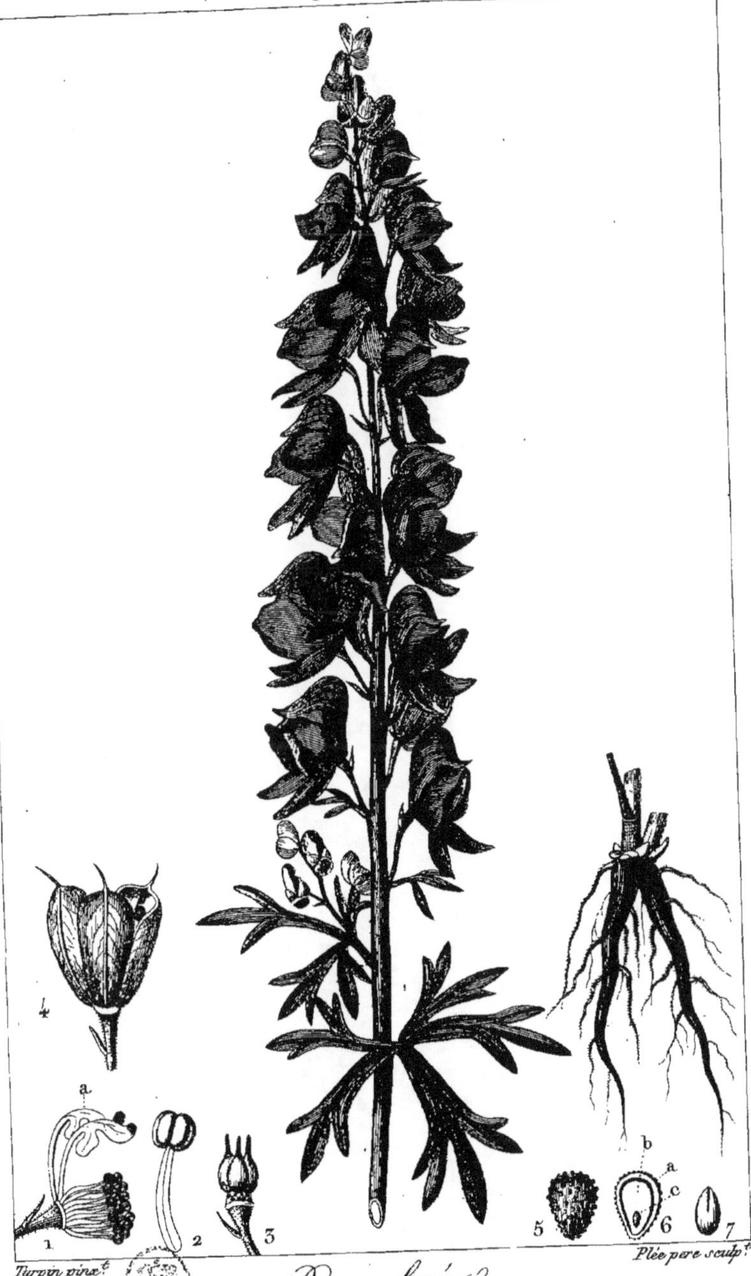

Rénonculacées.
ACONIT napel.
ACONITUM napellus. *(Lin.)*
(½ Grand. nat.)

1. Pistils, Etamines et corolle. a. Pétales. 2. Etamine grossie. 3. Pistils. 4. Fruit. 5. Graine.
6. Id. coupée verticalement. a. Tégument. b. Endosperme. c. Embryon. 7. Embryon isolé.

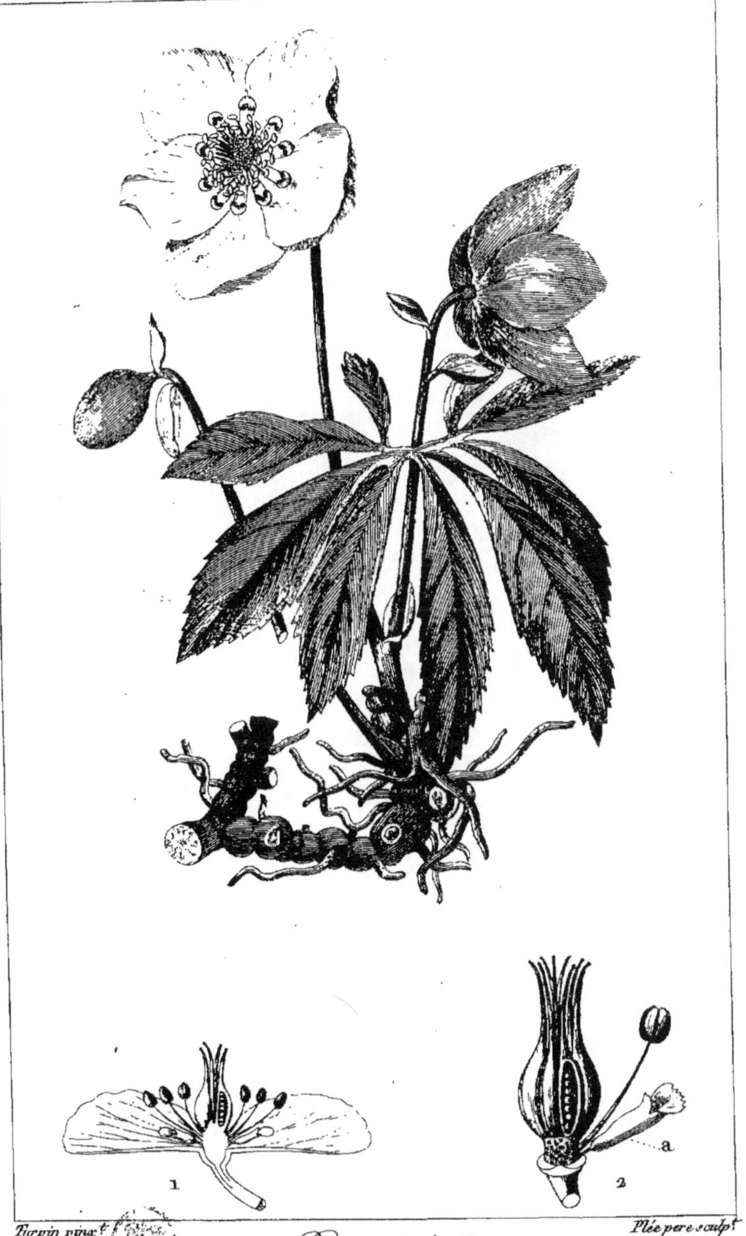

Renonculacée.

HELLÉBORE noir.
HELLEBORUS niger. (Lin.)
(½ Grand. nat.)

1. Coupe verticale d'une fleur. 2. Pistils accompagnés d'une étamine et d'un Pétale a.

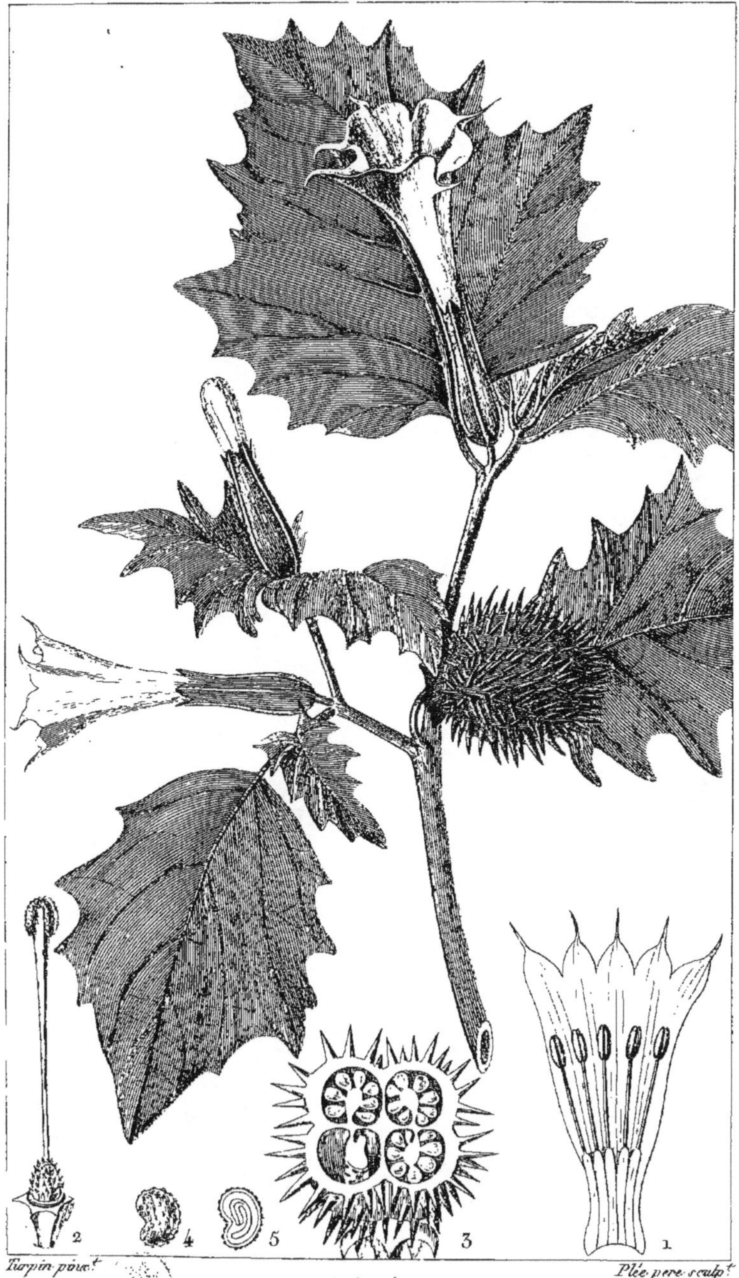

Solanécs.
DATURA épineux.
DATURA stramonium. *(Lin.)*
(1½ Grand. nat.)

1. Corolle ouverte et étamines. 2. Pistil. 3. Fruit coupé horizontalement. 4. Graine grossie.
5. Id. coupée verticalement.

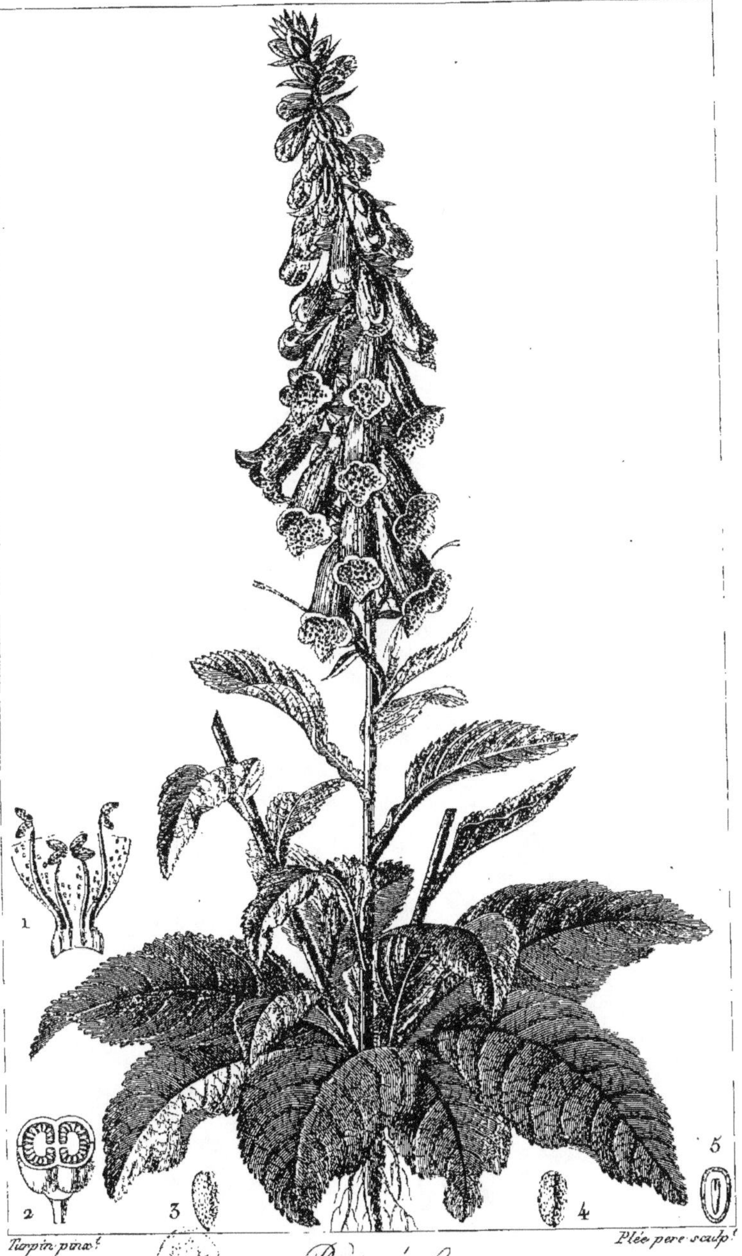

Personées.

DIGITALE pourprée.

DIGITALIS purpurea. *(Lin.)*

(⅓ Grand. nat.)

1. Partie inférieure d'une corolle ouverte et étamines. 2. Fruit coupé horizontalement. 3. Graine grossie. 4. Id. vue du côté anguleux. 5. Id. coupée verticalem!
pour faire voir la situation de l'embryon.

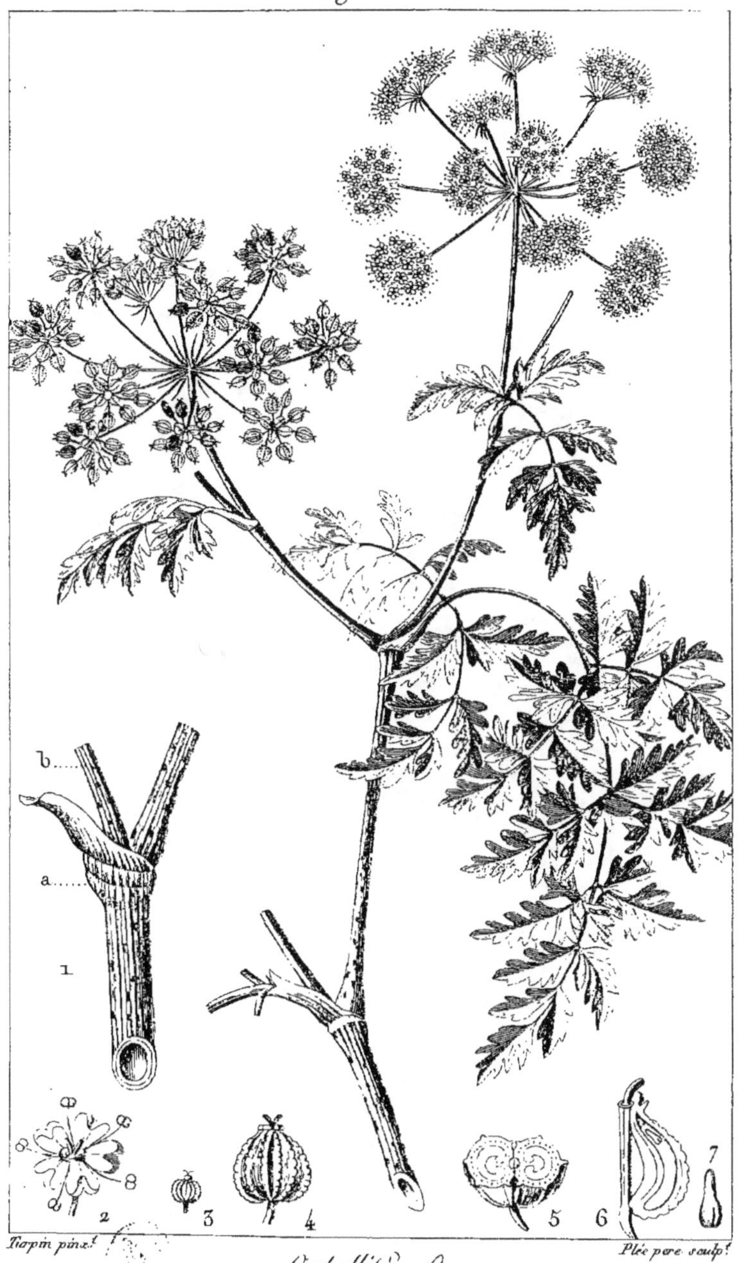

Turpin pinx.!

Plée père sculp.!

Ombellifère. ☉

CIGÜE commune. *(Grande cigüe.)*
CICUTA major. *(Lam.) (Conium maculatum. L.)*
(½ Grand. nat.)

1. Portion de tige. a. Nœud-vital. b. Embryon-fixe développé en rameau. 2. Fleur.
3. Fruit. 4. Id. grossi. 5. Id. coupé horizontalement. 6. Moitié d'un fruit coupé
dans sa longueur. 7. Embryon.

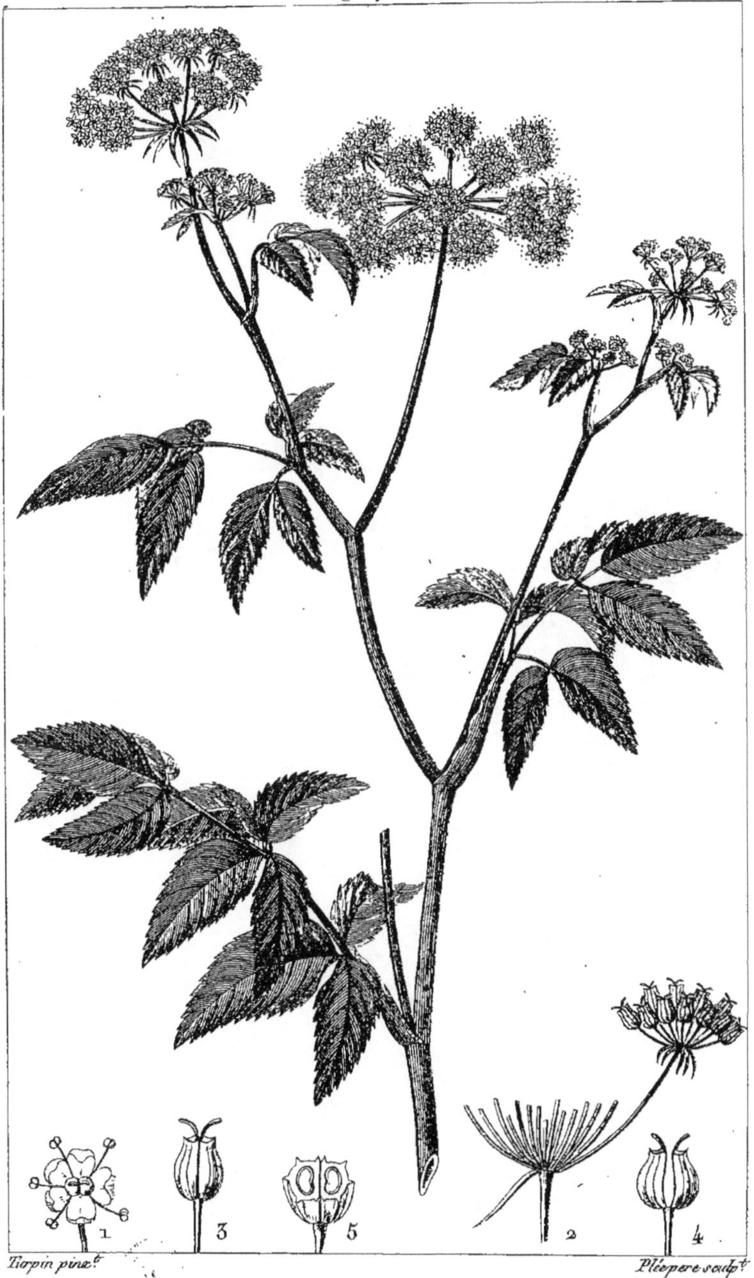

Ombellifères.

CICUTA maculata. (L.)

(½ Grand. nat.)

1. Fleur. 2. Ombelle et ombellule de fruits. 3. Fruit. 4. Id. tel qu'il s'ouvre dans la maturité. 5. Id. coupé horizontalement.

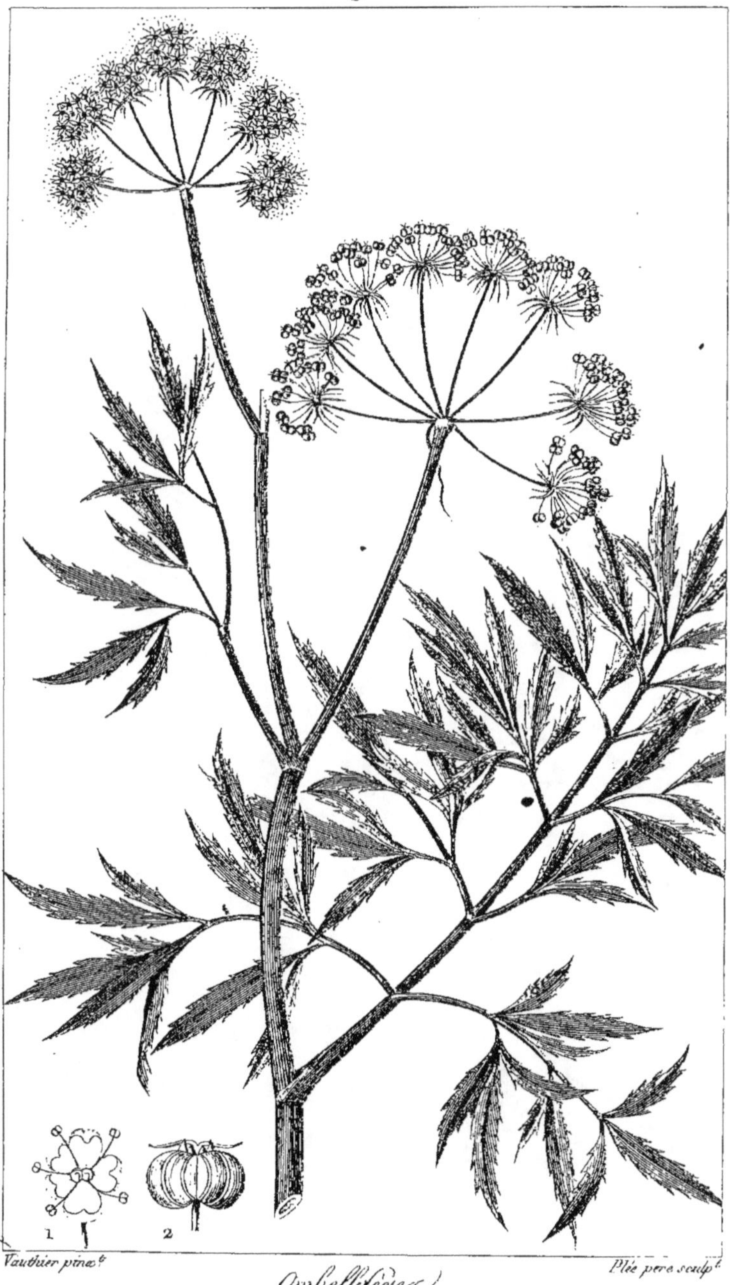

Vauthier pinx.t   Plée père sculp.t

Ombelliferæ.
CIGUË vireuse.
CICUTA virosa. L. (*Cicutaria aquatica*. Lamk.)
(½ Grand. nat.)
1. Fleur. 2. Fruit.

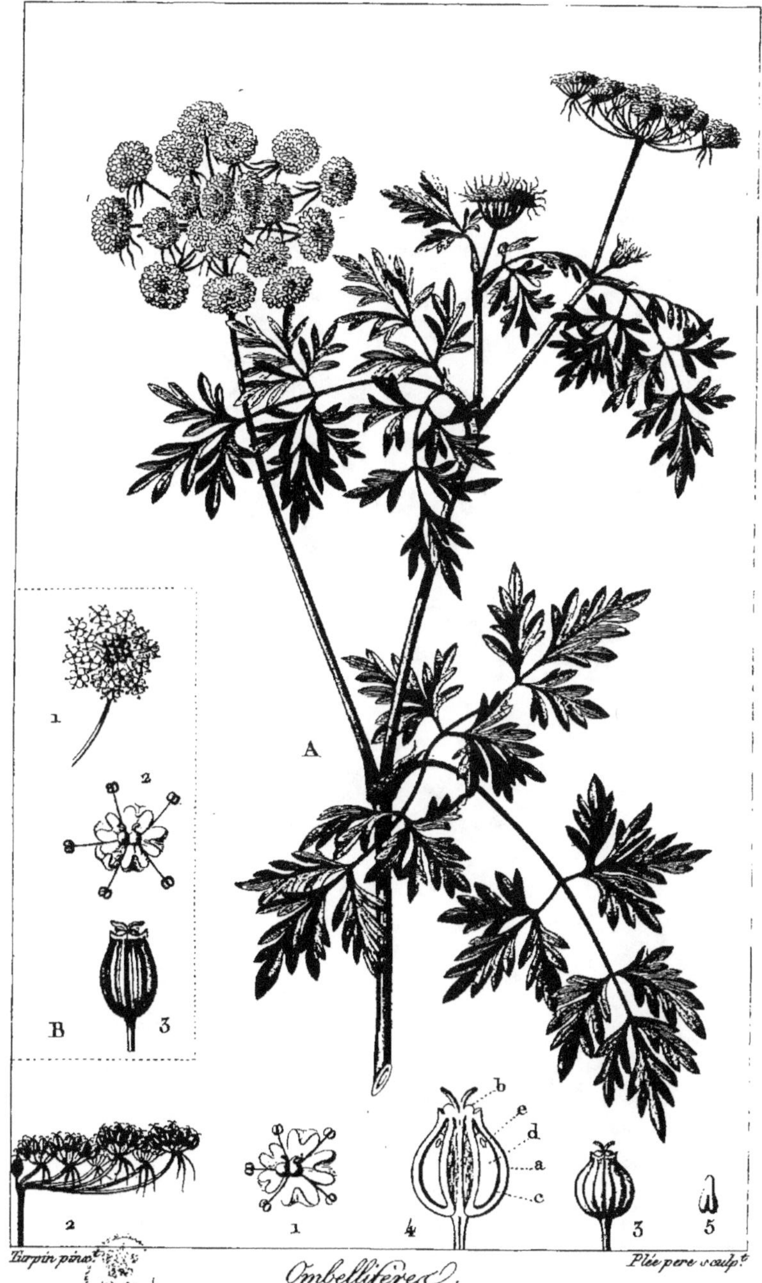

Ombellifère.

A. { ETHUSA petite cigüe.
{ ÆTHUSA cynapium. *(Lin.)*

B. Apium *petroselinum. (Lin.) (Persil.)*

A. 1. *Fleur.* 2. *Ombelle et ombellules de fruits.* 3. *Fruit.* 4. *Id. coupé verticalement.* a. *Péricarpe.*
b. *Sommets libres des ovaires (non phycostème.)* c. *Tégument de la graine.* d. *Endosperme.*
e. *Embryon.* 5. *Embryon.* B. 1. *Ombellule.* 2. *Fleur.* 3. *Fruit.*

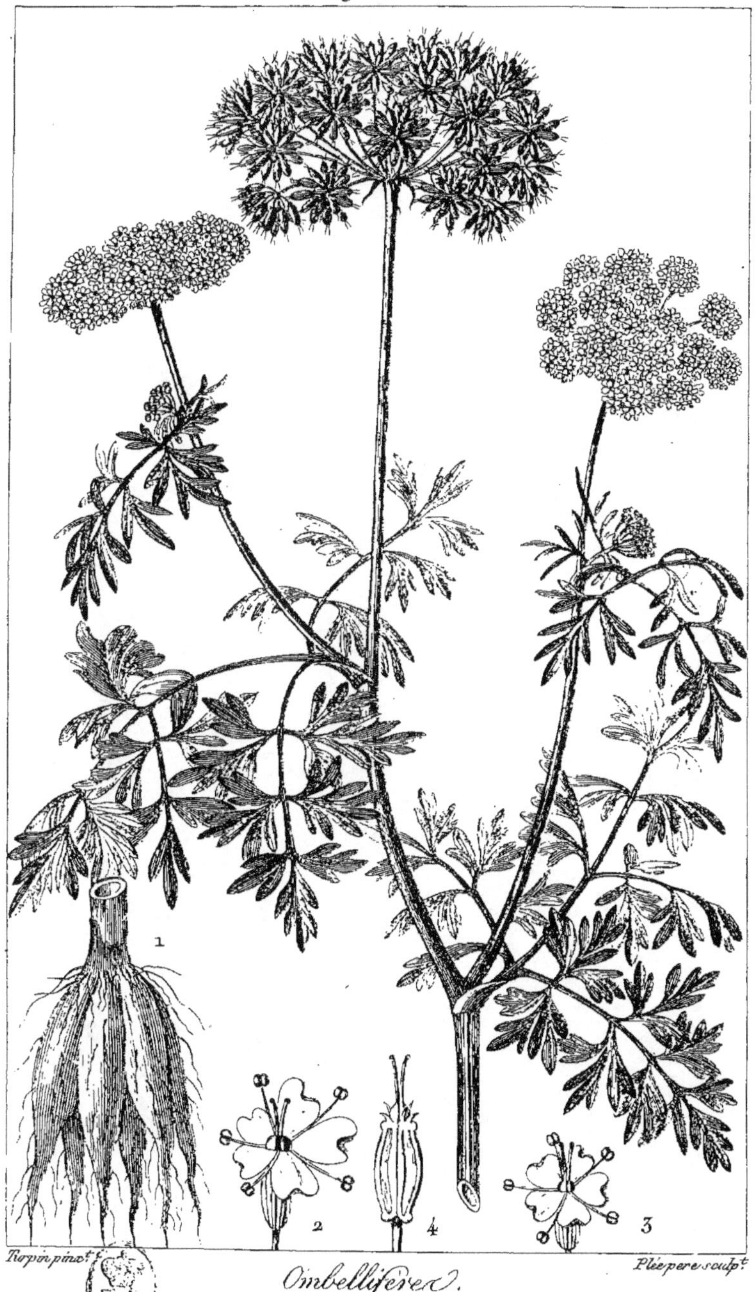

Turpin pinx.t   Pléepere sculp.t

Ombellifères.
ŒNANTHE safranée.
ŒNANTHE crocata. *(Lin.)*
(½ Grand. nat.)

1. Racine multitubéreuse. 2. Fleur irrégulière de la circonférence d'une ombellule.
3. Fleur régulière du centre d'une ombellule. 4. Fruit.

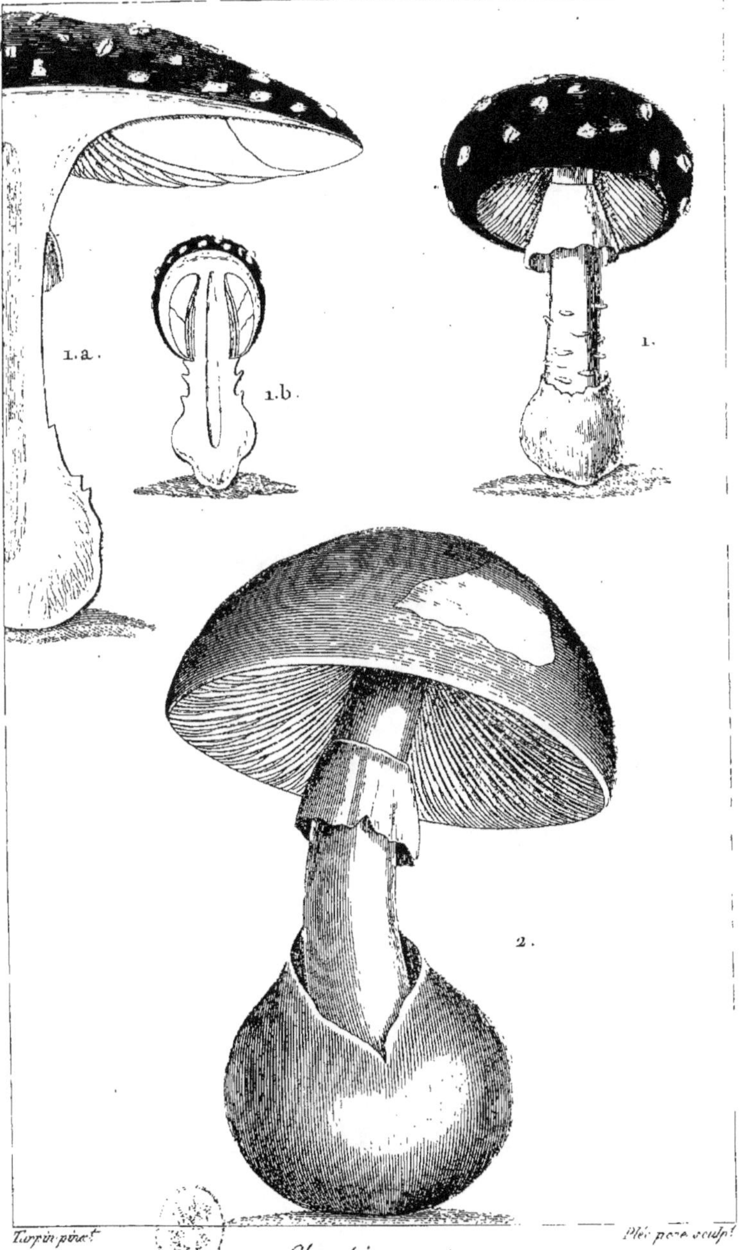

Turpin pinx.

Plée père sculp.

Champignons.

1 { ORONGE FAUSSE.
  { AMANITA pseudo-aurantiaca. (Bull.) (Agaricus muscarius DC.)

1.a Coupe verticale d'un individu développé. 1.b Jeune individu.

2. AMANITA venenosa.

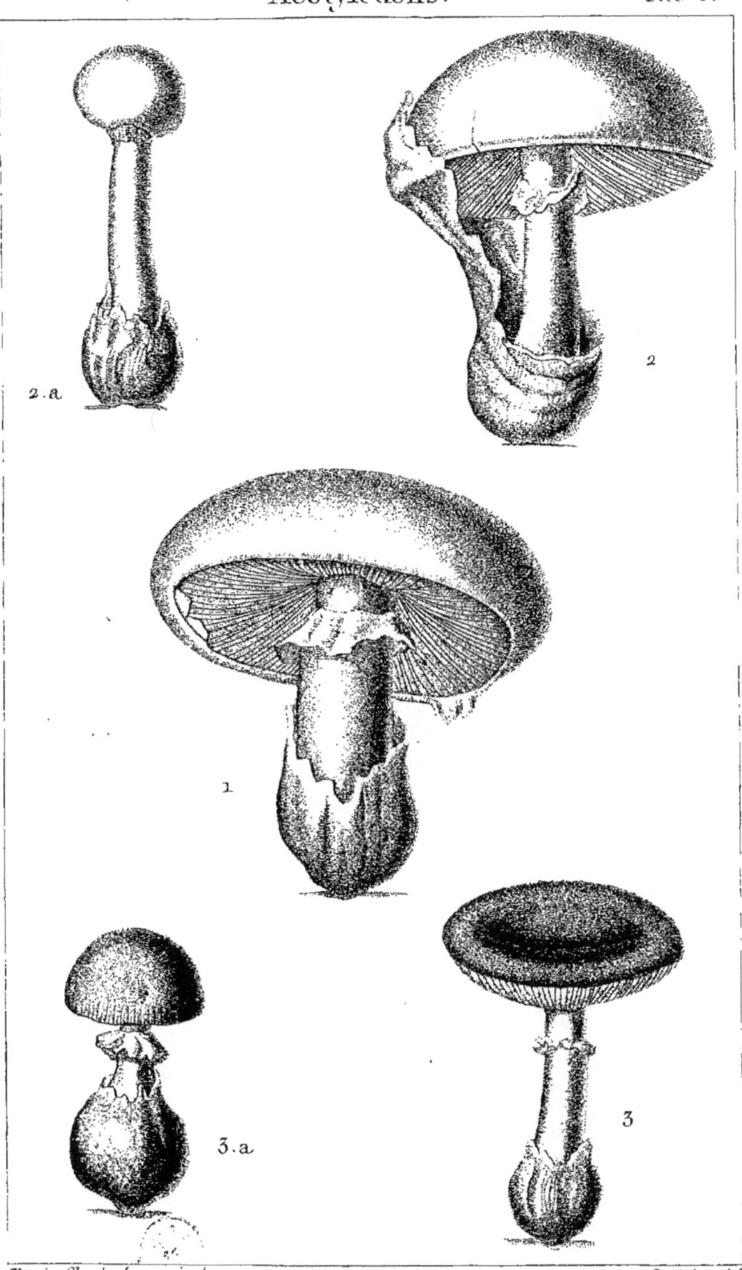

Turpin fils pinx.   Jonini sculp.

Champignons.

1 { ORONGE cigüe blanche.
  { AMANITA bulbosa alba. (Paul.)

2 { ORONGE cigüe jaunatre.
  { AMANITA citrina. (Paul.)

  2.a. Id. avant son développement.

3 { ORONGE cigüe verte.
  { AMANITA viridis. (Paul.)
    3.a. Jeune individu.

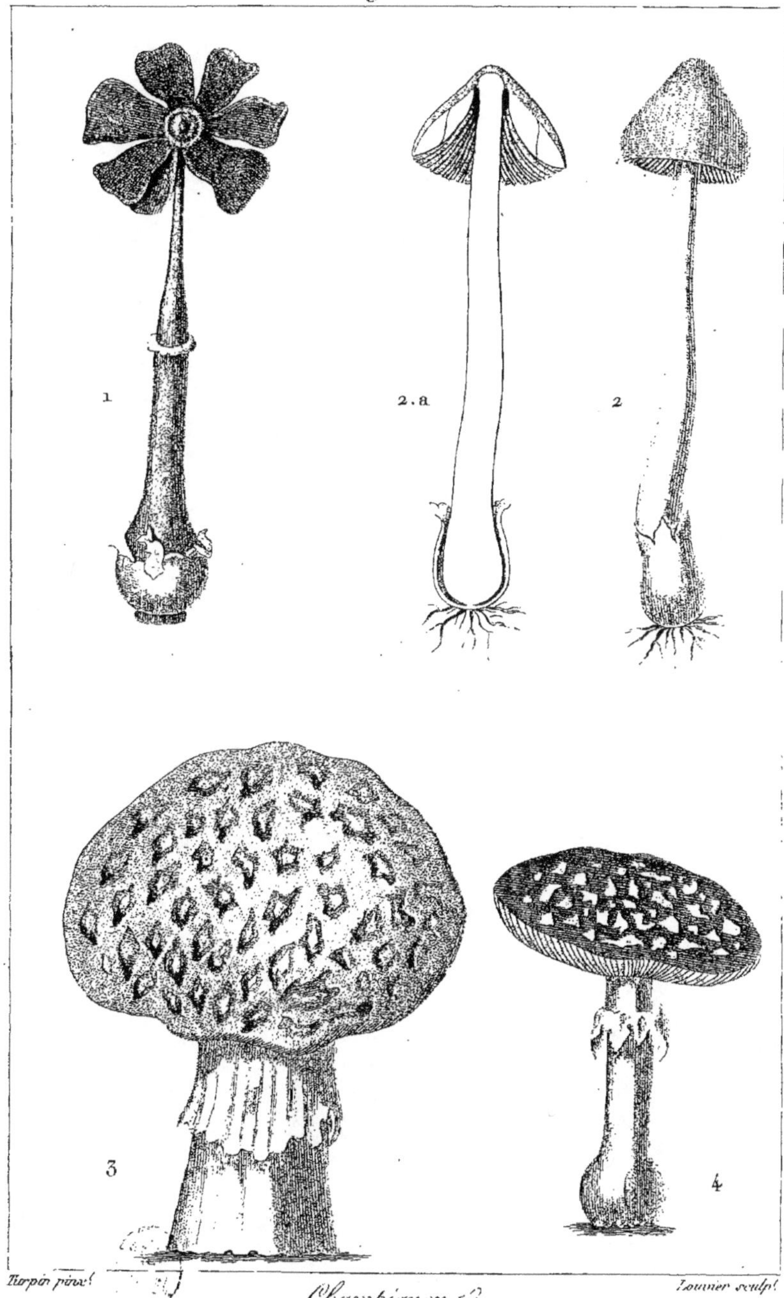

1. { ORONGE croix de malte.
   { *HYPOPHILLUM* crux melitensis *(Paul.)*

2. { ORONGE souris.
   { *HYPOPHILLUM* anguineum. *(Paul.)*

3. { ORONGE peaucière de picardie.
   { *HYPOPHILLUM* pellitum. *(Paul.)*

4. { ORONGE dartreuse.
   { *HYPOPHILLUM* maculatum. *(Paul.)*

2.a Id. coupé verticalement.

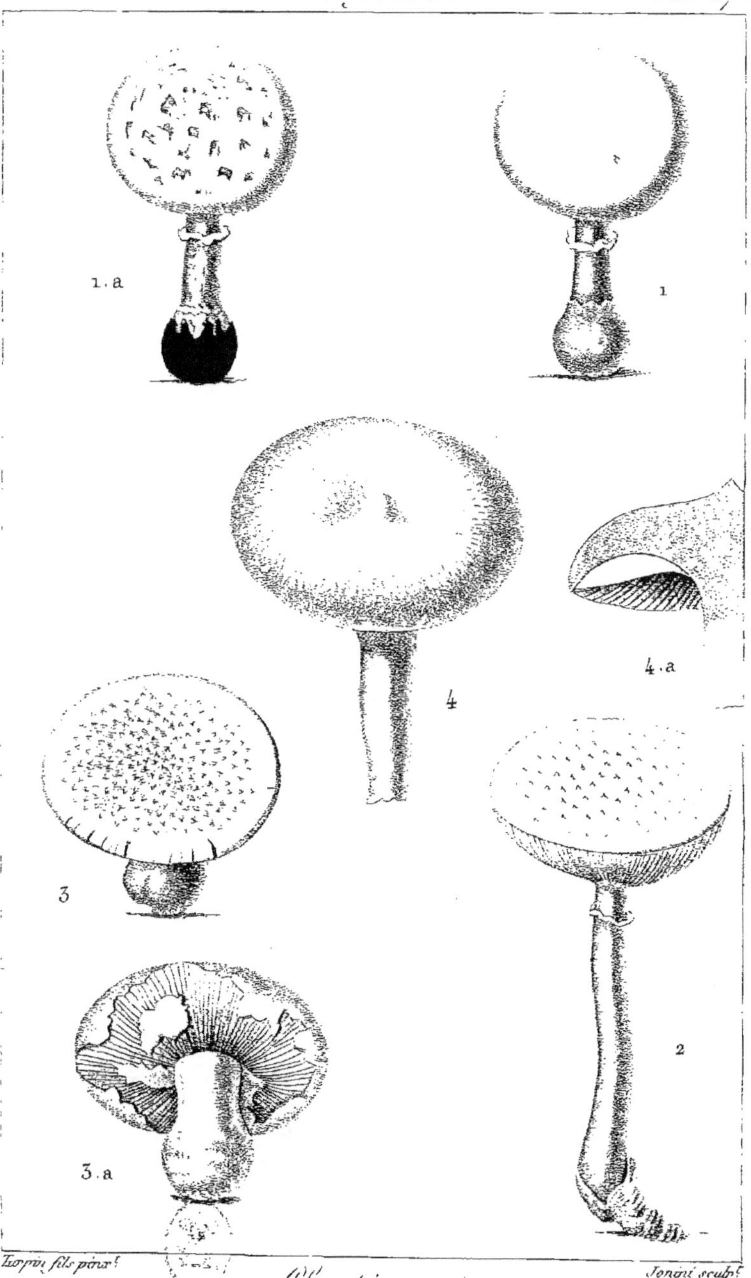

Champignon.

1. | ORONGE blanche ou citronnée.
   | *HYPOPHILLUM* albo-citrinum. (Paul.)
   1.a . *Id. plus âgée.*
   | ORONGE à pointe de trois quart.
   | *HYPOPHILLUM* tricuspidatum. (Paul.)

3. | ORONGE à rape.
   | *HYPOPHILLUM* rapula. (Paul.)
   3.a . *Id. vue en dessous.*
4. | LAITEUX pointu rougissant
   | *HIPOP.^{lum}* pudibundum. (Paul.)
   4.a . *Id. coupe verticale.*

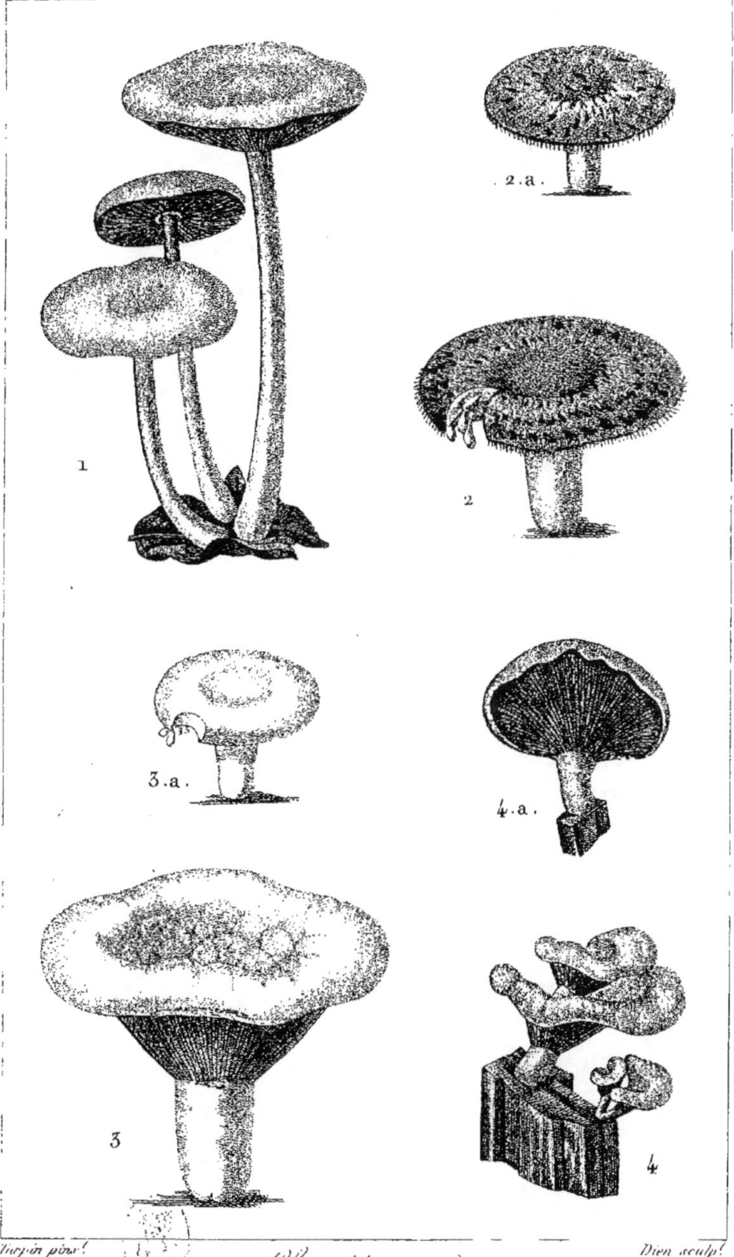

Champignons ?

1 | AGARIC brulant.
   | AGARICUS urens. (Bull.)
2 | AGARIC pyrogale.
   | AGARICUS pyrogalus. (Bull.)
   2.a Jeune individu.

3 | AGARIC âcre.
   | AGARICUS acris. (Bull.) 3.a Jeune individu.
4 | AGARIC styptique.
   | AGARICUS stypticus. (Bull.)
   4.a Individu vu en dessous.

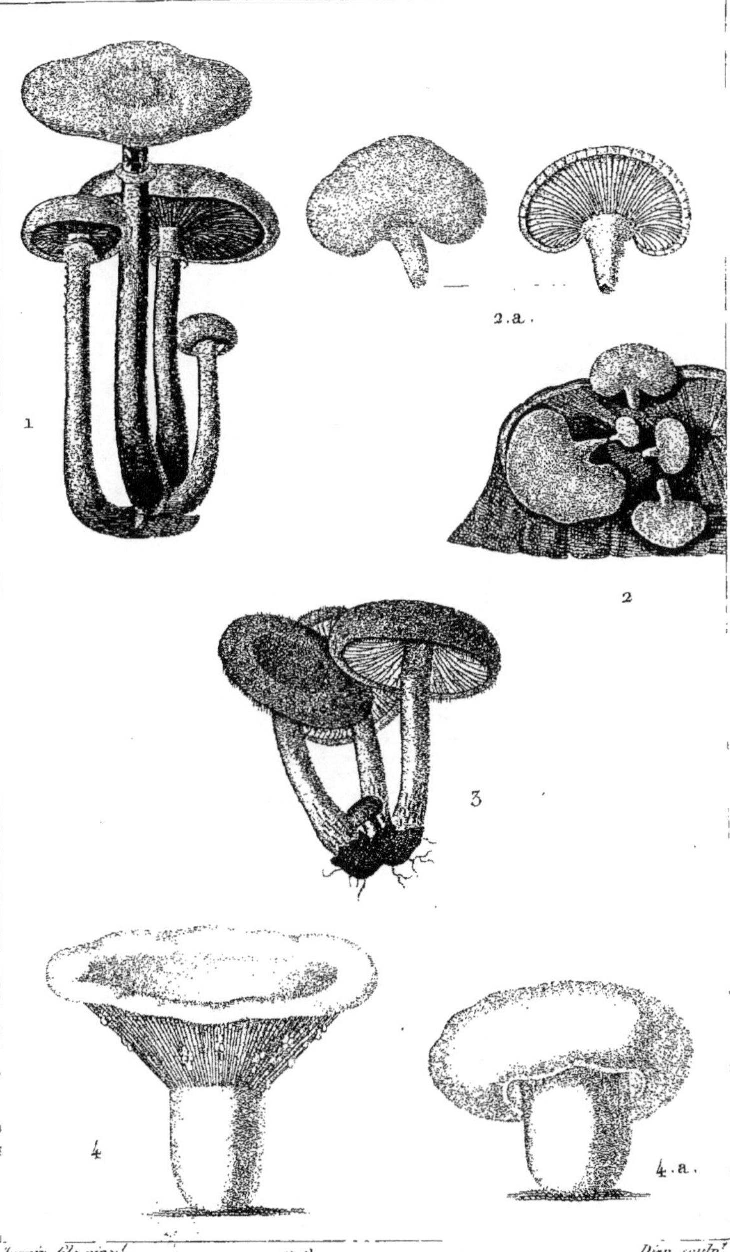

Turpin fils pinx.t   Dien sculp.t

Champignon.

	AGARIC annulaire.	3	AGARIC meurtrier.
1	AGARICUS annularius. (Bull.)		AGARICUS necator. (Bull.)
	AGARIC styptique.		AGARIC laiteux âcre.
2	AGARICUS stypticus. (Bull.)	4	AGARICUS lactifluus acris. (Bull.)

2 a. Le même vu en dessus et en dessous   4. a. Le même moins développé.

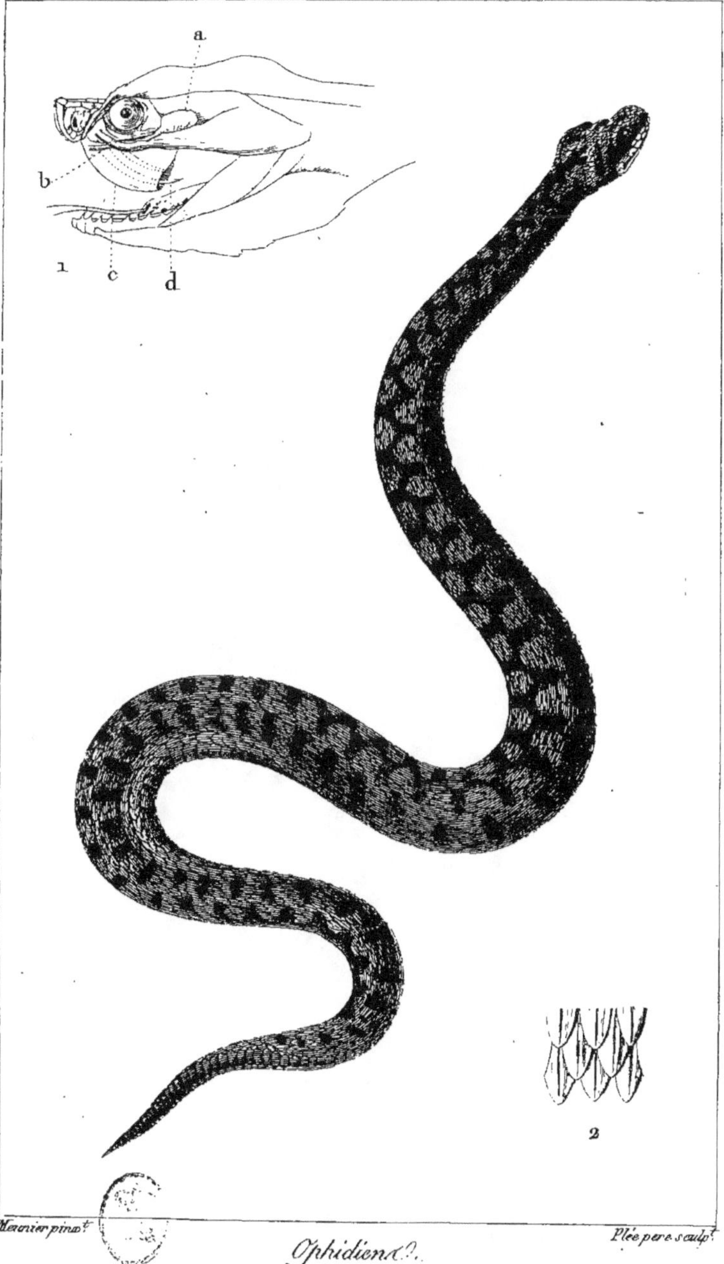

Meunier pinx.t   Plée père sculp.t

Ophidiens ?.

VIPÈRE commune.

COLUBER berus *. (Lin.)*

(4/3 Grand. nat.)

1. Tête vue de profil, de grandeur naturelle . a. Glande qui sécréte le fluide venimeux. b. Canal excréteur de la glande. c. Poche de la gencive contenant les
dents maxillaires. d. Dent maxillaire en action.

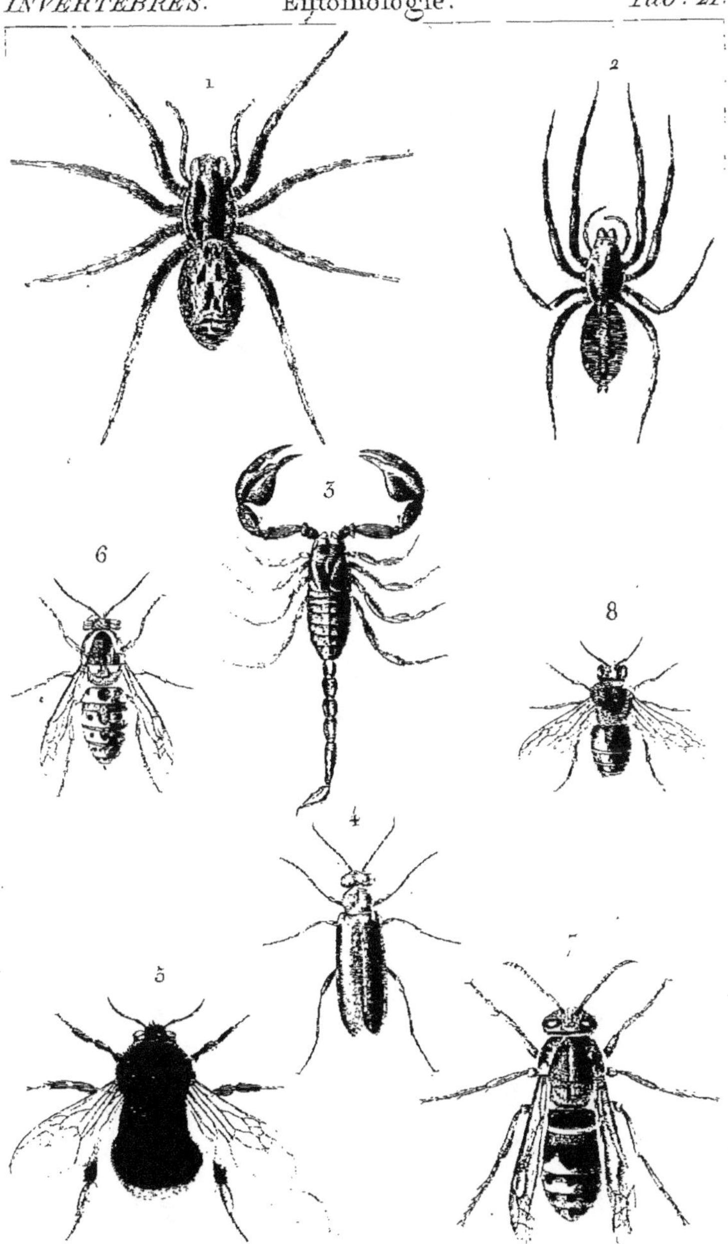

1. ARAIGNÉE tarentule. *Lycosa tarentula.* (Latr.)
2. ARAIGNÉE des caves. *Segestria cellaria.* (Latr.)
3. SCORPION d'Europe. *Scorpio Europœus.* (Lin.)
4. CANTHARIDE officinale. *Cantharis vesicatoria.* (Latr.)
5. BOURDON des pierres. *Bombus lapidarius.* (Latr.)
6. GUÊPE commune. *Vespa vulgaris.* (Lin.)
7. GUÊPE frelon. *Vespa crabro.* (Lin.)
8. ABEILLE domestique. *Apis mellifera.* (Lin.)